Werner Vogel · Marlies Dorschner

Yoga mit Heilwirkungen

LEBEN ist Bewegung,
Veränderung,
Umwandlung.

Versteifung ist
TOD. (E. Haich)

Schnitzer

Werner Vogel · Marlies Dorschner

Yoga mit Heilwirkungen

Hatha-Yoga
Übungsprogramm
in 15 Lektionen

Praktische Anleitung für das Üben zu Hause

Schnitzer Verlag, D-78112 St. Georgen/Schwarzwald

ISBN 3-922894-39-9

10. Auflage
65.–69. Tausend, 1994

Gesamt-Fotografie und Umschlag-Design:
Hans Dieter Bittner, 36160 Dipperz

Repros: Kötz, Repro-Service, 78054 Villingen-Schwenningen

Gesamtherstellung: Reiff Druck
77656 Offenburg

Unsere Fotomodelle sind:

Daniela Dorschner, 74834 Elztal-Dallau
Bernadette Friedrich, 36037 Fulda
Peter Kruppert, 36037 Fulda
Elisabeth Weber, 36103 Flieden

Inhalt

Zum Geleit

Was ist Yoga? Diese Frage kann gestellt werden, obwohl das Wort „Yoga" heute in Vieler Munde ist. Studiert man die Yoga-Schrifttexte aus dem alten Indien, so gibt es nur relativ wenige Hinweise auf die bei uns so verbreiteten Hatha-Yoga-Körperübungen, dagegen finden sich viele Lehrgespräche und gleichnishafte Erzählungen über die Erkenntnis des Höchsten Seins und über die Struktur des menschlichen Bewußtseins. Die Bemühungen, das menschliche Bewußtsein unter Kontrolle und zum Frieden zu bringen, und eine wirkliche Erfahrung des höchsten Bewußtseins zu ermöglichen, führten zur Entwicklung eines traditionellen Übungssystems, welches sowohl die psychischen als auch die körperlichen Gegebenheiten des Menschen umfaßt, den Menschen somit als leib-seelisch-geistige Ganzheit betrachtet, ganz im Sinne auch unserer modernen Auffassungen über natürliche Lebensweise und Naturheilbehandlung. Dieses Übungssystem, unter Einbeziehung der Erkenntnisfragen nach Lebenssinn und schöpferischer Weltordnung, ist uns als Yoga-Übung überliefert und bekannt.

Der moderne Mensch neigt dazu, viele Informationen zu suchen und aufzunehmen, jedoch wenig zu üben. Hingegen ist der Yoga nur durch eingehende regelmäßige praktische Übung zu erfahren, was vom Übenden Ausdauer, Geduld und Hingabe erfordert. Die eigene Erfahrung kann nur durch Übung, nicht jedoch durch Information und Lesen von Büchern erlangt werden. Die Übungsanleitung durch ein Buch ist dabei in der Regel als Ergänzung zum praktischen Unterricht durch einen erfahrenen Lehrer anzusehen. Das vorliegende Buch gibt eine Anleitung für die Körper-Übungen des Hatha-Yoga, welcher die Grundlage aller Yoga-Übung darstellt. Weil der Körper den greifbarsten Teil des Menschen bildet, ist die Übung des Körpers zunächst auch das erste und einfachste Mittel des Yoga. Da das Bewußtsein vom Körper getragen wird, ist Körperübung nicht ohne Einfluß auf das Bewußtsein. Somit bildet der Hatha-Yoga mit den Übungen für Körper und Atem die natürliche Grundlage für die auf einer späteren Übungsstufe folgenden, hier nicht dargestellten Yoga-Übungen für das Bewußtsein, welche im Raja-Yoga unter anderen als Übungen für Konzentration und Meditation gegeben sind.

Die vorwiegend materielle Erscheinungsweise der Welt führt viele Menschen zum Hatha-Yoga. Möge die Hinwendung zum Yoga auch die Frage nach der eigenen geistigen Struktur anregen. Denn erst das geistige Sein des Menschen gibt der durch Hatha-Yoga-Übung bewahrten körperlichen Gesundheit ihren Wert. Das Buch möge eine Hilfe sein zur lebendigen Verwirklichung der Ganzheit des Menschen durch Yoga-Übung.

Düsseldorf, im Mai 1977

Friedrich Schulz-Raffelt, Dipl.-Ing.
Mitglied des Ausbildungsbeirates des Berufsverbandes Deutscher Yogalehrer (BDY)

Vorwort

Es gibt viele Yoga-Bücher. Ich selbst habe bisher nicht weniger als 45 durchgearbeitet. Jedes Buch ist geprägt von den Erfahrungen des Verfassers; daraus resultiert Inhalt, Aufbau und Darstellung.

Das vorliegende Yoga-Buch hebt sich von allen, die ich kenne, erheblich ab. Die Übungen sind klar und verständlich beschrieben, ohne den Übenden mit einem Zuviel an Text zu überfordern. Unmittelbar bei jeder Beschreibung ist das dazu gehörige Bild zu finden. Das erspart umständliches, zeitraubendes Hin- und Herblättern. Ein Blick auf die ausgezeichneten, technisch hervorragenden und künstlerisch ansprechenden Bilder genügt, um die Beschreibung der Übung sofort voll verständlich zu machen.

Bestechend ist die Vielfalt der Übungen; es werden mehr als 150 dargeboten. Dem Übenden ist die Gliederung in stets aufeinander aufbauenden Lektionen eine große Hilfe. So wird die Hinführung zu den Yoga-Endstellungen erheblich erleichtert.

Neu an diesem Buch ist vor allem, daß jeder Übung auch einige Worte über die Heilwirkung beigegeben sind. Es erweist sich als Vorteil, daß beide Verfasser überzeugte Anhänger der Naturheilkunde sind. Hinzu kommt, daß alle in diesem Buch gezeigten und beschriebenen Übungen in einem Naturheil-Sanatorium praktisch erprobt wurden und noch immer gelehrt werden. Insofern handelt es sich nicht um mehr oder minder theoretische Abhandlungen, sondern das hier Dargebotene ist aus der Praxis — auch an kranken Menschen — gewachsen.

Nach zwanzigjähriger eigener Yoga-Praxis empfehle ich dieses Buch mit uneingeschränktem Lob.

Mannheim, im August 1977

Christine Nasterlack
Yogalehrerin

Vorwort

Es ist außergewöhnlich, wenn ein Yogabuch nach wenigen Jahren seine siebte Auflage erreicht, und es stellt sich die Frage, wodurch es sich von den anderen Büchern der Yogaliteratur abhebt, und warum es so gefragt ist.

Den Schwerpunkt dieses Buches stellen die Körperstellungen aus dem Hatha-Yoga, in der Sanskritsprache Asanas genannt, dar. Alle wichtigen Asanas sind ausgewählt, die auch von einem Europäer durchgeführt werden können, und allein dadurch erwecken sie die Aufmerksamkeit des Lesers.

Außerdem ist in den sehr gut gelungenen Photos ein Wesenszug des Hatha-Yoga, die Körperstellungen von innen heraus zu gestalten, zu entdecken. Die Übereinstimmung zwischen der künstlerischen Darstellung und dem Ausdruck des Übenden erreicht eine Ausgewogenheit und Schönheit der Bilder, die den Blick des Betrachters bei ihnen verweilen läßt. Zusätzlich wird er sich freuen, endlich ein Yogabuch gefunden zu haben, in dem jede abgebildete Körperhaltung in einem darunter stehenden Text kurz, klar und einprägsam beschrieben wird.

Dieses Buch nimmt eine Sonderstellung ein, weil es das erste Yogabuch ist, das dem Mindestmaß der heutigen Anforderung an das Lehren des Yoga entspricht. Die Beschreibung der Asanas bleibt auf das Wesentliche beschränkt, die einzelnen folgerichtigen Schritte in der Ausführung sind richtig, genau und für den Übenden verständlich erklärt, so daß mit dieser Hilfe ein dargestelltes Asana über einen längeren Zeitraum hinweg bis zu seiner Endstellung erlernt werden kann.

Hervorzuheben ist gleichzeitig die übersichtliche Zusammenstellung der wichtigsten Asanas in fünfzehn Lektionen, die aufeinander aufbauen. Eine Reihe von Körperstellungen werden nach bestimmten Abständen zwischen den einzelnen Lektionen in einem gesteigerten Schwierigkeitsgrad oder in einer Variation erneut gezeigt und dadurch vertiefend wiederholt.

Ich empfehle darum dieses Buch allen verantwortungsbewußten Yogalehrern als Grundlage für die

Ausbildung und die eigene Gestaltung von Yogaunterricht. Es ist mit der sehr guten Darstellung und klaren Beschreibung der Asanas für Übende und Yogalehrer ein wertvoller Begleiter auf dem Wege des Hatha-Yoga.

Arnsberg, 4. Juni 1985

Christa Reckmann
Vorstandsmitglied für Ausbildung
und Weiterbildung von Yogalehrern im
Berufsverband Deutscher Yogalehrer (BDY)

Einführung

Die vorliegende Zusammenstellung von verschiedenen Übungsprogrammen aus dem Hatha-Yoga entstand aufgrund von Anregungen unserer Schüler, die uns immer wieder gebeten haben, die Technik der Übungen und ihre Heilwirkungen in zusammenfassender, übersichtlicher Form niederzuschreiben, um für das Üben zu Hause eine Gedächtnisstütze zu haben. Diesem Wunsche sind wir nachgekommen und haben versucht, aus unserem Erfahrungsschatz heraus und aus den Erfahrungen der verschiedensten Yogaschulen, die wir besucht haben, sowie aus der wichtigsten Literatur auf dem Gebiet des Hatha-Yoga die für unseren Schülerkreis wertvollsten Atemübungen (Pranayamas) und Yogastellungen (Asanas) niederzuschreiben. Dabei sind wir von dem Leitgedanken ausgegangen, daß jeder Übungszyklus

eine Gleichgewichtshaltung,
eine hintere Dehnung bzw. Beugung nach vorn,
eine vordere Dehnung bzw. Beugung nach hinten,
eine Gesäßdehnung,
eine Drehübung nach beiden Seiten und
eine Umkehrhaltung

enthalten soll.

Zwar gibt es heute eine Vielzahl von Yoga-Büchern, die eine Auswahl von Atem- und Yoga-Übungen in Wort und Bild ausführlich beschreiben. Wir aber sind nach dem Studium der Fachliteratur und aufgrund unserer langjährigen Erfahrung zu der Überzeugung gelangt, daß ein klar gegliedertes, übersichtlich angeordnetes, stufenweise aufgebautes, auf die Gesundung des Körpers hinzielendes Übungsprogramm in dieser Form noch fehlt.

In dem vorliegenden Buch sprechen wir zunächst unsere Schüler an, aber auch die vielen Yoga-Übenden, die Yoga in den Kursen der verschiedenen Yoga-Schulen und der Volkshochschule erlernen, die aber dann beim Üben zu Hause feststellen, daß sie die Übung nicht mehr ganz im Gedächtnis haben.

Zu Beginn können Yoga-Übende das Buch als Gedächtnisstütze neben sich legen. Schon der Blick auf die Fotos genügt oft, um sich die Haltung zu vergegenwärtigen.

Auch für den Yogalehrer, der am Beginn seiner Tätigkeit steht, kann das vorliegende Buch eine wertvolle Anregung und Hilfe sein, denn das Buch enthält eine Fülle von Asanas, aus der sich dann jeder individuell sein eigenes Übungsprogramm zusammenstellen kann.

In dieses Buch haben wir außer den klassischen Yoga-Haltungen auch eine Reihe von Übungen aufgenommen, die den Körper zunächst geschmeidig machen, auf die eigentlichen Yogastellungen vorbereiten und auf sie hinführen, so daß schließlich die Endstellung der Asanas ohne Anstrengung eingenommen werden kann.

Zur besseren Übersicht haben wir zu den Fotos die Namen der Yoga-Übungen angegeben. Sie sind meist aus dem Tier- und Pflanzenreich entnommen und haben in der Endstellung eine gewisse Ähnlichkeit mit dem bezeichneten Tier oder der Pflanze. Um einen Vergleich mit der Yoga-Fachliteratur zu ermöglichen, die oft die Übungen nur mit dem indischen Namen bezeichnet, haben wir auch die Originalbezeichnung der Asanas aus dem Sanskrit (indische Ursprache) genannt, soweit sie uns zur Verfügung stand. Fast alle Sanskritnamen enden auf das Wort „Asana", das soviel wie „Haltung, Stellung" bedeutet. Wer sich intensiver und ausführlicher in den Hatha-Yoga vertiefen will, den verweisen wir auf einschlägige Standardwerke, wie wir sie im Literaturverzeichnis angegeben haben.

Neben der sich nur auf das Wesentliche beschränkenden Beschreibung der Technik haben wir auch besonderen Wert auf die Heilwirkungen der einzelnen Körperhaltungen (Asanas) und Atemübungen (Pranayamas) gelegt. Das bedeutet natürlich nicht, daß mit Yoga alle Krankeiten geheilt werden können und daß medizinische oder naturheilkundliche Anwendungen sich erübrigen. Hatha-Yoga-Übungen in Verbindung mit einer gesunden Lebensweise, dazu gehört insbesondere eine biologisch vollwertige Ernährung, die Enthaltung von Genußgiften und ausreichender Schlaf, sind ein Weg für eine optimale Gesundheit.

Die Bedeutung des Atems

Das Yoga-System betrachtet das Atmen als die wichtigste biologische Funktion des Körpers, denn ohne Atem ist das Leben nicht möglich. Jede Tätigkeit des Organismus ist eng damit verknüpft. Der Mensch kann wochenlang ohne Nahrung, tagelang ohne Flüssigkeit leben, aber er kann nur wenige Minuten ohne Luft auskommen.

Infolge oberflächlicher und falscher Atmung ist bei vielen Menschen der Atemapparat degeneriert, der Brustkorb versteift und die Atemmuskulatur verkümmert, so daß nicht genügend Sauerstoff für den gesunden Ablauf des Stoffwechsels zur Verfügung steht. Die Zellen unseres Körpers erleiden so langsam die durch Sauerstoffmangel verursachten Schäden. Der für den inneren Stoffwechsel so wichtige Sauerstoff garantiert allein den vollständigen Abbau der Nahrungsstoffe zu leicht ausscheidbaren Stoffwechsel-Endprodukten.

Da die Nährstoffe im wesentlichen aus Kohlenwasserstoffverbindungen bestehen, sind dann die Endprodukte der biologischen Oxydation Wasser und Kohlendioxyd. Die restlose Ausscheidung der Stoffwechsel-Endprodukte ist aber genau so wichtig wie die genügende Aufnahme des Sauerstoffs. Nicht ausgeschiedene Kohlensäure stört das Säure-Basen-Gleichgewicht, vergiftet das Blut, macht es zäh und dickflüssig und verstopft die kleinen Blutgefäße, so daß das Herz stärker belastet wird und der Blutdruck steigt. Deswegen legt das Yoga-System nicht nur großen Wert auf die Erweiterung der Lungenkapazität, um dadurch dem Körper mehr Sauerstoff zuführen zu können, sondern betont auch den Ausatmungsvorgang, um die Kohlensäure bestmöglich auszuscheiden. Vollständige Ausatmung hat wiederum eine bessere Einatmung zur Folge.

Voraussetzung für eine genügende Aufnahme von Sauerstoff und einen ungehinderten Abtransport von Kohlendioxyd und anderen Abfallstoffen ist eine gute Blutzirkulation in den Arterien und Venen. Die Muskulatur der Blutgefäße, die nicht dem Willen unterworfen ist, kann sich auch verkrampfen und so den Blutkreislauf behindern. Dieser Krampfzustand kann durch entsprechende Atemübungen (Pranayamas) und durch die Körperhaltungen (Asanas) vermindert oder gar beseitigt werden. Das hat wiederum eine bessere Funktion der vom Atem abhängigen Stoffwechselvorgänge zur Folge.

Der Einatmungsvorgang saugt das Blut von der Peripherie des Körpers zur Lunge und füllt das Herz mit Blut. Die Atmung erleichtert dadurch die Herzarbeit, kräftigt infolgedessen das Herz und erhöht seine Spannkraft. Besonders durch die Tätigkeit des Zwerchfells werden Herz und Blutgefäße massiert, die Durchblutung der Herzkranzgefäße wird verbessert, und so kann in vielen Fällen ein Herzinfarkt verhindert werden.

Auch erhöhter Blutdruck, ja sogar Blutstauungen und wässerige Ansammlungen in den Geweben lassen sich durch Vollatmung in Verbindung mit entsprechender Ernährung beseitigen. Vermehrte Sauerstoffaufnahme regt weiterhin die blutbildenden Organe, wie z. B. das Knochenmark, zu erhöhter Tätigkeit an. Leber und innersekretorische Drüsen sorgen für eine bessere Blutbeschaffenheit. Bewußte Atmung erhöht die Widerstandskraft der Organe.

Von besonderer Bedeutung ist die beruhigende Wirkung der richtig durchgeführten Atmung auf das zentrale Nervensystem. In Verbindung mit anderen Entspannungsübungen schenkt die Vollatmung innere Ruhe, Harmonie und Ausgeglichenheit.

Außerdem werden durch bewußtes Atmen vermehrte Energieströme und Lebenskraft (Prana) aufgenommen.

Für das richtige Atmen sind einige wichtige Voraussetzungen zu nennen: Bei den Atemübungen ist auf eine gerade Haltung zu achten. Sie sollen ohne jede Anstrengung durchgeführt werden. Das Ziel des Yoga-Übenden muß auch beim Atmen darin bestehen, ein Maximum an Wirksamkeit mit einem Minimum an Anstrengung zu erreichen. Die Kleidung darf die Atmung nicht behindern.

Das Ein- und Ausatmen geschieht grundsätzlich durch die Nase. Ausgenommen sind Atemübungen, bei denen durch den Mund ausgeatmet wird. Das ständige Atmen durch den Mund verursacht vergrößerte Rachen- und Gaumenmandeln, chronische Nasenschleimhautentzündung, starke Anfälligkeit gegenüber Infektionskrankheiten, Ohrenerkrankungen und Gedächtnisschwäche.

Die Nase reinigt die aufgenommene Luft von Staubkörnern und Krankheitserregern, erwärmt die kalte Luft, feuchtet sie an und warnt den Organismus durch das Riechorgan vor der Aufnahme giftiger Stoffe, die die Gesundheit gefährden. Außerdem entspannt die Nasenatmung unser Gehirn und regt die Geruchsnerven an.

Um den Atemvorgang noch besser verstehen zu können, soll in folgendem noch kurz auf die wichtigsten anatomischen Zusammenhänge eingegangen werden.

Der neben dem Herzen bedeutendste Muskel des Körpers, den die Griechen als Sitz der Seele ansahen, ist das Zwerchfell, das die Brust- und Bauchorgane voneinander trennt und bei der Einatmung den Bauch nach vorne wölbt, bei der Ausatmung durch das Zurückziehen den Bauch einfallen läßt. Die Zwerchfellatmung bewirkt auch, daß sich die unteren Rippenbögen seitwärts ausdehnen und der Rücken sich weitet. Die Zwerchfellatmung wird deshalb auch als Ringatmung bezeichnet. Durch die Zwerchfellbewegung werden die damit verbundenen Brust- und Bauchorgane auf natürliche Weise massiert und deren Tätigkeit angeregt.

Die Zwischenrippenmuskeln bewirken nun das Heben und Senken des Brustkorbs. Das Anspannen der Schultermuskeln bei der Einatmung ist falsch und gehört zu den häufigsten Atemfehlern. Der Schultergürtel bleibt bei der Atmung vollkommen locker und entspannt.

Die Vollatmung setzt sich also aus der Bauch- und Flankenatmung, die die unteren und mittleren Teile der Lunge mit Luft füllen, und aus der Brust- und Schlüsselbeinatmung zusammen, die die oberen Partien der Lunge beatmen. All diese Phasen müssen zunächst einzeln geübt werden und dann in einer einzigen wellenförmigen Atembewegung übergangslos zur Vollatmung zusammengefügt werden.

Durch die Atemübungen werden sowohl die Atemmuskeln, die die Einatmung bewirken, gestärkt, als auch die Lungengewebe gekräftigt.

Bei dem Atemvorgang ist noch der Atemrhythmus zu beachten, der aus Einatmung, Ausatmung und der Atempause besteht. Der kräftigen Einatmung soll eine doppelt so lange Ausatmung und eine längere Ruhepause folgen, in der sich die Lunge erholen kann.

Das Atemanhalten nach der Einatmung bei bestimmten Übungen muß langsam und behutsam gelernt werden. Dabei ist es wichtig, darauf zu achten, daß die Kehle n i c h t verschlosen wird, so daß Herz und Lunge sich frei fühlen und nicht durch Überdruck geschädigt werden. Ein Pressen des Atems ist grundsätzlich fehlerhaft!

Der Vollständigkeit halber sei noch darauf hingewiesen, daß sich der gesundheitliche Wert des bewußten Atems noch erhöht, wenn Laute und Töne damit verbunden werden, da die dabei entstehenden Schwingungen den gesamten Organismus beleben.

Das Singen oder Sprechen von Vokalen und Konsonanten löst in bestimmten Körperteilen anregende Vibrationen aus. So wirkt

das „u" in der Bauchgegend,
das „o" in der Lebergegend,
das „a" in dem Herzbereich,
das „e" in der Halsgegend,
das „i" im Kopfraum.

Deshalb gehört auch das Singen zu den besten Atemübungen.

Mit dem Atem ist dem Menschen von der Schöpfung ein Mittel in die Hand gegeben worden, das sowohl sein Nervensystem entspannt und harmonisiert, als auch seinen Körper mit neuen Kräften und Energieströmen auflädt.

Bedeutung und Heilwirkung der Yoga-Körperhaltungen

Trotz der bedeutenden Erfolge der medizinischen Wissenschaft der heutigen Zeit verschlechtert sich der allgemeine Gesundheitszustand der zivilisierten Menschen immer mehr. Überfüllte Sprechzimmer der Ärzte, überbelegte Krankenhäuser und Kuranstalten, die nicht mehr zu übersehende Zahl der Heilmittel, die ständig wachsende Zahl der vorzeitig aus dem Arbeitsprozeß ausgeschiedenen Menschen, die häufige Gesundheitsschädigung schon bei Kindern und Jugendlichen, der hohe Prozentsatz des Krankenstandes in den Betrieben und die schlechten Statistiken der Krankenkassen sprechen eine deutliche Sprache. Gerade die sogenannten Zivilisationskrankheiten, wie Herz und Kreislauferkrankungen, Verdauungsbeschwerden, Stuhlverstopfung, Leber- und Gallenleiden, Stoffwechselkrankheiten wie Diabetes und Fettleibigkeit, Rheuma und Arthritis sowie die vegetative Dystonie haben in erschreckendem Maße zugenommen.

Viele Menschen suchen ihre Zuflucht in den Medikamenten, schlucken eine Unmenge von Tropfen, Tabletten und Pillen und überlassen die Verantwortung für ihren Gesundheitszustand allein dem Arzt. Eine große Anzahl pharmazeutischer Präparate und Drogen hat aber schädliche Nebenwirkungen. Sie beseitigen zwar Symptome und Beschwerden, verhindern aber dadurch oft die Heilmaßnahmen des Körpers.

Die Ursache für ihre Krankheit suchen die meisten Menschen in der Umwelt, in der Überforderung der modernen Leistungsgesellschaft, in der Umweltverschmutzung, deren Gefahren hiermit nicht verharmlost werden sollen, und in einem blinden Schicksal, das sich nicht ändern läßt. Sie gebrauchen für die Erklärung ihrer Leiden immer wieder die Schlagworte wie Aufregung, Ärger, Stress, Überforderung, Erkältung und Erbanlagen. Die wenigsten kommen aber auf den Gedanken, daß die Hauptursache ihrer Krankheit in der widernatürlichen Lebensweise und in der Mißachtung der göttlichen Lebens- und Naturgesetze begründet liegt und daß der Mensch letztlich selbst es ist, der die Krankheit verursacht und die Verantwortung für sich selbst zu tragen hat. Die Yogaübungen lassen ihn erleben, daß er sich nicht mehr auf die oft zweifelhafte Wirkung von Chemikalien zu verlassen braucht, sondern er kann selbst etwas tun. Er kann aus seiner Passivität herausgehen und aktiv und selbstverantwortlich durch ein tägliches intensives Üben sämtliche Lebensfunktionen seines Körpers verbessern und fördern. Wenn dann noch neben der notwendigen Bewegung die anderen Lebensfaktoren wie Licht, Luft, Wasser, Sonne, Wärme, Kälte, eine naturgemäße Ernährung und die entsprechende Ruhe beachtet werden, dann kann auch der Mensch unseres Jahrhunderts eine strahlende Gesundheit erlangen. Es kann an dieser Stelle im einzelnen nicht auf diese Faktoren einer gesunden Lebensweise eingegangen werden. Es sei aber auf die wichtigste Grundsäule unserer Gesundheit hingewiesen, nämlich auf die natürliche, biologisch vollwertige Kost.

Will der Mensch gesund sein, dann muß er eine gut durchtrainierte Muskulatur, ein bewegliches Knochengerüst, ein leistungsfähiges Herz- und Kreislaufsystem, gut funktionierende Verdauungs- und Ausscheidungsorgane und ein widerstandsfähiges Nervensystem besitzen. Kein körperliches Übungssystem vermag diese Voraussetzungen für eine optimale Gesundheit besser zu schaffen als der Hatha-Yoga. Er umfaßt neben den Atemübungen (Pranayamas) eine Fülle von Körperstellungen (Asanas), die alle die obengenannten, lebenswichtigen Körperfunktionen verbessern helfen.

Man spricht heute zwar viel von der Bewegungsarmut unserer Zeit, wenige Menschen aber wissen, daß die Muskulatur in unserem Körpergeschehen eine außerordentlich große Rolle spielt. Leben ist Bewegung und Bewegung ist Leben. Die Bewegungsfähigkeit, die Kraft und die Leistungsfähigkeit eines Menschen hängen aber in hohem Maße vom Zustand der inneren und äußeren Körpermuskeln ab. Das wird jedem einsichtig, der bedenkt, daß die Muskulatur wohl die Hälfte unseres Körpervolumens ausmacht, daß der größte Teil der Nahrung für die Ernährung der Muskelzellen und deren Ersatz benötigt wird und daß $^2/_3$ unserer Körperwärme durch die Muskeltätigkeit erzeugt wird. Wenn die Muskulatur leistungsstark und funktionstüchtig bleiben und nicht verkümmern soll, muß sie gebraucht und zweckentsprechend geübt werden. Viele körperliche Tätigkeiten, z. B. Hausfrauenarbeit, auch manche Sportarten sind einseitig und unzureichend und üben nur bestimmte Muskelgruppen.

Die Yogahaltungen aber beziehen alle Muskeln in ihren Bewegungsablauf mit ein. Sowohl durch die Anspannung als durch eine intensive Dehnung werden sie geübt, trainiert und gestärkt. Hinzu kommt, daß die Asanas eine starke Dehnung der Sehnen, Bänder und Gelenkkapseln bewirken und sie so beweglich, leistungsfähig und gesund bis ins hohe Alter erhalten.

Viele Menschen unserer Zeit klagen infolge der einseitigen körperlichen beruflichen Belastung, z. B. Schreibtischtätigkeit, langes Stehen im Betrieb oder Geschäft, über Rückenschmerzen und Bandscheibenschäden oder über sonstige Beschwerden, die von der Wirbelsäule ausgehen. Statistiken beweisen, daß gerade in den letzten Jahren die Krankheiten der Wirbelsäule stark zugenommen haben. Schon Kinder und Jugendliche leiden in erschreckendem Maße an Wirbelsäulenverbiegungen. Arzneien können vielleicht den Schmerz stillen, aber Heilung bringen sie auf die Dauer nicht. Hier hilft nur eines: Die Wirbelsäule muß durch bestimmte Übungen gestärkt und trainiert werden, und die gesamte Hals- und Rückenmuskulatur muß gekräftigt werden. Eine Vielzahl von Asanas erfaßt die Wirbelsäule mit ihrem ganzen Bandapparat und vielen kleinen Gelenken und macht sie gelenkig und biegsam. Das intensive Strecken und Dehnen des Körpers, die Drehungen im Liegen, Sitzen und Stehen, das Beugen nach vorne und hinten, nach links und nach rechts, trainieren die Wirbelsäule nach allen Richtungen und geben ihr jugendliche Elastizität. Eine kranke oder auch ungeübte Wirbelsäule sollte erst langsam, allmählich und stufenweise an die Übungen herangeführt werden. Die Yogahaltungen fördern aber nicht nur die Biegsamkeit der Wirbelsäule, sondern erhalten auch die Beweglichkeit aller Gliedmaßen und Gelenke.

Die intensive, gesundheitsfördernde Wirkung der Yogahaltungen auf den ganzen Körper erklärt sich auch aus der Tatsache, daß die aktive Anspannung und Dehnung der willkürlichen Muskeln, d. h. der unserem Willen unterstellten Muskeln, in entsprechendem Maße auch die Leistungsfähigkeit aller unwillkürlichen Muskeln erhöht, die dem Willen nicht unterstehen, die aber für die wichtigsten Lebensvorgänge von entscheidender Bedeutung sind, wie z. B. das Herz, die Adern und die ausgedehnte Muskulatur des Magen-Darm-Kanals. Die Funktionstüchtigkeit eines Organs ist abhängig von dem Zustand der Muskeln, die darüber oder darunter liegen. Ist z. B. das Zwerchfell, das ja durch die Atemübung besonders gestärkt wird, kräftig, sind auch die damit verbundenen Organe viel leistungsfähiger. Kräftige Bauch- und Beinmuskeln stehen in einem engen Zusammenhang zu gesunden Verdauungsorganen. Die Bauchorgane werden durch die Asanas gestärkt, ihre Muskulatur wird gekräftigt, sie werden auf natürliche Weise von innen her massiert, besser durchblutet und in ihrer Tätigkeit angeregt. Besonders die Übungen, bei denen der Leib passiv zusammengedrückt wird oder bei denen die Leiborgane durch Einziehen der Bauchdecke eine starke Kompression erfahren, z. B. Pfau, Kreuzdehnungshaltung, Uddiyana Bandha, Nauli, fördern die Funktion der Verdauungsorgane. Die chronischen Verdauungsstörungen, wie Druck im Leib, Blähungen, Sodbrennen, Gastritis und Stuhlverstopfung werden durch die Asanas gebessert. Kräftige Bauchmuskeln können auch die Bauchorgane in ihrer natürlichen Lage im Bauchraum halten. Vor allem die Umkehrhaltungen verhindern Senkerscheinungen der Verdauungs- und Unterleibsorgane und gewährleisten ihre gesunde Funktion.

Eine günstige Wirkung haben die Asanas auch auf das Herz und den Kreislauf. Der Herzmuskel wird zu verstärkter Arbeit angeregt, er wird widerstandsfähiger und kräftiger. Durch die starke Beugung der Gelenke bei sehr vielen Yogahaltungen entsteht ein Abknicken der Blutgefäße in den entsprechenden Gelenken. Auf diese Weise tritt sowohl eine Blutstauung als auch eine gewisse Drosselung der Blutzufuhr in den betroffenen Gefäßbereichen ein, d. h. es kommt sowohl zu einer Gefäßerweiterung als auch zu einer Gefäßverengung. In der darauf folgenden Entspannung wird die Blutverteilung wieder normalisiert, es kommt sogar zu einer Mehrdurchblutung und zu einer Erwärmung in den betroffenen Bereichen. Das bedeutet ein intensives, natürliches und vollkommen unschädliches Gefäßtraining.

Eine ähnliche Wirkung entsteht durch die intensive Dehnung und Anspannung bestimmter Muskeln. Dadurch wird das Blut ausgepreßt und der Blutgehalt der Muskeln geringer. Bei der Entspannung kann das Blut dann wieder vermehrt zu den vorher angespannten Körperbereichen fließen. Die Änderung der Blutmenge in der peripheren Muskulatur bewirkt auch eine intensivere Durchblutung der inneren Organe, was wiederum eine bessere Funktion der Organe zur Folge hat.

Die Venen werden besonders durch die Umkehrhaltungen regeneriert. Bei der Kerze wird z. B. der auf die Blutgefäße der Beine und des Unterleibs lastende Druck verringert und Krampfadern sowie Hämorrhoiden werden gebessert.

Die Gesundheit eines Menschen hängt nicht nur von der biologisch richtigen Nahrungsaufnahme und der vollständigen Verdauung der Nährstoffe ab, sondern auch von der Leistungsfähigkeit der Ausscheidungsorgane, die die entstehenden Stoffwechselschlacken aus dem Körper entfernen. Die Abfallprodukte des Stoffwechsels wirken im Körper wie Gifte, wenn sie nicht genügend ausgeschieden werden. Sie können aber nur dann wirksam ausgeschieden werden, wenn die Entgiftungsorgane des Körpers richtig funktionieren. Eine Reihe von Asanas regt die Tätigkeit der Nieren, der Leber, des Darmes und der Haut an. Außerdem werden durch den weiter oben beschriebenen Staueffekt im venösen Stoffwechsel Schlacken fortgeschwemmt und dadurch die Entgiftung des ganzen Organismus angeregt.

In diesem Zusammenhang sei auch darauf hingewiesen, daß sich durch die Asanas Stoffwechselschlacken und Ablagerungen in den Gelenken und Muskeln lösen und daß sich infolgedessen Krankheiten des rheumatischen Formenkreises bessern.

Auch die harmonisierende Wirkung der Yogahaltungen auf das endokrine Drüsensystem sei noch erwähnt. Zur Gesunderhaltung dieser innersekretorischen Drüsen, die ihre Hormone direkt ins Blut ausschütten, z. B. die Schilddrüse, der Hirnanhang, die Zirbeldrüse, die Bauchspeicheldrüse, die Nebennieren und die Sexualdrüsen usw., gibt es eine große Anzahl von Asanas.

Da die Yogahaltungen den Stoffwechsel sehr anregen, stellen sie eine wichtige Hilfe zur Gewichtskontrolle dar. Bei Übergewicht wird der Gewichtsabbau in Gang gesetzt und dem Körper wird geholfen, sein richtiges Gewicht zu halten. Die mit den Asanas und Atemübungen verbundene Nervenberuhigung verhindert auch das viele, unnötige und unkontrollierte Essen. Sowohl für Fettleibige als auch für überschlanke Menschen wirken sie ausgleichend.

Der ganze Körper wird im Hatha-Yoga regelmäßig durchgearbeitet. Er gewinnt wieder seine natürlichen ausgewogenen Proportionen. Auch durch die wiedergewonnene Spannkraft der Muskeln und durch die Kräftigung der Wirbelsäule strafft sich die Figur, und die Haltung des Menschen wird jugendlich und elastisch. Der Gang wird federnd und anmutig.

Yoga vermittelt auf der einen Seite dem überspannten Menschen unserer Zeit wohltuende Entspannung und eine Beruhigung des Nervensystems, auf der anderen Seite schenkt er aber müden, abgespannten und energielosen Menschen in kurzer Zeit eine Fülle von Energie und Lebenskraft. Die Yoga-Atmung, verbunden mit gezielten, ruhigen Bewegungen, Streckübungen und Verharren in einer bestimmten Stellung aktivieren unentwickelte Energie im Körper und vergrößern auf diese Weise die Ausdauer und die Vitalität des Menschen.

Die vollständige körperliche Entspannung

Zu den Lebensgesetzen gehört die Polarität zwischen Spannung und Lösung, Anspannung und Entspannung. Wer nicht genügend geschlafen hat, kann keine gute Leistung vollbringen. Freizeit kann man nur nach getaner Arbeit genießen. Nur aus der vollkommenen Gelöstheit heraus ist eine echte Spannung möglich.

In einer vom Leistungsdruck geprägten Gesellschaft neigt der oft überforderte Mensch in der Hetze des Alltags zu inneren und äußeren Überspannungen bis hin zu Verkrampfungen. Die täglichen Sorgen und Ängste, die Reizüberflutung unserer Tage, die Unfähigkeit, die Lebenssituationen zu konfrontieren und auftauchende Probleme zu lösen, verursachen eine ständige innere Spannung. Wer ruhelos und verkrampft, von ungehemmtem Ehrgeiz und einer peinigenden, drängenden Überaktivität getrieben sein Tagwerk vollbringt, wer sich infolgedessen auch nicht richtig entspannen kann, ist nervös, müde, abgespannt und oft völlig erschöpft. Jede Anspannung und Verkrampfung verbraucht unnötige Kraft und Energie, die dann anderen wichtigen Lebensfunktionen verloren gehen. Äußerlich zeigt sich die Verspannung z. B. durch nervöses, unkontrolliertes Zucken im Gesicht und in den Gliedern, durch fahrige Bewegungen, durch Fingertrommeln und Beinwippen, durch Hochziehen des Schultergürtels, durch Stirnrunzeln usw. Solche verspannten Menschen sind nicht nur äußerlich verkrampft, sondern sie sind oft auch mißmutig, schlecht gelaunt, unsicher, aggressiv, leicht erregbar und aufbrausend. Sie sind nicht in der Lage, sich einer Sache ganz hinzugeben und mit ihrer Aufmerksamkeit in der Gegenwart zu sein. Sie leiden an Konzentrationsschwäche und neigen zu Fehlurteilen und Kurzschlußhandlungen.

Die ständige innere Erregung verursacht eine Fehlspannung. Die Kräfte und Ströme werden disharmonisch, im Gleichgewicht gestört oder gar blockiert. Die ständige Anspannung wird mit der Zeit zur Verkrampfung, gefolgt von Erschöpfung und Erschlaffung.

Je angespannter und verkrampfter ein Mensch ist, umso weniger ist er belastbar, umso schneller ist er gereizt und umso größer ist die Gefahr, daß aufgestaute Affekte, wie der Volksmund sagt, „sich auf Magen, Galle und Leber schlagen". Zunächst entstehen Funktionsstörungen und bei anhaltendem Stress und Belastung schließlich echte organische Schäden. Bewußte Entspannung kann diese Verkrampfungszustände im Körper lösen helfen, daraus entstandene Beschwerden und Krankheiten bessern und im Laufe der Zeit auch wieder heilen. Der Mensch wird nicht nur widerstandsfähiger gegenüber negativen, belastenden Einflüssen, sondern er wird auch aufnahmefähiger für positive, aufbauende Anregungen und Empfindungen.

In diesem Zusammenhang sei noch erwähnt, daß auch übermäßige und falsche Ernährung, unrichtige Atmung und eine unnatürliche Lebensweise zu Verkrampfungen führen können.

Der Hatha-Yoga legt großen Wert auf die vollständige körperliche Entspannung. Die grundlegende Entspannungshaltung des Yoga heißt Savasana (Totenstellung).

Eine vollkommene Entspannung wird folgendermaßen durchgeführt: Sie legen sich ruhig und bequem auf Ihre Unterlage. Sie sollten nicht frieren, denn bei Kältegefühl ziehen sich die Muskeln zusammen und verspannen sich. Eventuell können Sie sich auch mit einer Decke zudecken. Der ganze Rücken soll aufliegen. Um den unteren Teil der Lendenwirbelsäule zu strecken und um ein Hohlkreuz auszugleichen, ziehen Sie die Beine mit offenen Knien etwas an, heben die angewinkelten Beine und das Gesäß vom Boden, so daß die Lendenwirbelsäule aufliegt, und dehnen die Wirbelsäule fußwärts. Das Steißbein führt die Dehnung an. Spüren Sie bewußt die Auflage der Lendenwirbel auf dem Boden. Dann setzen Sie die Füße wieder auf und lassen sie langsam wieder am Boden entlanggleiten, am besten nacheinander, damit Sie nicht wieder in das Hohlkreuz zurückschnellen. Die Beine liegen jetzt entspannt auf der Unterlage, leicht gegrätscht und in Hüftgelenksbreite auseinander. Die Fußspitzen fallen entspannt nach außen. Die Arme liegen locker entspannt neben dem Körper entweder mit den Handflächen nach oben leicht nach innen oder auch nach unten. Bei manchen Menschen entsteht anfangs eine Spannung zwischen den Schulterblättern, wenn sie die Handflächen nach oben drehen, die nachläßt, sobald die Handflächen nach unten gedreht werden. Jeder kann die für ihn günstigste Handstellung selbst herausfinden.

Der Kopf liegt gerade. Den Hinterkopf nach oben schieben, so daß die Halswirbelsäule gedehnt wird und Kinn und Hals sich lockern. Die Augen sind geschlossen, die Augenlider sind vollkommen entspannt. Die Stirn ist glatt und gelöst. Mund und Wangen werden entspannt, die Zunge liegt locker im Mund, die Zähne sind nicht aufeinandergepreßt, und um die Lippen spielt ein leichtes Lächeln, wie wenn Sie einem lieben Menschen zulächeln. Der Atem strömt sacht durch die Nase ein und aus. Zunächst beobachten Sie Ihren Atem, wie er kommt und geht. Der Atemstrom geht durch den Leib, und mit jedem entspannten Atemzug werden Sie ruhiger. Schon die bewußte Hinwendung der Aufmerksamkeit auf den Atemvorgang zieht das Denken von vielen Alltagsproblemen ab, beruhigt den Körper und entspannt ihn. Lassen Sie Ihren Körper los und legen Sie ihn ab, denn Festhalten bedeutet immer Spannung und Loslassen Entspannung.

Es gibt nun mehrere Möglichkeiten, den Körper vollkommen zu entspannen. Jeder muß selber herausfinden, wie er am schnellsten die vollkommene körperliche Entspannung erreichen kann. Zunächst beobachten Sie nur Ihren Körper und stellen fest, an welcher Stelle Spannungen vorhanden sind. Häufig sind Verspannungen z. B. im Nacken-, Kopf-, Schultergürtel- und Rückenbereich. Durch langsames Dehnen können Sie die betroffenen Teile des Körpers lockern und lösen, bis Sie den Zustand der vollkommenen körperlichen Entspannung erreicht haben.

Sie können auch die Konzentration auf die einzelnen Muskeln des Körpers richten, sie nacheinander beim Einatmen einige Sekunden anspannen und beim Ausatmen wieder lösen. Sie durchwandern Ihren Körper und beginnen bei den Füßen und gehen dann weiter über Unterschenkel, Oberschenkel, Gesäß usw. und arbeiten so den ganzen Körper durch, bis alle Sehnen und Muskeln gelöst und entspannt sind.

Um das Loslassen der Muskulatur des Körpers zu üben, ist es für den Anfänger günstig, beim Einatmen einzelne Körperteile mehrmals einige Zentimeter vom Boden zu heben und dann im Ausatmen wieder loszulassen. Eine weitere Möglichkeit, die Tiefentspannung zu erreichen, besteht darin, bewußt den Kontakt des Körpers mit dem Boden zu erleben. Auch dabei gehen Sie, bei den Fersen beginnend, den ganzen Körper durch. Indem Sie Ihre Aufmerksamkeit auf diese Auflagepunkte lenken und die Entfernung der nicht auf dem Boden aufliegenden Körperteile (z.B. Kniekehle und Lendenwirbelsäule) zur Unterlage abtasten, können die Körperströme wieder freier fließen und Ihren Körper lösen und entspannen. Auch dabei sollten Sie bei den Fersen beginnen und den ganzen Körper durchgehen.

Nach einigen Wochen Übungszeit werden Sie sich, auch ohne die einzelnen Phasen der Tiefentspannung, die Sie gewählt haben, durchgehen zu müssen, in wenigen Sekunden vollkommen entspannen können. Sie werden in kurzer Zeit ein Gefühl wohliger Lösung und Gelöstheit erleben, das Ihren Körper wie eine Welle durchströmt.

In dieser Tiefentspannung können Sie einige Zeit verweilen (etwa 5—15 Minuten). Der Körper schläft, aber das Bewußtsein ist hellwach.

Besonders wichtig ist das Zurückkommen aus der vollkommenen Entspannung. Es muß ganz langsam und stufenweise geschehen. Zuerst bewegen Sie langsam ein wenig die Zehen und Füße, dann die Finger und Hände, drehen den Kopf leicht nach links und nach rechts. Schließlich atmen sie zweimal tief ein und aus und spüren bewußt die Erfrischung,

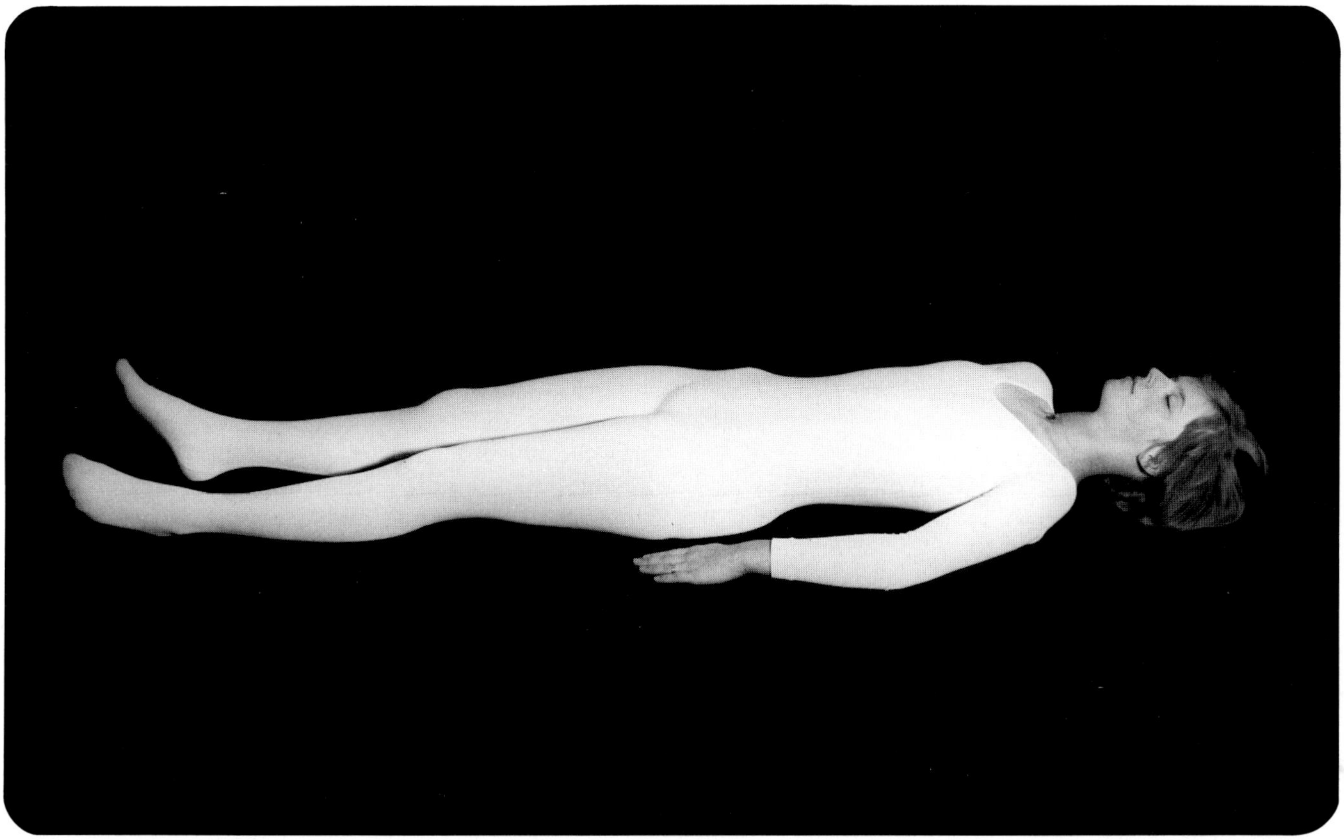

ballen die Hände zur Faust, spannen die Muskeln des Körpers an, beugen die Arme und nehmen die Arme über den Kopf und dehnen sich nach oben und unten wie nach einem wohligen Schlaf, drehen sich, sich immer noch dehnend, auf die rechte Seite, dann auf die linke Seite, kommen in die Mitte, öffnen die Augen und fühlen sich ganz frisch, erholt und ausgeruht.

Wer aus der Tiefentspannung heraus einschlafen will, braucht sie nicht zurücknehmen, sondern überläßt sich dem aufkommenden Schlaf. Erst nach dem Aufwachen am nächsten Morgen nimmt man sie bewußt zurück durch kraftvolles Spannen, Dehnen und einige tiefe Atemzüge.

Diese vollständige körperliche Entspannung wird im Hatha-Yoga mindestens einmal täglich geübt, am besten am Ende des regelmäßigen Übungsprogramms. Wenn Sie unter Nervosität, Kraftlosigkeit und inneren Verspannungen leiden, können Sie diese segensreiche Übung öfter am Tage durchführen. Sie haben damit ein wichtiges Hilfsmittel zur Hand, das Ihnen Ruhe, ein Gefühl des vollkommenen Gelöstseins, wohltuende Entspannung, inneres Gleichgewicht, Harmonie und Gesundheit vermitteln kann.

Wichtige Hinweise für die Durchführung der Körperhaltungen

Ein großer Vorteil der Yoga-Übungen besteht darin, daß sie ohne großen Aufwand, ohne irgendein Gerät und an jedem ruhigen Ort ausgeführt werden können. Wichtige Voraussetzungen sind nur der gute Wille, die Einsicht für seine Gesundheit etwas tun zu müssen und eine bestimmte Zeit zum Üben. Trotz der Entwicklung der Technik, des Fortschreitens der Automation und der Einführung immer leistungsfähigerer Maschinen, sowohl in den Betrieben als auch im Haushalt, hört man immer wieder den bekannten Einwand: „Ich habe keine Zeit." Jeder, der diese Entschuldigung vorbringt, sollte einmal seine Lebensgewohnheiten und Lebensziele überdenken. Bei näherer Betrachtung stellt er dann bald fest, daß viel Zeit für unnötige Dinge vertan wird, die ihn keinesfalls weiterbringen. In einer Zeit, in der Apparate und Maschinen dem Menschen so viel Arbeit abnehmen, sollte er mehr Zeit auch für die Entfaltung seiner Persönlichkeit und für die Entwicklung seiner Kräfte und Fähigkeiten haben.

Besonders wichtig ist es, Zeit für die Gesunderhaltung seines Körpers zu haben, denn „neun Zehntel unseres Glücks beruhen allein auf unserer Gesundheit. Mit ihr wird alles zu einer Quelle des Genusses. Gesundheit ist nicht alles, aber ohne sie ist alles nichts" (Schopenhauer). Was nützt dem Menschen Geld, Reichtum und Ansehen, wenn er krank ist! Deshalb sollte sich jeder eine bestimmte Zeit des Tages für seine Hatha-Yoga-Übungen reservieren.

Wann ist aber die beste Tageszeit für diese Übungsstunde? Die Erfahrung hat gezeigt, daß die günstigste Übungszeit die Zeit vor dem Frühstück oder vor dem Abendessen ist. Es ist natürlich auch möglich, andere Tageszeiten zu wählen. Manche Übungen sind abends besser durchzuführen, weil der Körper dann gelenkiger ist und die Muskeln, Sehnen und Bänder dehnungsfähiger sind. Unmittelbar vor dem Schlafengehen sollten Sie nicht üben, da der Körper möglicherweise so mit Energie und Lebenskraft aufgeladen wird, daß das Einschlafen erschwert wird. Jeder kann jedoch die für ihn günstigste Zeit selbst herausfinden. Den einmal gewählten Zeitraum sollten Sie so regelmäßig wie möglich einhalten und ihm einen bestimmten Platz im Tagesablauf einräumen wie anderen wichtigen Tätigkeiten. Üben Sie ruhig und ohne Zeitdruck und lassen Sie sich von äußeren Umständen nicht beeinflussen. Nicht die Übungsdauer allein, sondern erst die Beständigkeit zeitigt entsprechende Früchte der Gesundheit.

Auch Müdigkeit, Abgespanntsein und Aufregung sollten Sie nicht vom Üben abhalten, denn schon nach kurzer Zeit werden Sie sich besser fühlen, die Erschöpfung weicht neuer Vitalität und Energie. Natürlich können Sie auch während des Tages, bei der Arbeit im Haushalt oder im Betrieb leichte Entspannungs-, Lockerungs- und Dehnübungen sowie Yoga-Sitzhaltungen einschalten.

Die letzte Mahlzeit sollte mindestens 2 Stunden vor Beginn der Übungen eingenommen sein. Mit vollem Magen können Sie viele Übungen nicht durchführen. Nach schweren Mahlzeiten müssen Sie noch länger warten.

Blase und Darm müssen vor dem Üben entleert werden.

Die Kleidung darf den Körper nicht einengen; sie sollte leicht, luftig, bequem und naturrein sein. Je weniger Sie anhaben, desto besser.

Wichtig ist vor allem die Auswahl des richtigen Übungsortes. Suchen Sie sich für die Übungen einen ruhigen, gut durchlüfteten Raum, bzw. üben Sie bei gutem Wetter im Garten, auf der Terrasse oder sonstwo in der freien Natur. Lassen Sie sich von niemandem stören.

Nehmen Sie als Unterlage eine Wolldecke, eine Übungsmatte oder einen Teppich auf den Boden. Darauf können Sie noch ein Frottiertuch legen, das nur für die Yoga-Übungen reserviert ist. Das Üben im Bett ist ungünstig, da die Unterlage zu nachgiebig ist und der Körper keinen Halt findet.

Jedes Übungsprogramm sollte auch mehrere Atemübungen (Pranayamas) enthalten, die sich jeder Übende aus der vorliegenden Zusammenstellung der Atemübungen nach Belieben heraussuchen kann.

Die Erfahrung hat gezeigt, daß es günstig ist, wenn man die Pranayamas an den Anfang oder an das Ende des Übungszyklusses stellt.

Die Übungen sollten ohne Anwendung von Ehrgeiz und Zwang, langsam, anmutig, fließend, bewußt und konzentriert durchgeführt werden. Im Yoga gibt es keine schnellen, ruckartigen und nachfedernden Bewegungen. Sie brauchen nicht zu keuchen oder zu stöhnen, um Ergebnisse zu erzielen. Sie sollten aber bei den Haltungen mit dem Dehnen und Strecken so weit gehen, wie es Ihnen ohne zu große Anstrengung möglich ist, aber nie die Schmerzgrenze überschreiten. Der auftretende leichte Dehnungsschmerz der Muskulatur und der Sehnen ist bei einem ungeübten Körper am Anfang natürlich und sollte Sie nicht vom Üben abhalten. Auch im Yoga gilt das biologische Grundgesetz: Schwache Reize regen die Lebenskraft an, mittlere fördern sie, starke hemmen sie und sehr starke lähmen sie.

Durch ständiges Üben weitet der Körper ohne Überanstrengung seine Ausdauer und Belastbarkeit immer mehr aus, bis er schließlich mühelos die Endstellung einnehmen kann. Selbstverständlich darf nicht das Mißverständnis auftreten, daß bei den Übungen keine Kraft eingesetzt werden darf. Unter den Asanas gibt es eine Reihe von Übungen, die konzentrierte Muskelkraft erfordern. Die stufenweise fortschreitenden Haltungen, die bewußten Krafteinsatz fordern, ermüden aber den Körper nicht, sondern bauen neue Energie auf, ohne den vorhandenen Vorrat zu erschöpfen.

Viele Menschen machen den Fehler, daß sie Ausdauer durch Ehrgeiz ersetzen. Die Folgen einer verkrampften und leistungsbezogenen Durchführung sind oft Beschwerden wie Muskelkater, Zerrungen und Überdehnungen der Muskulatur und der Sehnen, wofür man aber nicht die Yoga-Übungen verantwortlich machen darf. Wer behutsam, entspannt und konzentriert übt, wird immer danach eine wohltuende körperliche und geistige Erholung und neue Lebenskraft spüren, die sich auf den ganzen Tag positiv auswirken. Ihr eigenes körperliches Wohlbefinden ist Maßstab für das richtige Üben.

Während des Übens sollten Ihre Gedanken und Vorstellungen nicht umherirren und bei den Geschehnissen des Alltags verweilen. Nicht nur das Einnehmen der Haltung sollten Sie im Bewegungsablauf bewußt mitvollziehen, sondern auch die Körperempfindungen während der Haltung wach und konzentriert wahrnehmen. Auch das Auflösen der Haltung sollte kontrolliert und bewußt in einer ruhig fließenden Bewegung durchgeführt werden. Bei den meisten Übungen haben wir den Bewegungsablauf für das Auflösen der Haltung nicht angegeben, weil er sich von selbst ergibt. Nur dann, wenn Besonderheiten zu beachten sind, haben wir die notwendigen Bewegungen beschrieben. Der Übungsraum sollte von einer angenehmen Atmosphäre erfüllt sein.

Ein wesentlicher Bestandteil des Hatha-Yoga stellt die Entspannung dar (siehe auch Kapitel: Die vollständige körperliche Entspannung). Sie steht am Anfang der Übungen, denn nur aus der Entspannung heraus ist eine intensive Spannung, Anspannung oder Dehnung der Muskulatur in der Endstellung möglich, und sie folgt jeder Asana, weil der Körper danach verlangt, in seine normale Ruhehaltung zurückzukehren. Gerade in der Entspannung kommt die Wirkung der Haltung voll zur Geltung. Man erlebt das wohltuende Körpergefühl, das sich nach der Übung einstellt. Gleichzeitig ist diese Entspannung ein Vorbereiten auf die nächste Übung. Die Entspannungsphase sollte so lange dauern, bis sich Herz, Kreislauf und Atem wieder normalisiert haben. Im allgemeinen dauert die Entspannung so lange wie die Übung selbst. Eine längere Entspannung von ca. 10 Minuten sollten Sie regelmäßig am Ende eines Übungsprogramms durchführen.

Es ist wichtig, daß Sie eine gewisse Zeit in der Endstellung verharren. Mit einigen Sekunden können Sie beginnen und die Zeit langsam bis auf höchstens 2 Minuten steigern. Die Haltungen können wiederholt werden. Die Erfahrung hat gezeigt, daß eine nicht mehr als dreimalige Wiederholung der Asanas für den

Körper am günstigsten ist. Wechselseitige Übungen werden dementsprechend zwei-, vier- oder sechsmal durchgeführt.

Die Angabe der Atemführung haben wir bewußt weggelassen, damit jeder auf seine Weise üben kann, wie er es von seinem Lehrer gewohnt ist. Wir selbst haben die Erfahrung gemacht, daß die Bewegung bzw. die Dehnung und die jeweilige Haltung den Atem führt und lockt. Wenn die Yogaübung richtig durchgeführt wird, dann stellt sich der natürliche Atem von selbst ein.

Yoga ist in jedem Alter möglich. Sportarten kann man von einem gewissen Alter an nur noch dann betreiben, wenn man schon in der Jugend damit angefangen hat. Mit Hatha-Yoga können Sie in jedem Alter neu beginnen, denn die Übungen können der Kraft und der Leistungsfähigkeit des einzelnen angepaßt werden. Allerdings ist es ratsam, bei Herzerkrankungen und anderen akuten körperlichen Störungen den Arzt zu konsultieren, bevor Sie mit den Übungen beginnen. Wer an hohem Blutdruck leidet, sollte zunächst alle Umkehrstellungen meiden. Auch diejenigen Menschen, die an Überfunktion der Schilddrüse leiden, dürfen ihren Kopf bei entsprechenden Asanas nur wenig nach hinten zurückbeugen, um ein Anspannen der Halspartie zu vermeiden.

Üben Sie nicht bei akuten Erkrankungen, bei Fieber und Katarrh und vermeiden Sie anstrengende Übungen während der Menstruation.

Duschen und Baden nach den Yogaübungen sind nicht so günstig, weil die Yogahaltungen das Blut zu den inneren Organen leiten und durch die Wasseranwendungen das Blut wieder in die peripheren Körperbereiche gelenkt wird.

Und noch etwas: Sollten Sie in dem einen oder anderen Buch oder bei einem Lehrer kleine Abweichungen in der Ausführung der Übungen feststellen, so wählen Sie die Ausführung, die Ihnen am meisten entspricht. Auch wenn Sie die Endstellung der Körperhaltungen noch nicht vollkommen beherrschen, können Sie die positiven Wirkungen des Hatha-Yoga erfahren.

Vergessen Sie bei all Ihrem Bemühen nicht, daß Sie als Ergebnis für Ihre tägliche Arbeit am Körper die Kräfte erhalten, die Sie befähigen, Ihre Pflichten und Aufgaben mit Freude und Elan ausführen zu können. Je mehr Übung Sie haben, desto besser werden Körper und Geist harmonieren. Als Menschen haben wir zwar mit unserem Körper ein wunderbares Instrument zur Verfügung, aber leider wird es nicht selten mißbraucht.

Regelmäßige Yogaübungen führen zu der bereichernden Erfahrung, daß wir nicht einfach einen Körper besitzen, mit dem wir machen können, was wir wollen, sondern daß der Mensch ein ganzheitliches Wesen aus Leib, Seele und Geist ist. Dieser Ganzheit wollen die folgenden Übungen dienen.

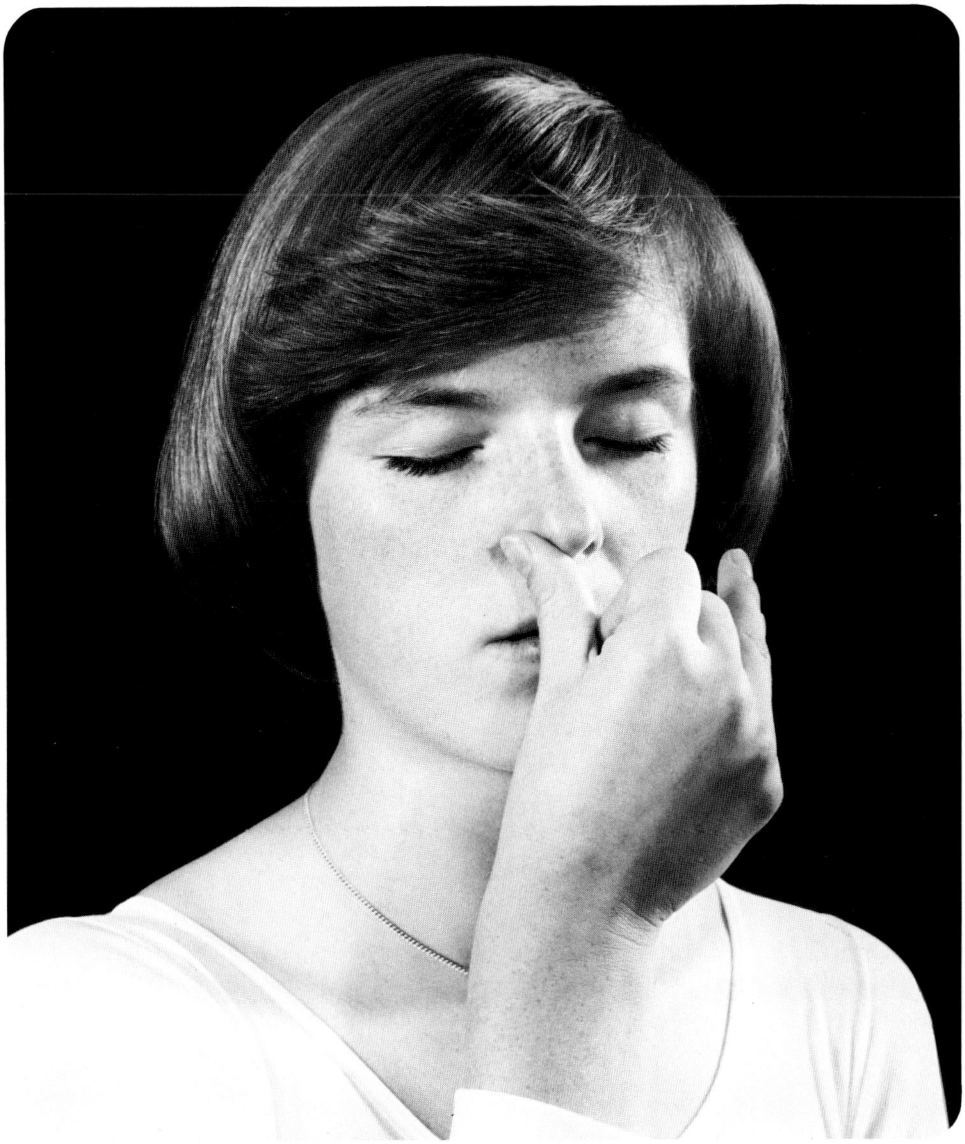

Yoga-Atem-übungen (Pranayamas)

Je bewußter und geistiger wir zu arbeiten verstehen, desto geistiger wird auch unsere Atmung. Vier Gaben erfahren wir zunächst als Atemgaben: Im Einatmen das Empfangen der Kraft, im Halten die Fülle, im Ausatmen das Durchströmt- und Durchlebtwerden und in der Atemstille nach dem Ausatmen das tiefe Schweigen in der Ruhe.

Alice Schaarschuch

Versorgt die Organe mit Sauerstoff. Entlastet das Herz. Senkt den Blutdruck. Massiert sämtliche Bauchorgane. Regt die Verdauung an. Reguliert die Darmtätigkeit.

Befreit das Herz von Druck. Frischt den Blutkreislauf auf. Wirkt anregend auf Leber, Galle, Magen, Milz und Niere.

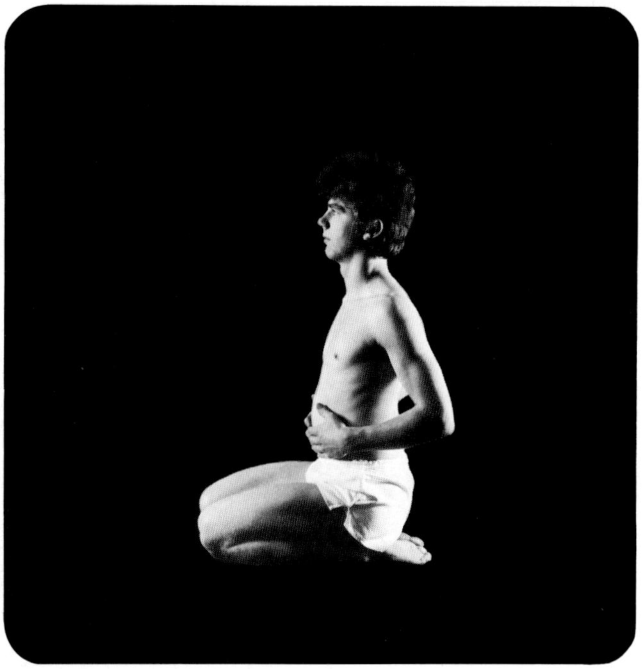

Bauchatmung (untere Atmung)

Im Stehen, in einer Sitzhaltung oder am besten am Anfang in der Rückenlage ausführen. Die Hände locker auf den Bauch legen. Die Konzentration auf den Leib richten. Ausatmen. Durch die Nase langsam, geräuschlos und tief einatmen. Dabei das Zwerchfell nach unten senken. Die Bauchdecke wölbt sich nach vorn. Die Bauchmuskeln bleiben völlig entspannt und weich. Die unteren Lungenflügel füllen sich mit Luft. Der Brustkorb bleibt unbewegt ruhig. Ausatmen. Der Bauch sinkt zurück. Der ganze Atemvorgang vollzieht sich gelöst, entspannt, ruhig und langsam.

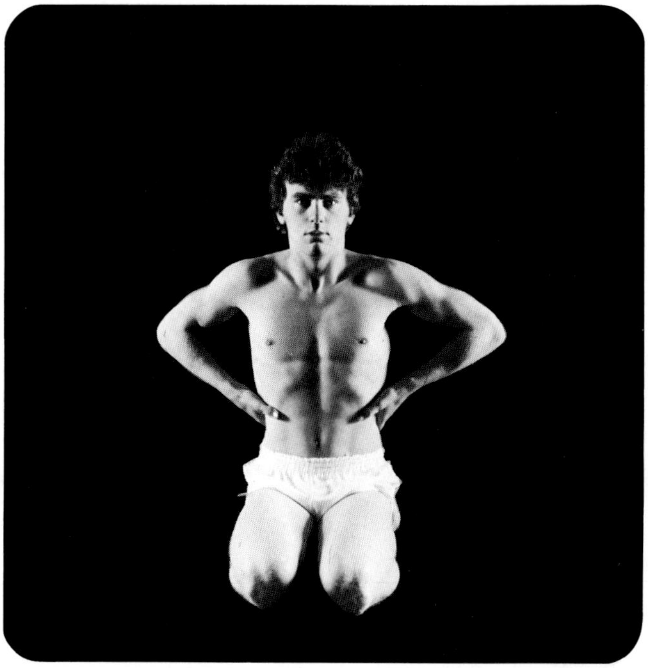

Flankenatmung (mittlere Atmung)

Im Stehen, in einer Sitzhaltung oder in der Rückenlage ausführen. Die Hände seitlich an die Flanken legen. Die vier Fingerspitzen zeigen nach hinten, der Daumen nach vorn. Die Aufmerksamkeit auf die unteren Rippenbögen richten. Ausatmen. Die Bauchdecke dabei leicht zurückziehen und sie während der Atemübung zurückgezogen halten, um die Atmung mit dem Zwerchfell auszuschalten. Tief einatmen, die Flanken dehnen und weiten. Ausatmen. Die Rippen senken sich. Bei dieser Atmung wird der mittlere Teil der Lunge mit Luft gefüllt.

Befreit das Herz von Druck. Frischt den Blutkreislauf auf. Wirkt anregend auf Leber, Galle, Magen, Milz und Niere.

Lüftet gründlich die Lungenspitzen.

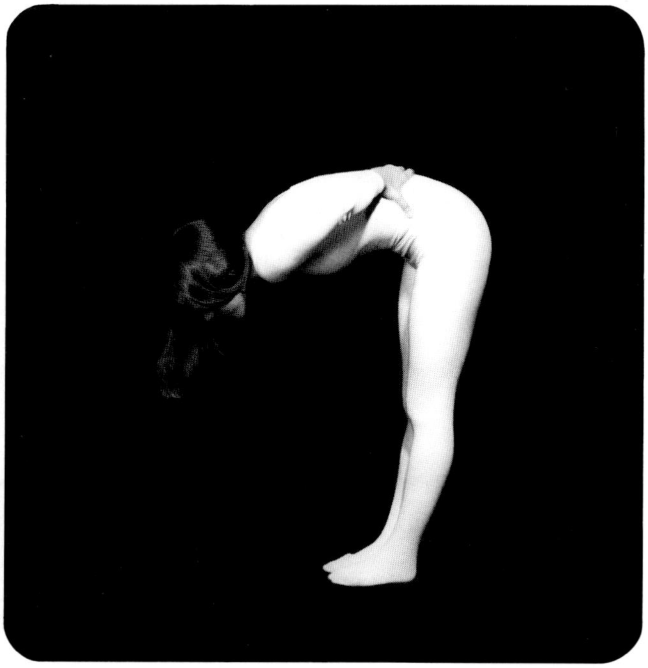

Rückenatmung (mittlere Atmung)

Im Stehen ausführen. Die Hände seitlich an die unteren Rippenbögen legen, die Daumen sind nach vorn gerichtet. Die Fingerspitzen berühren die Wirbelsäule. Die Aufmerksamkeit auf den unteren Rücken richten. Ausatmen. Einatmend sich langsam nach vorn beugen. Die unteren Rippenbögen dehnen, den Rücken weiten. Ausatmen und langsam den Oberkörper heben.

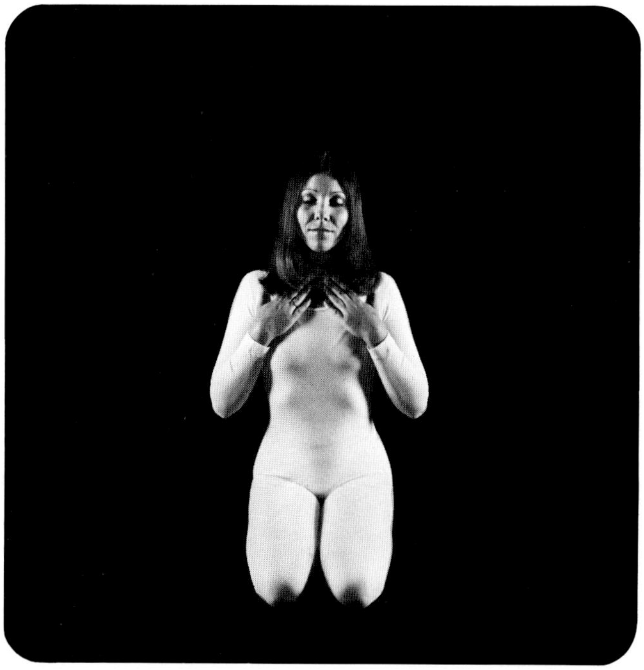

Brustbein- oder Schlüsselbeinatmung (obere Atmung)

Im Stehen, in einer Sitzhaltung oder in der Rückenlage ausführen. Die Aufmerksamkeit auf die Lungenspitzen richten. Die Handinnenflächen auf die oberen Rippenbögen und die Finger und Fingerspitzen leicht gespreizt auf das Schlüsselbein und Brustbein legen. Mit den Handinnenflächen die Atembewegung spüren. Ausatmen. Die Bauchmuskeln einziehen und sie während der Übung eingezogen halten, um die Zwerchfellbewegung zu vermindern. Tief und ohne Geräusch durch die Nase einatmen. Brustbein, Schlüsselbein und obere Rippen heben, ohne die Schultern hochzuziehen. Die Schultern bleiben locker. Der obere Teil der Lunge füllt sich mit Luft. Ausatmen.

Steigert die Sauerstoffversorgung. Lädt den Körper mit Lebenskraft auf. Senkt hohen Blutdruck. Regelt die Herztätigkeit. Regt die Verdauung an. Beruhigt das ganze Nervensystem. Schenkt eine wohltuende Ruhe.

Reinigt die Atmungsorgane. Erfrischt den Blutkreislauf und vertreibt Müdigkeit. Befreit den Körper von Giften. Durchwärmt den Körper. Regt den Stoffwechsel an.

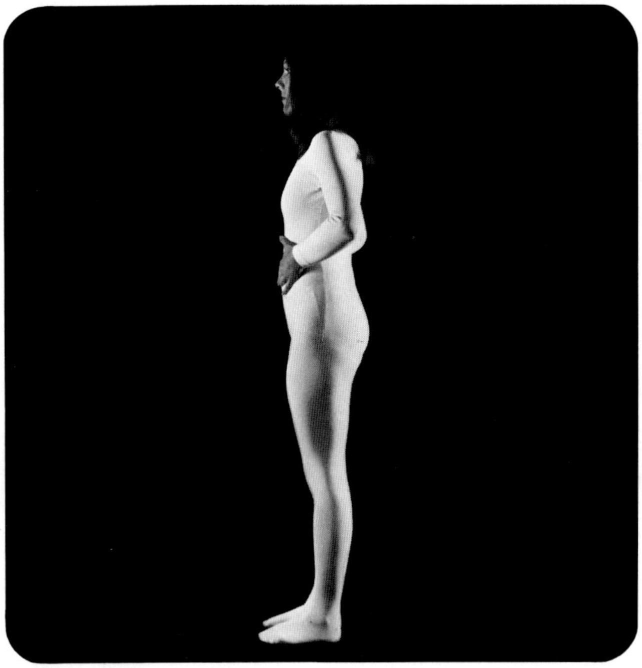

Vollständige Yoga-Atmung (Vollatmung)

Im Stehen, in einer Sitzhaltung oder in der Rückenlage ausführen. Die Konzentration ist auf den ganzen Rumpf gerichtet, stets der Wellenbewegung der Ein- und Ausatmung folgend. Alle 3 Phasen gehen fließend ineinander über in einer gleichmäßigen, weichen Wellenbewegung. Ausatmen. Den Bauch langsam mit der Einatmung nach vorn wölben, die Flanken weiten, Brust- und Schlüsselbein heben. Dabei zieht sich die Bauchwand schon leicht zurück, und es beginnt die Ausatmung durch Einziehen der Bauchwand, Zusammenziehung der Rippen und schließlich Senken der Brust.
Zwischen Ein- und Ausatmen soll eine Atempause eingeschaltet werden.

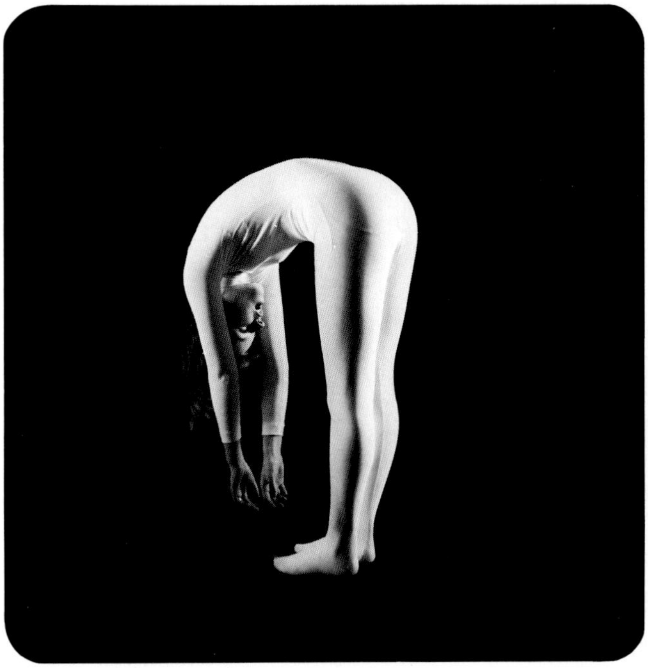

Reinigende Atmung (Ha-Atmung) im Stehen

Mit leicht gespreizten Beinen hinstellen. Ausatmen. Langsam einatmen, die Arme dabei seitlich dehnend heben und über den Kopf führen. Die Fingerspitzen übernehmen die Führung. Einige Sekunden Atempause halten, dann den Rumpf kräftig nach vorn fallen lassen, dabei kräftig durch den Mund auf den Ton ha austamen. Sich vorstellen, daß dabei verbrauchte Luft und Toxine die Lungen verlassen und jede Spur von Müdigkeit verfliegt.

Reinigt die Atmungsorgane. Erfrischt den Blutkreislauf und vertreibt Müdigkeit. Befreit den Körper von Giften. Durchwärmt den Körper. Regt den Stoffwechsel an.

Reinigt die Bauchorgane, abwechselnd die rechte und linke Seite. Hilft bei Kreislaufstörungen.

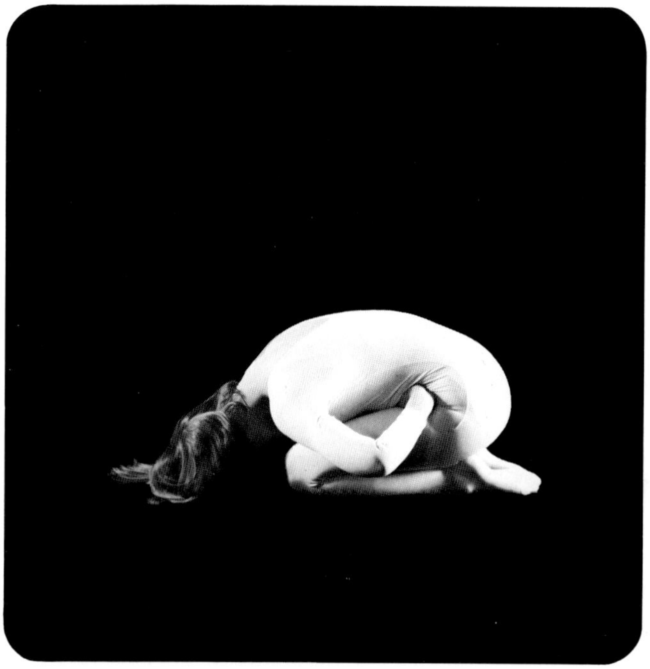

Reinigende Atmung (Ha-Atmung) im Fersensitz

Den Fersensitz einnehmen. Die geballten Hände auf den Unterleib legen. Ausatmen. Einatmen, den Atem kurz anhalten, plötzlich ausatmen, sich gleichzeitig nach vorn beugen, dabei die Fäuste in den Unterleib drücken und den Laut — ha — hörbar ausstoßen.

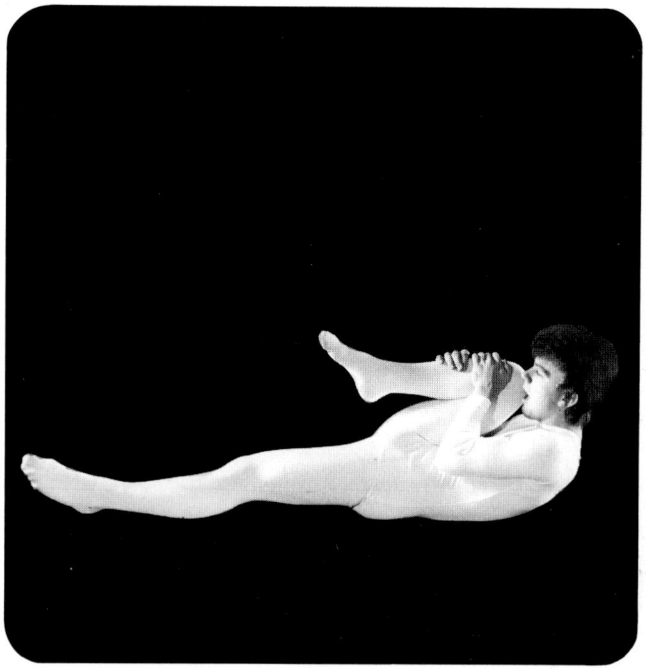

Reinigende Atmung (Ha-Atmung) im Liegen

Sich entspannt auf den Rücken legen. Ausatmen. Tief einatmen und die Arme über den Kopf strecken. Durch den Mund plötzlich auf ha ausatmen. Dabei das rechte Knie einbeugen, es mit beiden Händen umfassen und an den Körper heranziehen.
Nach einer Atempause das rechte Bein auf dem Boden ausstrecken und mit dem linken Bein die Übung wiederholen.

Schafft Erleichterung bei Lungen- und Bronchialkatarrh und bei Bronchialasthma.

Stärkt die Nerven und entspannt den Körper.

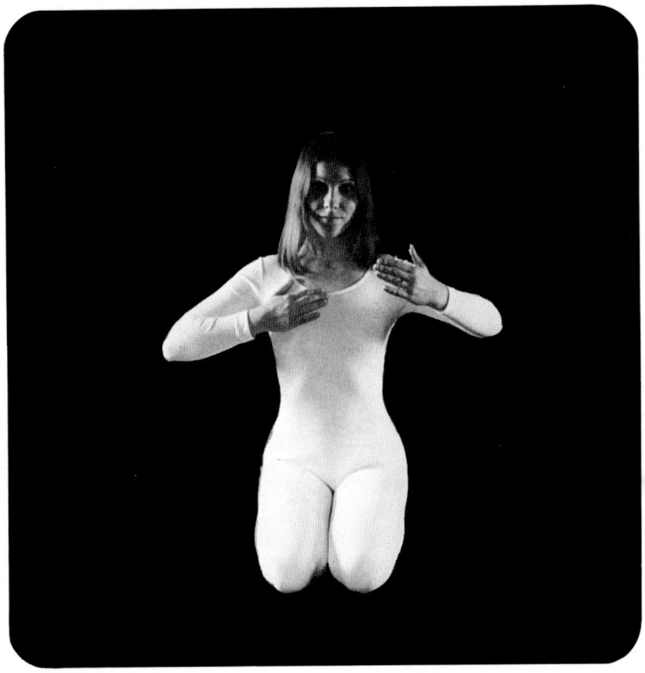

Brustklopfende Atemübung

Eine Sitzhaltung einnehmen. Ausatmen. Langsam einatmen und den Brustkorb mit den Fingerspitzen schnell beklopfen. Den Atem etwas anhalten, den Brustkorb mit den Handflächen beklopfen. Ausatmen.

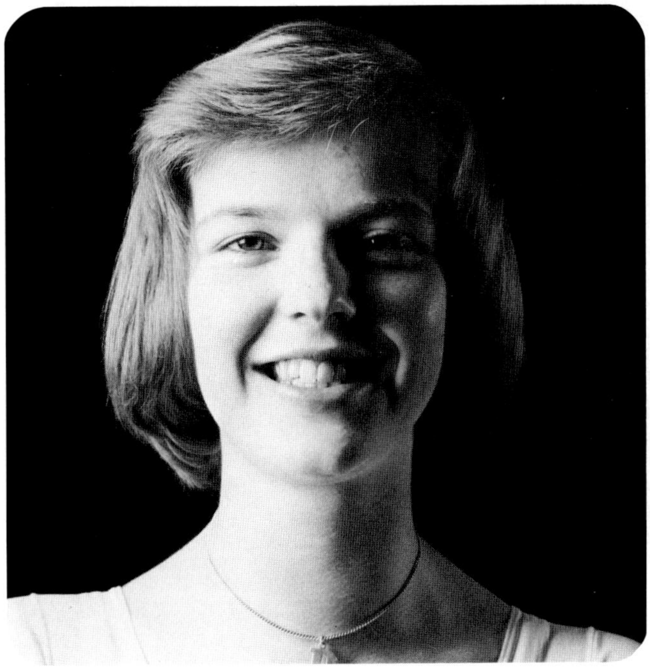

S-Atmung

Eine Sitzhaltung einnehmen. Ausatmen. Tief einatmen, beim Ausatmen die Luft auf den Laut „S" langsam ausströmen lassen.

Entspannt und erfrischt den Körper. Reinigt das Blut und füllt die Lungen mit Luft. Lindert Kopfschmerzen. Fördert die Verdauung und den Appetit. Beruhigt. Gleicht die Energieströme im Körper aus. Erwärmt das Gesicht. Regt die Zellatmung an. Reguliert den Blutdruck.

Steigert die Sauerstoffaufnahme und die Ausscheidung von Kohlendioxyd. Verbessert den Gasaustausch. Regt den Stoffwechsel an. Erwärmt den Körper. Harmonisiert das sympathische Nervensystem. Wirkt beruhigend. Vorsicht bei Herzbeschwerden und Überfunktion der Schilddrüse.

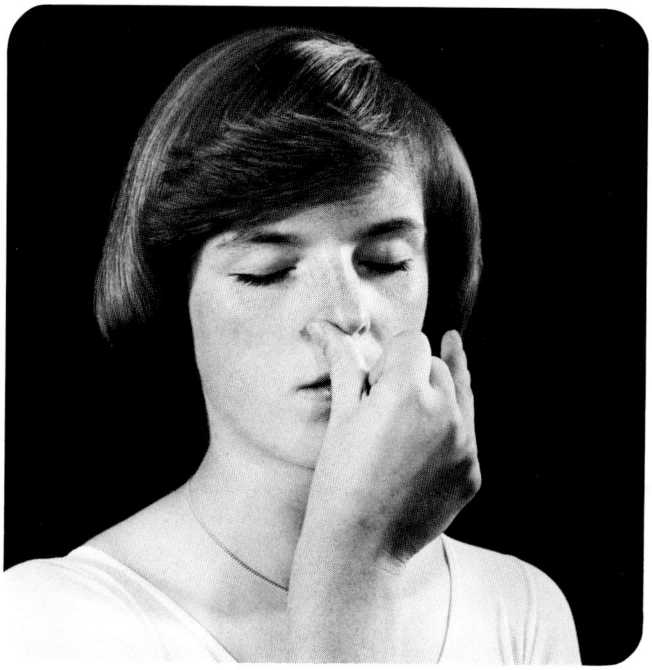

Wechselatmung rechts — links (Nadi Sodhana)

Eine Sitzhaltung einnehmen. Von der rechten Hand Zeige- und Mittelfinger einbeugen. Das rechte Nasenloch mit dem rechten Daumen schließen und links ausatmen. Links langsam und lautlos einatmen, mit dem Ringfinger das linke Nasenloch schließen und währenddessen den Atem anhalten. Das rechte Nasenloch öffnen, rechts ausatmen. Durch die rechte Nasenöffnung wieder einatmen. usw.
Die Einatmung erfolgt stets auf der Seite, auf der ausgeatmet wurde. Bei längerem Üben kann man den Arm an der Brust abstützen. Das Gesicht vollkommen entspannen.

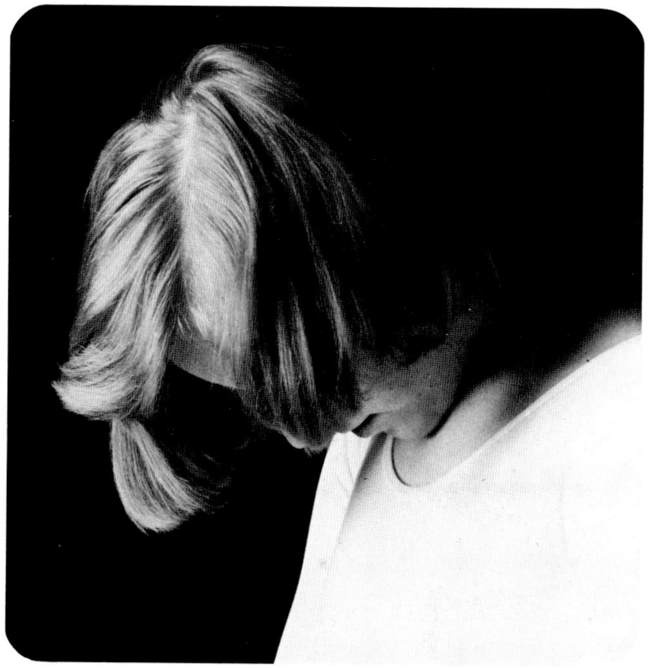

Atemhaltung mit oberem Verschluß

Die Übung nur mit leerem Magen ausführen. Eine Sitzhaltung einnehmen. Zunächst einige vollständige Yoga-Atmungen durchführen. Ausatmen. Tief einatmen, die Lunge aber nicht ganz füllen. Den Atem anhalten. Den Kopf nach vorn neigen, den Nacken dehnen und das Kinn in die Halsgrube legen, so daß der Schlund verschlossen wird. Der Herzschlag verlangsamt sich. Der Atem darf nicht gepreßt werden. Den Kopf heben und langsam, gleichmäßig und vollständig ausatmen. Die Übergänge der Atemstufen sollen fließend und nicht schroff sein. Alle Phasen der Atmung unter Kontrolle halten.

Reinigt gründlich das Blut und die einzelnen Bauchorgane von Giftstoffen. Schenkt eine reine Haut. Baut Fett ab. Regt die Funktion der Leber, der Milz und der Bauchspeicheldrüse an. Bekämpft Verstopfung. Stärkt Schleimhäute und Drüsen der Nase. Übt und trainiert die Lunge. Entspannt das Sonnengeflecht. Kräftigt das Nervensystem. Reichert das Blut mit Sauerstoff an. Fördert die Zellatmung. Reinigt das Gehirn und regt es an. Erfrischt den Körper.

Reinigt gründlich das Blut und die einzelnen Bauchorgane von Giftstoffen. Fördert die Verdauung. Schenkt eine reine Haut. Fördert die Funktion der Leber, Milz und Bauchspeicheldrüse. Stärkt Schleimhäute und Drüsen der Nase. Beschleunigt die Zellatmung. Reichert das Blut mit Sauerstoff an. Übt und trainiert das Lungengewebe. Kräftigt das Nervensystem. Regt das Gehirn an und erfrischt den ganzen Körper.

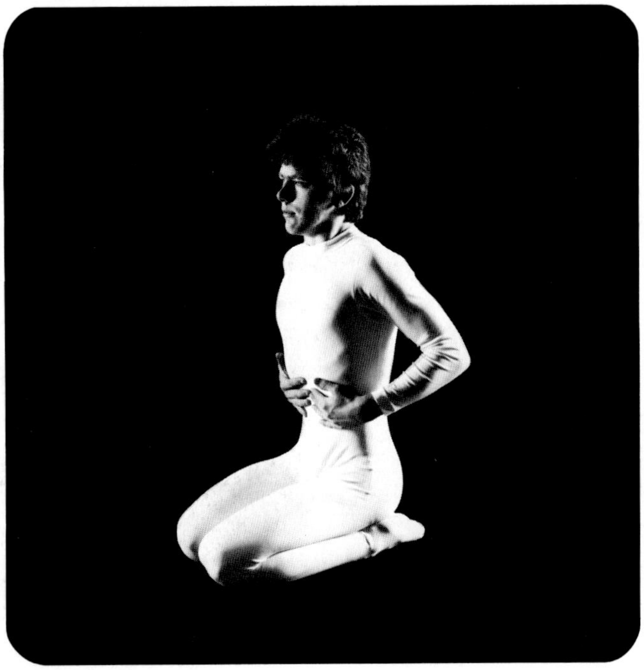

Reinigung des Gehirns (Kapalabhati)

Eine Sitzhaltung einnehmen. Die Wirbelsäule aufrichten. Die Hände auf den Bauch legen. Den Brustkorb in eine Atemmittellage, d. h. in eine Stellung zwischen Ein- und Ausatmung bringen. Der Brustkorb bewegt sich nicht. Den Bauch mit einer kleinen ruckartigen Bewegung einziehen und das Zwerchfell nach oben verschieben. Es kommt zu einem kleinen Ausatmungsstoß durch die Nase. Anschließend die Bauchmuskeln lockern, so daß das Zwerchfell sich etwas nach unten senkt. Dadurch kommt es zu einer leichten passiven Einatmung. Anschließend den Bauch wieder hereindrücken und es folgt wieder eine Ausatmung. Die Einatmung dauert dreimal so lange, wie das Ausstoßen der Luft. Stufenweise Zahl und Geschwindigkeit der Atemzüge erhöhen. Vorsicht bei Herz- und Lungenleiden.

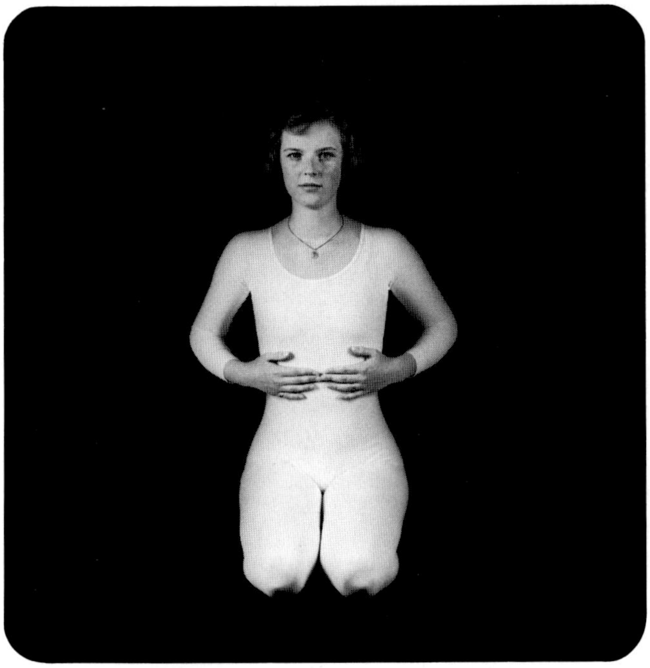

Blasebalgatmung (Bhastrika)

Eine Sitzhaltung einnehmen. Die Wirbelsäule aufrichten. Die Hände auf den Bauch legen. Ausatmen und den Bauch stark einziehen. Kurz und plötzlich einatmen und die Bauchwand gleichzeitig herausstoßen, die Flanken weiten und die Brust mit Luft füllen. Ebenso plötzlich wieder ausatmen und den Bauch stark einziehen und die Brust senken. Diese Atemübung ist eine beschleunigte vollständige Yogaatmung mit besonders kontrollierter Tätigkeit der Bauchwand. Wie ein Blasebalg hörbar ein- und ausatmen. Anfänger sollen die Übung mit Vorsicht praktizieren und die Zahl der Atemstöße langsam steigern. Immer ohne Gewalt und Anstrengung üben, da sonst Lunge und Herz geschädigt werden können. Bhastrika kann auch mit dem Wechselatem verbunden und praktiziert werden.

Entspannt das Nervensystem. Hilft bei Atem- und Herzbeschwerden. Befreit das Blut von Giftstoffen. Regeneriert die Haut. Reichert das Blut mit Sauerstoff an.

Entspannt das Nervensystem. Hilft bei Atem- und Herzbeschwerden. Befreit das Blut von Giftstoffen. Regeneriert die Haut. Reichert das Blut mit Sauerstoff an.

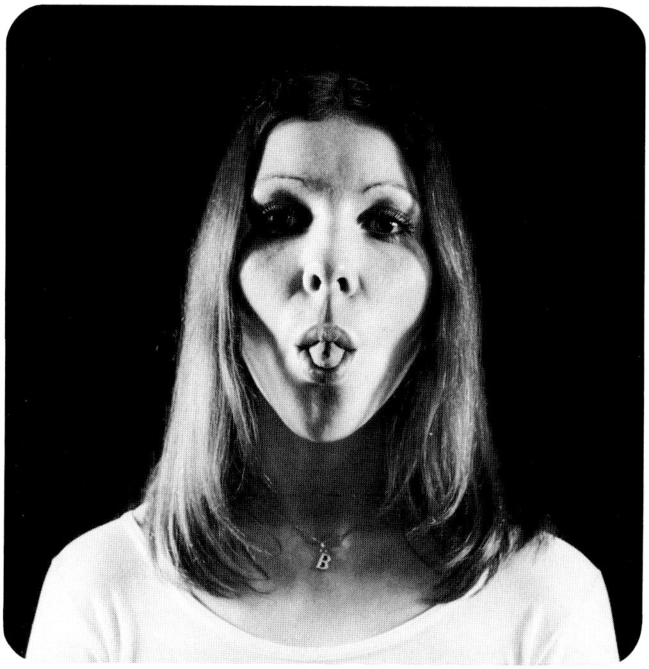

Zungen-Röhrchen (Sitali)

Eine Sitzhaltung einnehmen. Die Zunge etwa 2 cm aus dem Mund strecken und mit der Zunge eine Rinne bilden. Durch diese Rinne einatmen, die Zunge wieder zurücknehmen, den Atem anhalten und durch die Nase langsam ausatmen.

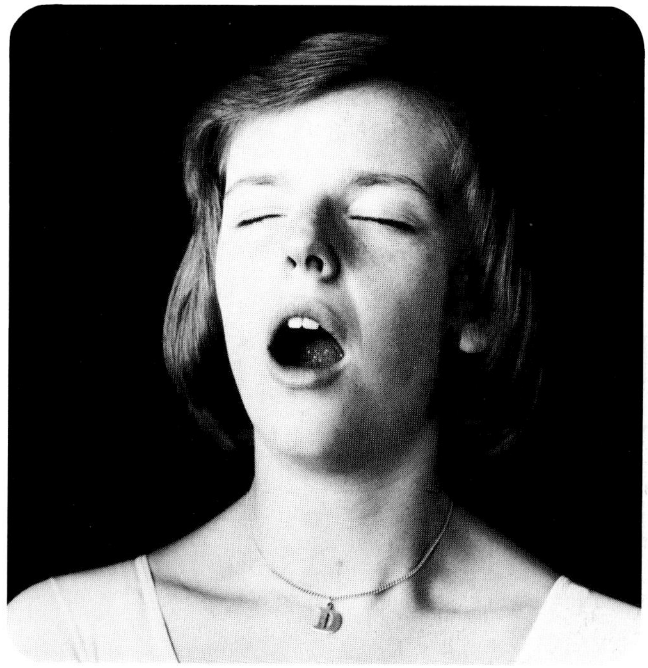

Zungen-Segel (Sitkari)

Eine Sitzhaltung einnehmen. Die Zungenspitze nach hinten rollen und den oberen hinteren Gaumen berühren. Durch den Mund zwischen Zungenspitze und Gaumen sehr langsam einatmen. Die Zunge wieder nach vorn nehmen. Den Atem anhalten und langsam durch die Nase ausatmen.
Variation: Die Zunge zwischen die Zähne des Ober- und Unterkiefers schieben und einatmend die Luft zwischen Zunge und Schneidezähne einsaugen, so daß ein Zischlaut entsteht. Die Zunge wieder zurücknehmen, den Atem anhalten und durch die Nase wieder ausatmen.

Reichert das Blut mit Sauerstoff an. Lädt den Körper mit Lebenskraft auf. Vertreibt Müdigkeit.

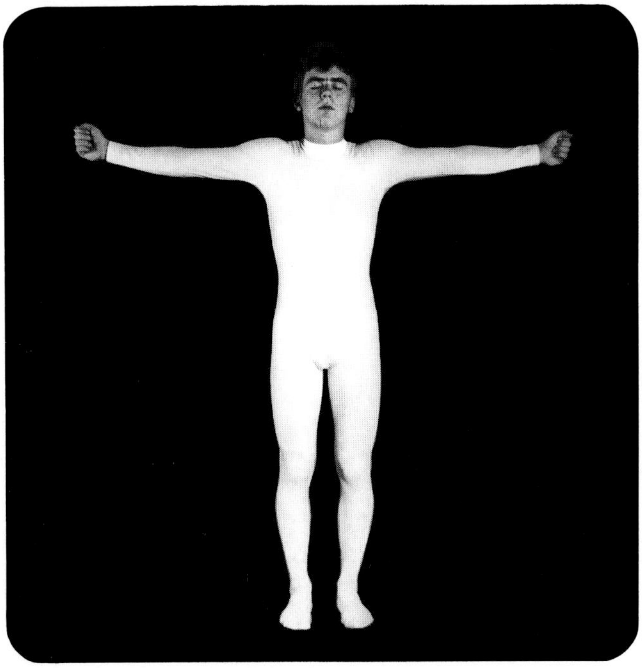

Aufladende Atemübung

Sich aufrecht hinstellen. Den Rumpf ausatmend nach vorn beugen. Die Arme auspendeln lassen. Einatmend den Rumpf heben, die Arme dabei nach vorn gestreckt parallel nach oben führen und seitwärts herunternehmen, bis sie sich in waagrechter Stellung befinden. Die Hände zur Faust ballen, die Muskeln des Körpers anspannen, den Atem in lauschender Haltung einige Sekunden anhalten und ausatmend den Rumpf nach vorn fallen lassen. Die Arme dabei wieder pendeln lassen.

Stärkt die Schulter- und Armmuskulatur. Löst Verspannungen im Nacken- und Schulterbereich. Belebt die Brustwirbelsäule. Stimuliert die Nerven in diesem Bereich. Vermittelt Kraft und Energie.

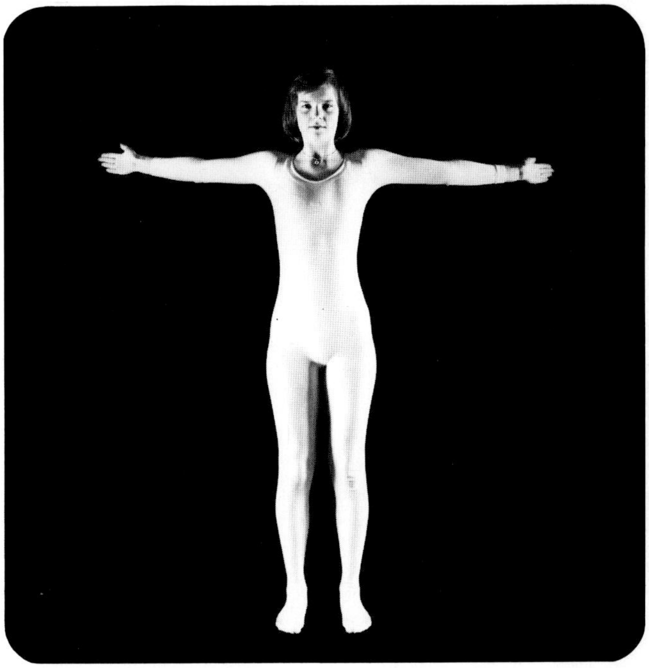

Rückenspannende Atemübung

Sich aufrecht hinstellen. Ausatmend den Rumpf nach vorn beugen. Die Arme pendeln lassen. Einatmend den Rumpf heben und die Arme nach vorn gestreckt parallel nach oben führen und seitwärts herunternehmen, bis sie sich in waagrechter Stellung befinden. Die Arme ausatmend in vier aufeinanderfolgenden Stufen nach hinten führen. Die Schulterblätter gleichzeitig eng zusammendrücken. Die Arme dann wieder nach vorn nehmen, wobei die Spannung der Schultern aufrecht erhalten bleibt. Einatmen, indem man die Arme nach links und rechts auseinanderzieht und dabei die Spannung der Rückenmuskulatur löst. Ausatmend den Rumpf nach vorn fallen lassen.

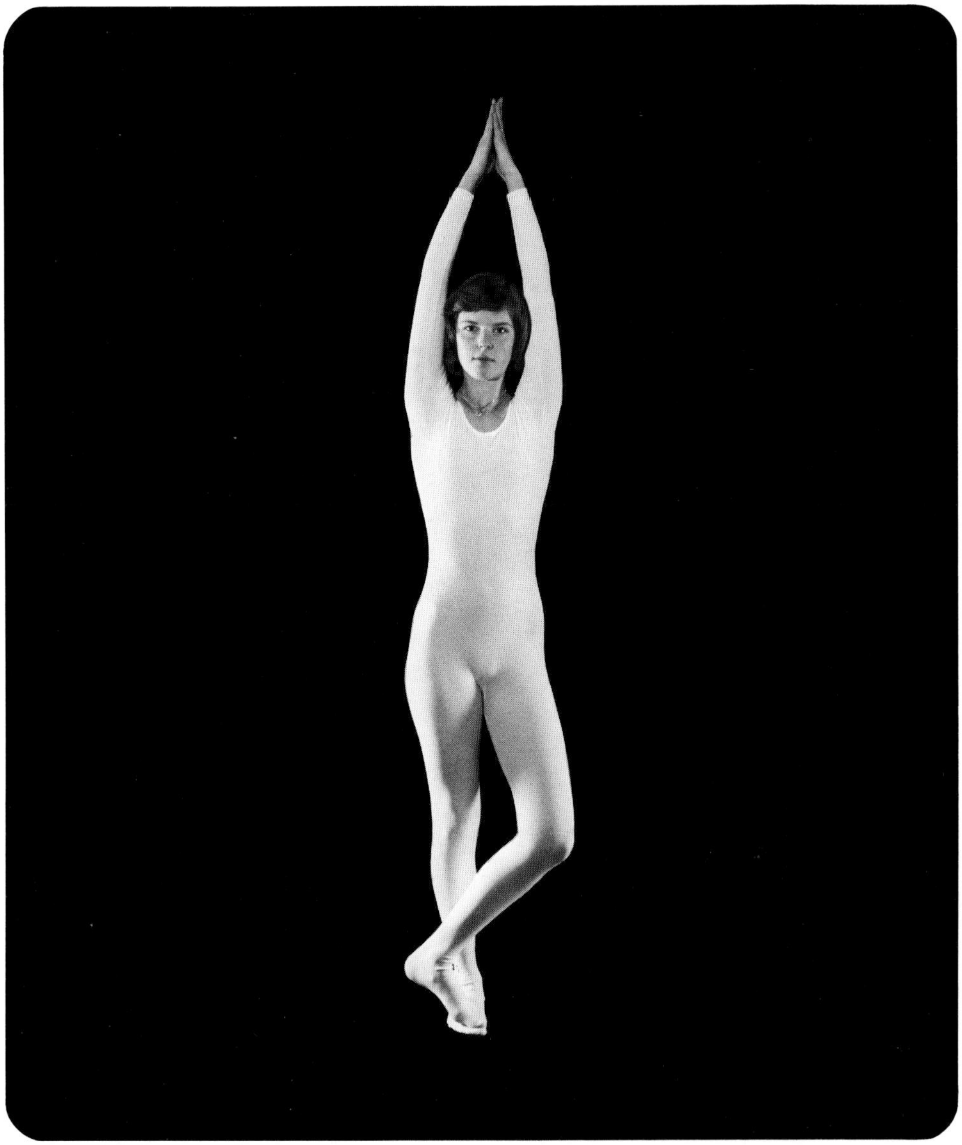

Yoga-Körperhaltungen (Asanas)

1. Lektion

Tritt einen Schritt zurück
aus dem Getriebe des Lebens,
und ein jedes Ding —
sei's auch gering —
erschließt sein Wesen dann
dem Blick der Liebe.

Rita Reiners

Vermittelt Ruhe und Wohlbefinden. Schenkt Sicherheit und fördert das Gleichgewicht. Entspannt und regeneriert den Körper.

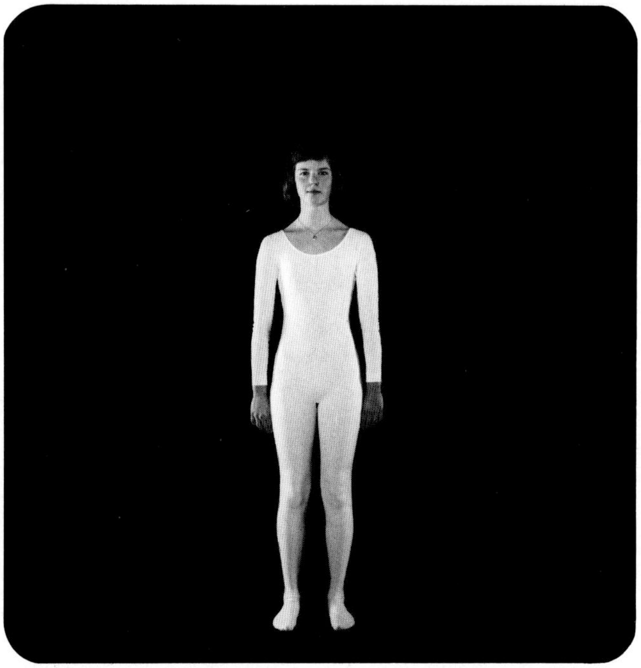

Richtiges Stehen (Tadasana)

Sich aufrecht hinstellen. Die Beine sind ein wenig geöffnet; die Füße stehen parallel zueinander. In den Boden einspüren und bewußt den Kontakt der Fußsohlen spüren. Das Becken aufrichten, so daß die Wirbelsäule sich frei in ihrer natürlichen S-Form nach oben entfalten kann. Die aufgerichtete Beckenstellung ist das Gegenteil von einem Hohlkreuz oder einem gekippten Becken. Den Nacken nach oben dehnen. Ein wenig den Körper um seine eigene Achse schwingen lassen, um eine sichere, in sich ruhende Haltung zu finden, die frei ist sowohl von Spannung als auch von Erschlaffung. Die Haltung soll bequem sein und Wohlbefinden vermitteln.
Wir merken uns die Kurzformel: Rücken lang, Schulter locker, Kopf gerade.

Kräftigt die Fußmuskulatur und die Knöchel. Wirkt günstig auf die Durchblutung der Füße. Verbessert die Körperhaltung insgesamt. Fördert das Gleichgewicht. Erhöht die Konzentration.

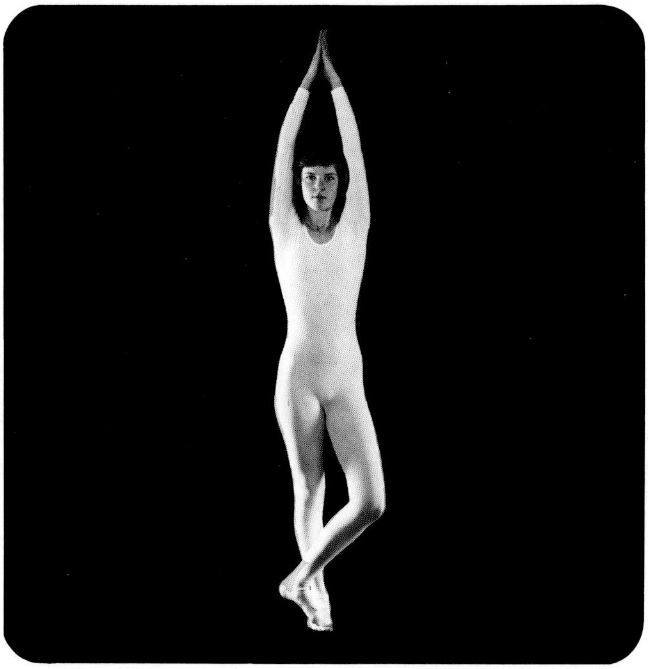

Baum I (Vrksasana)

Sich aufrecht hinstellen. Den linken Fuß auf den Spann des rechten Fußes oberhalb der Zehen stellen. Die Ferse zeigt nach außen (stützt sich nicht gegen das Schienbein). Die Hände vor der Brust falten und sie langsam vor dem Gesicht nach oben strecken. Die Handwurzeln auf dem Kopf aufsetzen, dann führen die Fingerspitzen die Arme in die Senkrechte. Der ganze Körper wird gedehnt durch eine bewußte Verbindung über die rechte Fußsohle mit dem Boden. Das Gleichgewicht halten und ruhig atmen.
Fuß und Hände langsam senken und die Übung auf der anderen Seite wiederholen.

Lockert verspannte Nackenmuskeln. Löst Ablagerungen in der Halswirbelsäule auf. Hilft bei steifem Hals und bei Kopfschmerzen. Entspannt den Körper. Wirkt bei Schlaflosigkeit. Reduziert den Fettansatz an Hals und Kinn. Regt den Lymphstrom an.

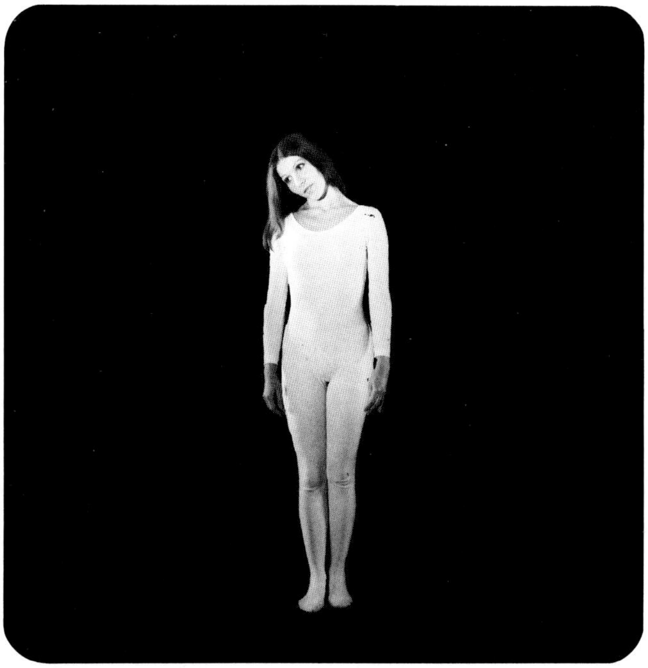

Nackenrollen

Sich aufrecht hinstellen. Den Kopf langsam nach vorn sinken lassen, verharren. Dann das Kinn nach oben rechts drehen ohne den Kopf zu heben und anschließend nach links. Dabei die Nackenmuskeln intensiv dehnen und die Ohren weit öffnen. Den Kopf stufenweise etwas heben und jeweils die gleiche Übung wiederholen, bis der Kopf nach hinten sinkt. Die Schultern sollen ruhig gehalten werden. Der Mund bleibt geschlossen. Sodann den Kopf erst nach rechts, dann nach links sinken lassen. Auf jeder Seite einige Sekunden verharren.
Danach den Kopf in einer sanften, ununterbrochenen Bewegung erst nach vorn, nach rechts, dann nach hinten, nach links und nach vorn rollen. Dreimal wiederholen. Dann das Kreisen in die andere Richtung durchführen.

Stärkt und kräftigt die Rückenmuskeln. Löst verspannte Schultermuskeln. Durchblutet Kopf und Oberkörper. Verbessert die Haltung.

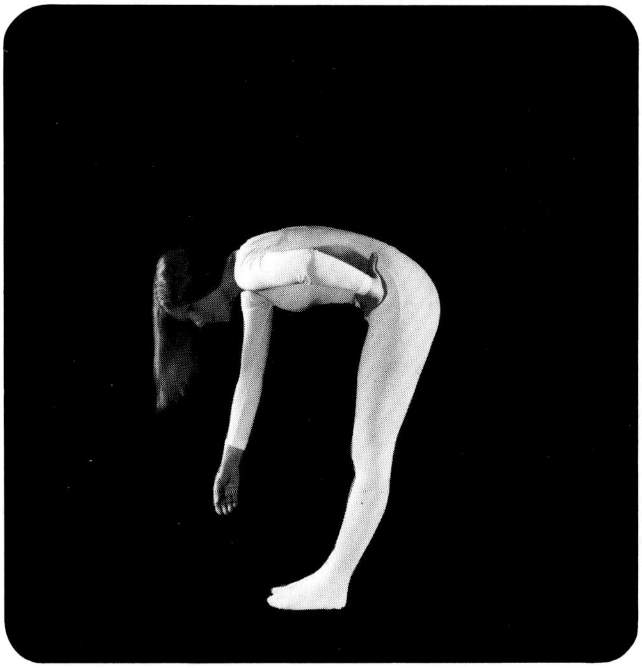

Lockern der Schultern

Sich mit leicht gespreizten Beinen hinstellen. Die linke Hand in die Taille stützen, sich langsam nach vorn beugen und den rechten Arm locker nach unten hängen lassen. Mit dem rechten Arm wie ein Pendel vor den Beinen hin- und herschwingen. Langsam aufrichten. Dabei den rechten Arm nach oben führen und hinter den Kopf bringen. Den Arm so weit es geht nach oben und hinten strecken, den Körper dabei dehnen und anschließend sich wieder nach vorn fallen lassen und den rechten Arm auspendeln lassen. Zuerst mit dem linken Arm, dann mit beiden Armen wiederholen.

Übt die Hüft- und Kniegelenke. Schenkt Ruhe. Wirkt harmonisierend.

Stärkt und entwickelt die Bauchmuskulatur. Kräftigt die Arme und die Brustmuskeln. Löst Spannungen im Körper. Beruhigt das Nervensystem. Hilft bei Rheuma und Atembeschwerden. Fördert die Verdauung.

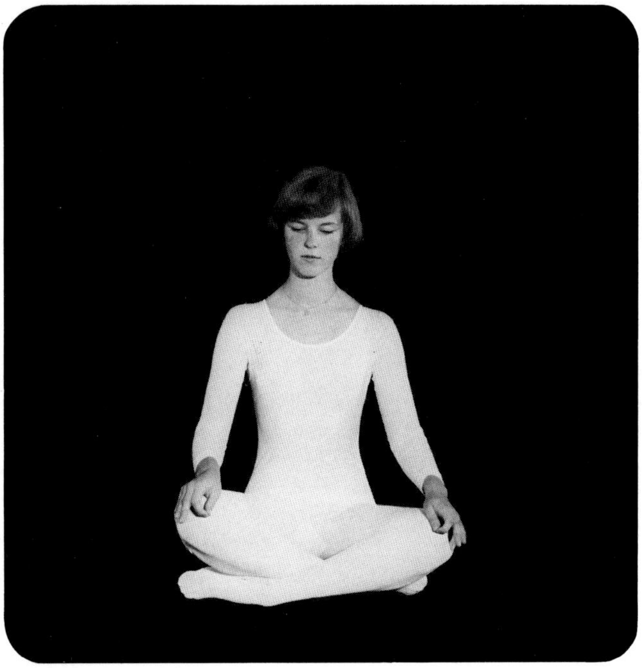

Schneidersitz

Sich mit ausgestreckten Beinen auf den Boden setzen (Langsitz). Die Füße an den Körper heranziehen und den rechten Fuß unter den linken Oberschenkel und den linken Fuß unter den rechten Unterschenkel legen. Beide Sitzbeinhöcker ruhen auf dem Boden. Die Hände locker auf die Knie legen, am besten mit den Handflächen nach oben. Die Daumen und die Zeigefinger bilden einen Ring. Das Becken und die Wirbelsäule aufrichten. Die Schultern sind locker und gelöst. Leicht um die eigene Achse schwingen, bis der Körper im Lot sitzt. Der Schwerpunkt liegt im Unterbauch. Ruhig atmen.

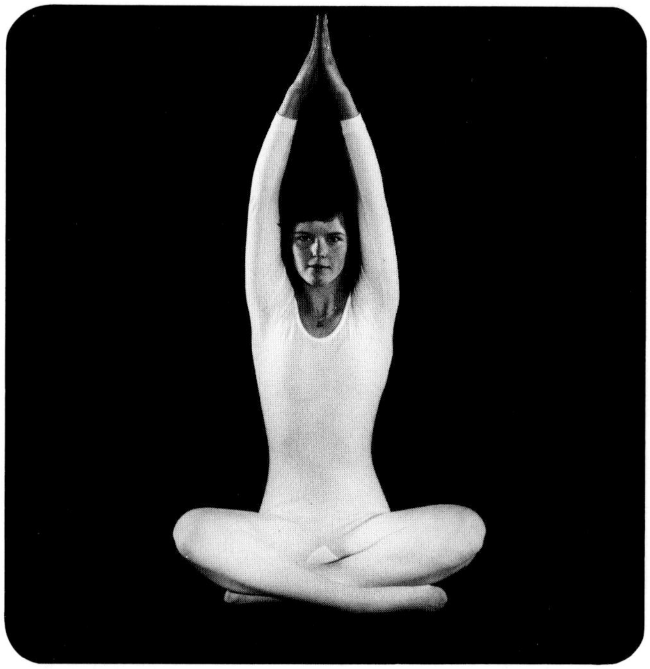

Lotosblüte

Im Schneidersitz die Handflächen vor der Brust zusammenlegen und gegeneinanderdrücken. Die Sitzbeinhöcker zum Boden hin erspüren, den Rücken gerade aufrichten und den Nacken nach oben dehnen. Die Arme über den Kopf führen und über die Fingerspitzen nach oben dehnen, dabei den Druck aufrechterhalten. Verharren. Die Arme in weitem Bogen nach der Seite öffnen, sie seitwärts dehnend herunterführen und die Handflächen vor der Brust wieder zusammenführen. Die Übung kann mehrmals wiederholt werden.

Fördert die Durchblutung der Beine und Füße. Schützt vor Arthritis der Knie- und Fußgelenke. Belebt ein müdes Kreuz. Schränkt während des Sitzens den Kreislauf in den Beinen ein und versorgt dadurch den Unterleib und die Verdauungsorgane mit mehr Blut. Hilft also bei allen Verdauungsstörungen. Durchblutet die Unterleibsorgane und regt ihre Funktion an. Schenkt Ruhe.

Dehnt die Muskeln und Bänder des Rückgrats. Lindert Rückenschmerzen und Verspannungen im Genick. Lockert die Wirbelsäule. Regt die Funktion der Verdauungsorgane an. Erfrischt und belebt.

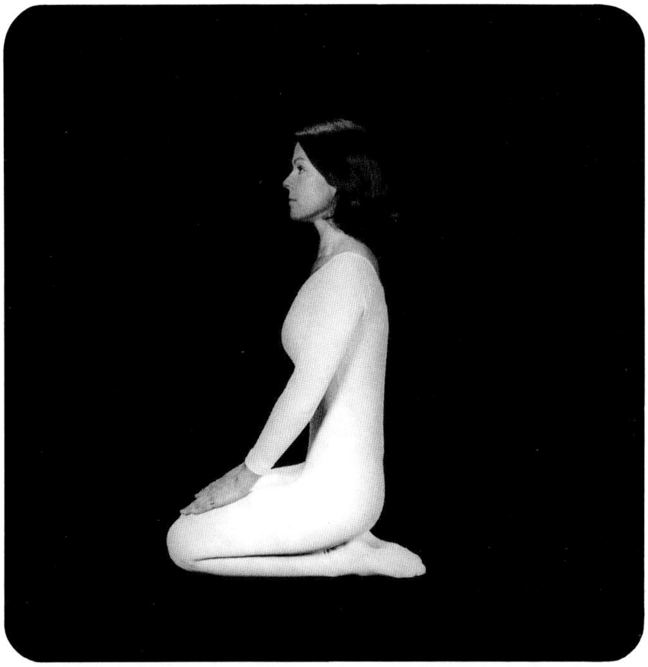

Fersensitz oder Festhaltung (Vajrasana)

Sich aufrecht hinknien. Die großen Zehen zusammenführen, bis sie sich berühren. Die Fersen nach außen fallen lassen, so daß sich eine Wanne bildet. Sich mit beiden Sitzbeinhöckern in diese Wanne setzen. Die Hände mit den Handflächen auf die Knie legen. Das Becken und die Wirbelsäule aufrichten. Die Schultern lockern und lösen. Wie im Stehen auch hier leicht um die eigene Achse schwingen, bis der Körper im Lot sitzt. Alle Muskeln des Körpers sorgfältig entspannen. Der Schwerpunkt liegt im Unterbauch.
Hilfe für den Anfänger: Ein Kissen zwischen die Fersen und das Gesäß oder unter das Fußgelenk legen.

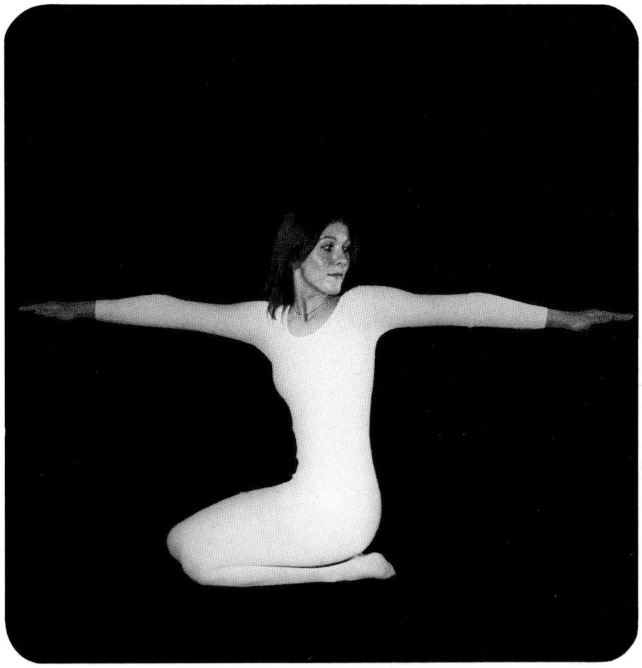

Drehung im Fersensitz

Den Kniestand oder den Fersensitz einnehmen. Die Arme seitwärts bis zur Waagrechten heben und intensiv nach außen dehnen. Die Fingerspitzen übernehmen dabei die Führung. Den aufgerichteten Oberkörper mit den gestreckten Armen langsam soweit wie möglich nach links drehen und über die linke Schulter mit geradem Kopf nach hinten schauen. Die Dehnung der Arme wird dabei aufrechterhalten. Bewußt die Dehnung in der Muskulatur erspüren.
Die Übung nach der anderen Seite wiederholen.

Kräftigt die Bauchmuskeln. Regt das Nervensystem an und massiert die Beckenregion. Verhindert Verstopfung. Durchblutet den Kopfbereich, besonders die Nebenhöhlen.

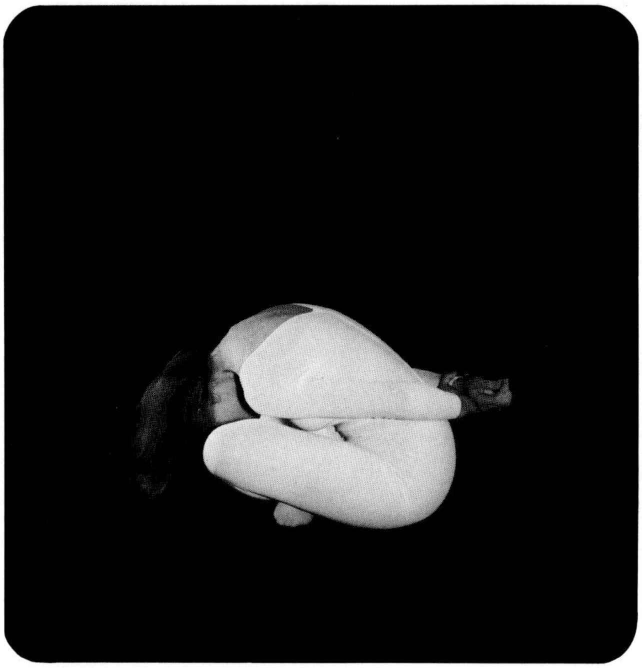

Demutshaltung I (Yoga-mudra)

Im Fersensitz oder Schneidersitz die Fäuste ballen und auf den Leib legen. Den Rumpf langsam nach vorn neigen. Zuerst mit geradem Rücken, dann Wirbel um Wirbel sich vorbeugen. Die Brust auf die Oberschenkel und die Stirn auf den Boden legen. Dabei die Fäuste fest in den Leib pressen. Langsam wieder aufrichten.
Dann mit einer Hand das andere Handgelenk umfassen und sich erneut nach vorn neigen, bis die Stirn den Boden berührt. Bewußt ins Kreuz atmen.
Beim Auflösen zuerst den Kopf heben, dann mit gedehntem Nacken den Oberkörper Wirbel um Wirbel aufrichten.

Stärkt und dehnt die Schulter- und Rückenmuskulatur. Fördert Die Durchblutung der Nierengegend. Macht die Wirbelsäule beweglich und durchblutet sie. Belebt die Nerven des Wirbelsäulenbereichs. Massiert die Verdauungsorgane auf natürliche Weise und regt ihre Funktion an. Vertreibt Müdigkeit.

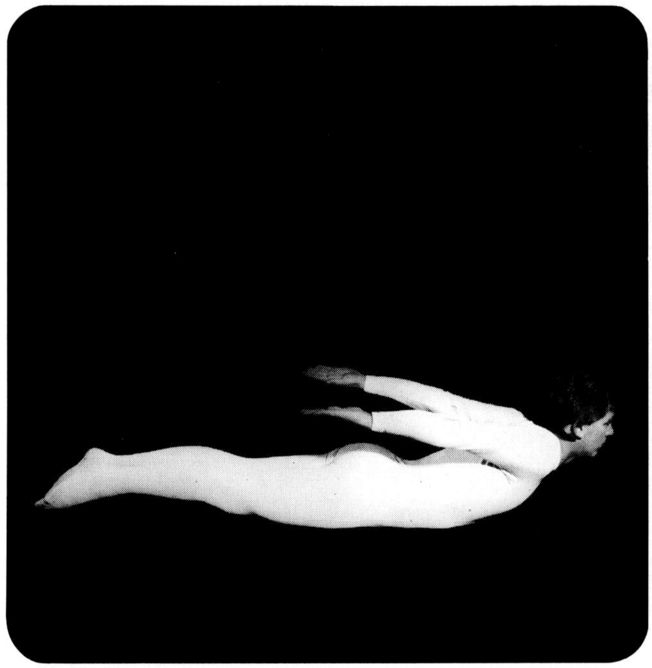

Schwalbe I

Die Bauchlage einnehmen. Die Fersen fallen nach außen. Die Arme liegen neben dem Körper mit den Handflächen nach oben, der Kopf liegt auf der Wange. Den Kopf zur Mitte drehen und die Arme weit nach oben und hinten strecken. Gleichzeitig den Oberkörper so weit wie möglich mit Hilfe der Rückenmuskulatur aufrichten. Das Brustbein nach vorne bringen und den Brustkorb weiten. Die Arme über die Fingerspitzen nach hinten dehnen.
Wirbel um Wirbel in die Bauchlage zurückkehren. Die Atembewegung im unteren Rückenbereich zulassen und die Atmung beobachten.
Bei der Wiederholung den Kopf jeweils auf der anderen Wange ablegen.

Stärkt die Bauch-, Rücken- und Armmuskeln. Erhält die Gelenkigkeit der Knie- und Hüftgelenke. Drückt die Bauchdecke stark zusammen und bewegt durch die Zwerchfelltätigkeit den Darminhalt. Regt dadurch die Peristaltik des Darmes an. Hilft bei Meteorismus (Blähsucht) und ist bei Verstopfung indiziert. Verbessert die Tätigkeit von Leber, Milz und Magen.

Dehnt und durchblutet den ganzen Körper. Vermittelt ein Gefühl wohltuender Belebung. Mildert Schmerzen im Lendenwirbelsäulenbereich. Belebt die Bauchorgane. Regt den Kreislauf an.

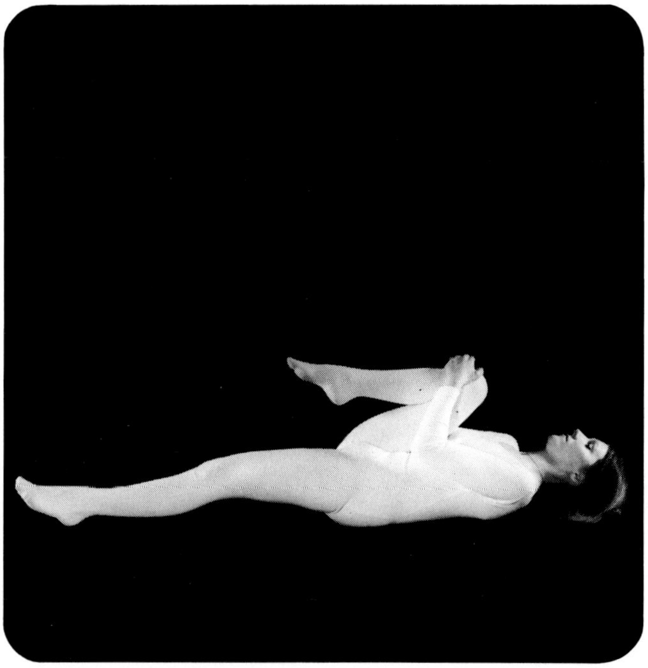

Antimeteorismushaltung (Pavanamuktasana)

Flach auf den Rücken legen. Das rechte Bein anwinkeln und den rechten Oberschenkel auf die rechte Bauchhälfte ziehen, dabei das Knie umfassen. Das linke Bein bleibt vollkommen gestreckt. In dieser Haltung einige Sekunden verharren und bewußt in die linke Bauchhälfte atmen.

Danach das rechte Bein strecken und die Übung mit dem linken Bein wiederholen.

Zuletzt beide Beine anwinkeln und mit den Armen fest gegen den Unterleib drücken. Der Beckenboden und die Rückenmuskulatur bleiben ganz locker. Auch hierbei fest gegen den Widerstand der Oberschenkel mit dem Zwerchfell atmen.

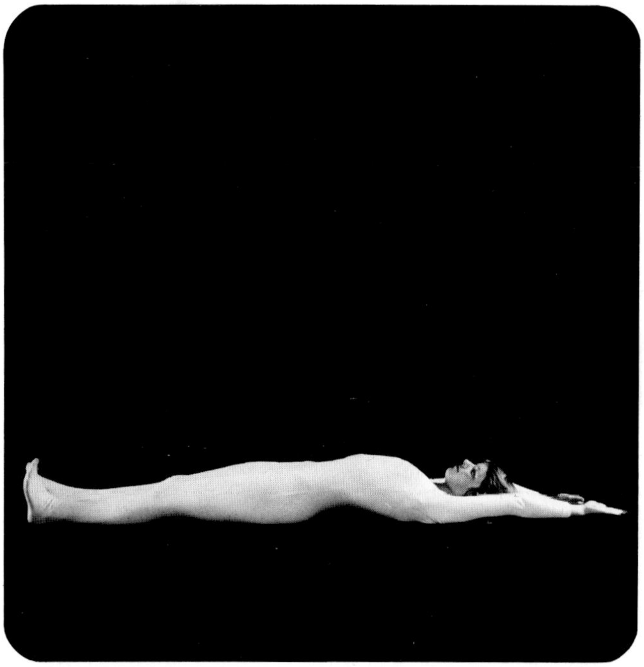

Dehnübung im Liegen (Yastikasana)

In der Rückenlage den linken Arm gestreckt über den Kopf ablegen und intensiv dehnen. Bei der Dehnung übernehmen immer die äußeren Glieder, also Handwurzel oder die Finger, die Führung der Dehnung. Alle übrigen Muskeln folgen dann dem Dehnungszug. Anschließend das linke Bein dehnen. Die Ferse dabei intensiv nach unten schieben. Sie übernimmt jetzt die Führung. Schließlich den linken Arm und das linke Bein gleichzeitig dehnen. Beide Seiten miteinander vergleichen.

Man kann dabei auf Länge, Temperatur und Weite achten.

Die Dehnung auf der anderen Seite wiederholen. Zum Schluß den ganzen Körper auf diese Weise dehnen.

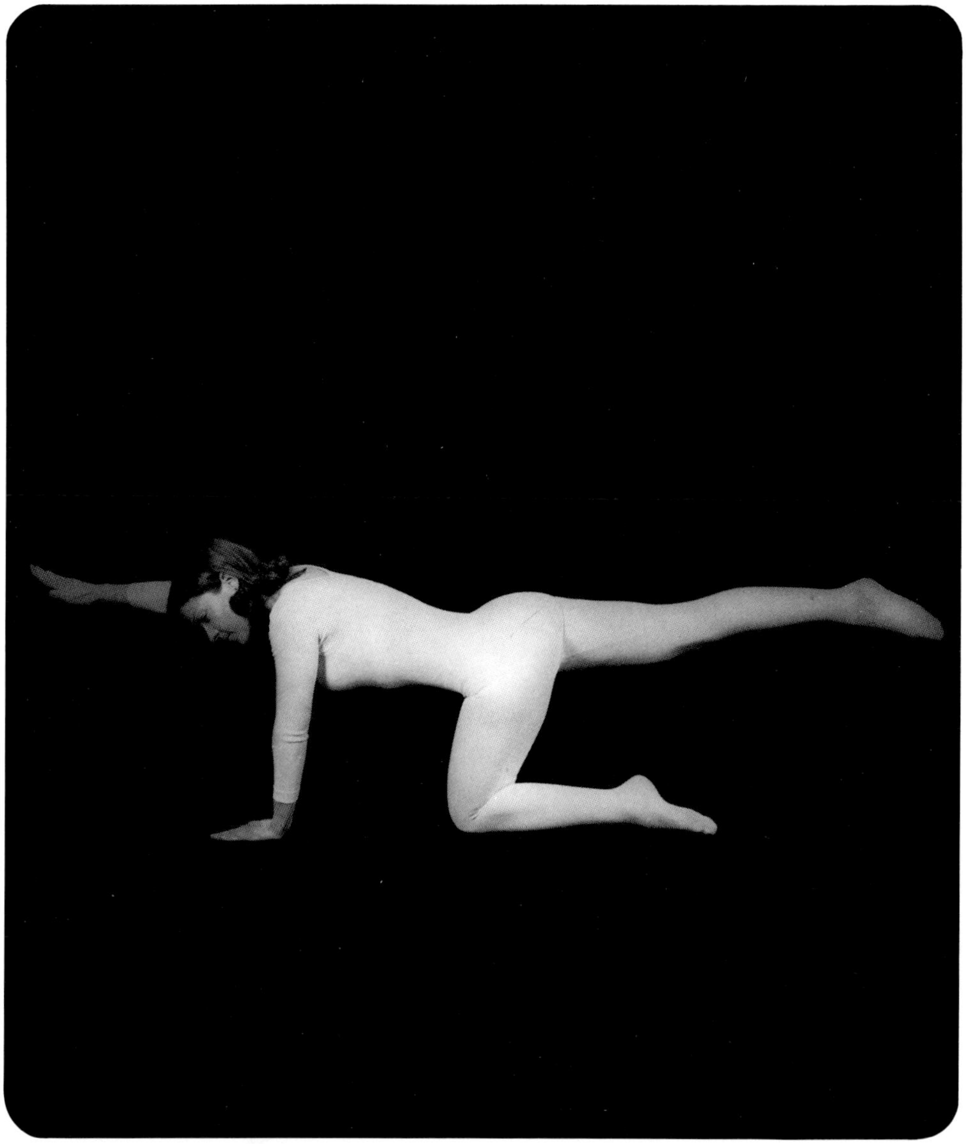

2. Lektion

Ausdauer ist eine Tochter der Kraft,
Hartnäckigkeit eine Tochter der Schwäche.

Marie v. Ebner-Eschenbach

Kräftigt die Muskulatur der Füße und Waden und fördert deren Durchblutung. Stärkt die Knöchel und die Knie. Verbessert das Gleichgewicht und die Körperhaltung insgesamt.

Stärkt die Rücken- und Schultermuskeln. Übt die rückwärtigen Beinmuskeln. Verbessert die Beweglichkeit und Proportionen des Körpers. Massiert die Bauchorgane. Beeinflußt günstig Verdauungsstörungen. Verbessert die Durchblutung des Kopfes.

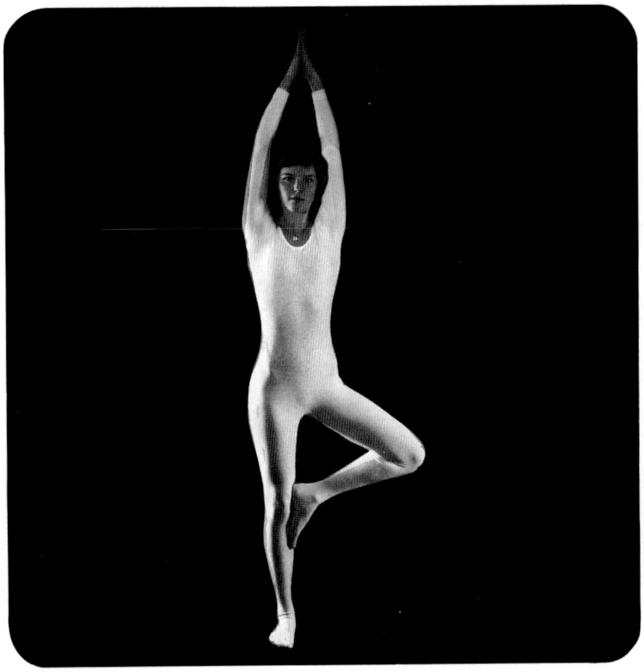

Baum II
(Vrksasana)

Sich aufrecht hinstellen. Das linke Knie beugen und die Fußsohle an die Innenseite des rechten Knies legen und das linke Bein so weit wie möglich mit dem Knie nach außen führen. Die Hände vor der Brust falten und sie langsam vor dem Gesicht nach oben heben. Die Handwurzeln auf den Kopf aufsetzen, dann führen die Fingerspitzen die Arme in die Senkrechte. Der ganze Körper wird gedehnt durch eine bewußte Verbindung über die rechte Fußsohle mit dem Boden. Das Gleichgewicht halten und ruhig atmen. Den Fuß und die Hände langsam senken und die Haltung auf der anderen Seite wiederholen.

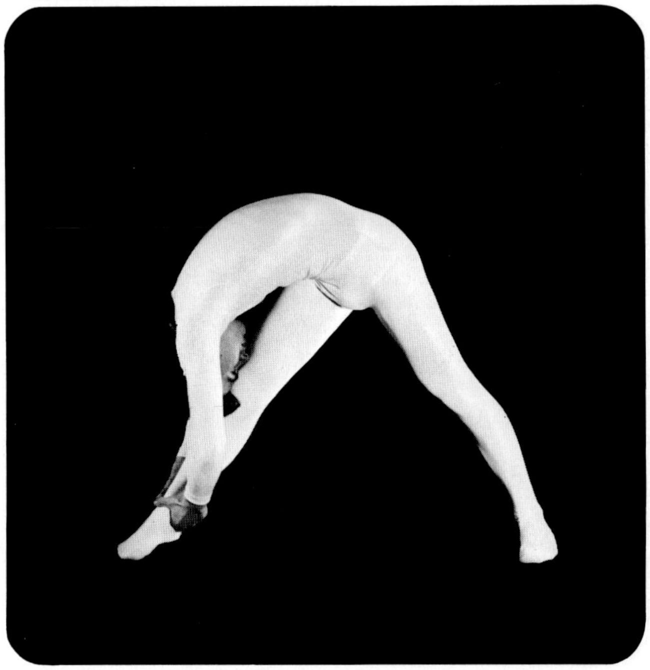

Gespreizte Knie-Stirn-Haltung
(Biwaktapada-Dschanuschirasana)

Sich aufrecht hinstellen. Die Beine weit grätschen. Die Arme mit den Handflächen nach oben seitwärts hoch über den Kopf führen und sich dehnen. Sich so weit wie möglich dehnend nach rechts beugen und die Stirn auf das Knie legen, während beide Hände das rechte Fußgelenk ergreifen. Die Knie sollen gerade bleiben.
Den Rumpf mit den Armen wieder heben und sich zur linken Seite dehnend herunterbeugen.

Stärkt den Rücken. Festigt die Bauchmuskulatur. Dehnt die Wirbelsäule. Strafft die Kinngegend. Kräftigt die Arme und die Beine. Fördert die Verdauung.

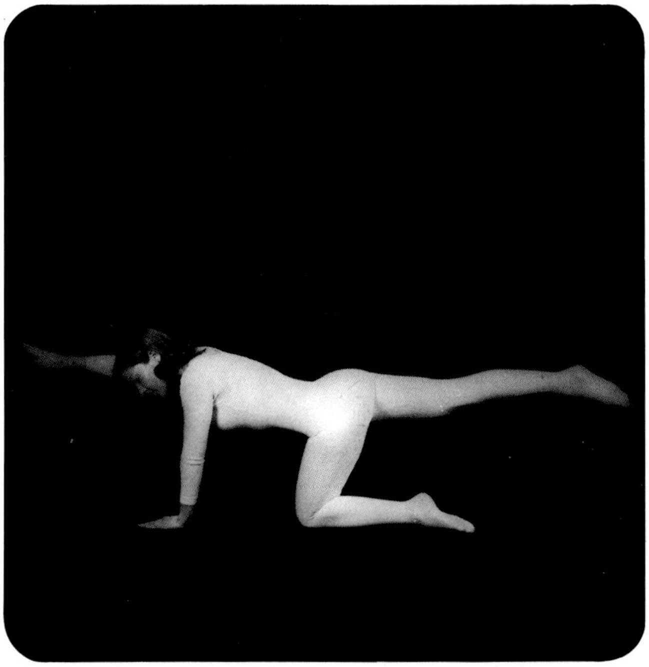

Dehnübung im Vierfüßerstand

Den Vierfüßerstand einnehmen. Den rechten Arm schräg nach oben heben und intensiv dehnen. Den Arm senken. Dann das rechte Bein heben und intensiv dehnen. Absetzen. Das rechte Bein und den rechten Arm gleichzeitig heben und die rechte Körperhälfte dehnen. Dabei darauf achten, das Becken nicht zu drehen. Das Bein und den Arm wieder absetzen und die Übung mehrere Male wechselseitig wiederholen. Dann die Übung diagonal durchführen, d. h. das linke Bein und den rechten Arm heben und den ganzen Körper dehnen. Die Übung wieder mehrere Male wechselseitig wiederholen.

Kräftigt und festigt die Oberschenkel. Macht die Wirbelsäule gelenkig und belebt sie. Vermittelt Energie und Widerstandskraft.

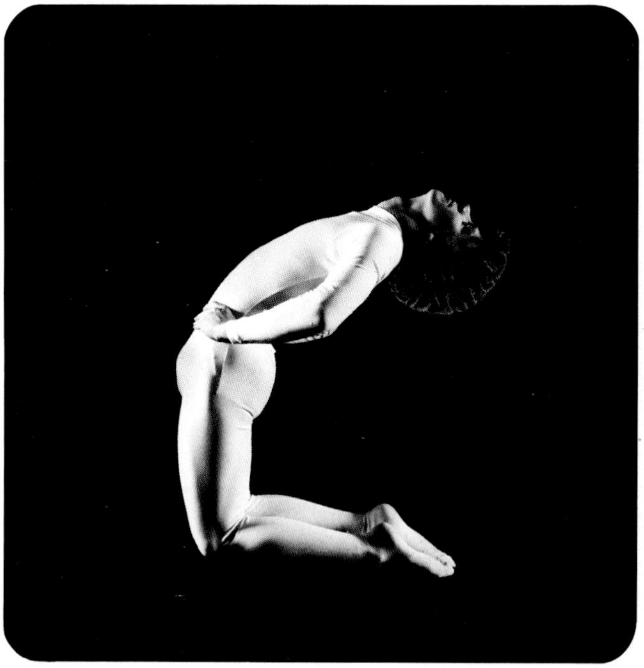

Aufgerichtete Bogenhaltung

Sich aufrecht hinknien, die Beine bleiben geschlossen, die Fußspitzen zeigen nach hinten. Die Hände an die Taille legen und sich ganz langsam nach rückwärts beugen. Dabei das Becken nach vorn schieben und den Oberkörper nach hinten beugen.
Danach den Fersensitz einnehmen, die Fäuste auf dem Boden übereinandersetzen, die Stirn darauf legen und ruhen.
Diese Ruhe- und Entspannungshaltung kann nach allen Übungen aus dem Kniestand, dem Vierfüßerstand oder dem Fersensitz durchgeführt werden.

Entspannt die Wirbelsäule und die dazugehörigen Bänder. Durchblutet den Kopf und den Gesichtsbereich. Beruhigt das Nervensystem.

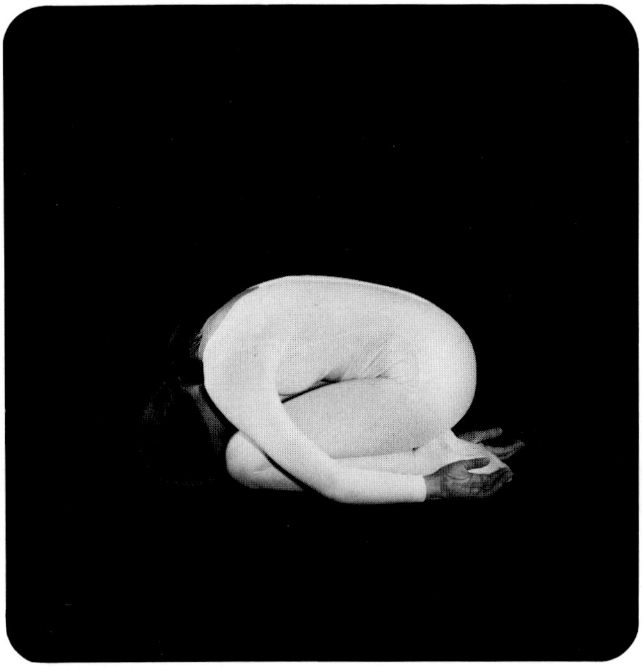

Kindeshaltung

In den Fersensitz gehen. Den Rumpf mit geradem Rücken und gedehntem Nacken langsam nach vorn beugen, bis die Stirn am Boden ruht. Gleichzeitig die Arme mit nach oben gerichteten Handflächen nach hinten schieben und die Hände neben den Füßen ablegen. Den Atem besonders im Beckenraum, im Lendenbereich und in der Flankengegend zulassen und beobachten.
Beim Auflösen der Haltung zuerst den Kopf heben und den Rumpf mit geradem Rücken aufrichten.

Dehnt die Oberschenkel- und Gesäßmuskulatur. Stärkt die Beckenbodenmuskulatur. Regt die Verdauung an. Lindert Prostata- und Unterleibsbeschwerden. Heilt Senkungserscheinungen der Bauchorgane. Erleichtert Ischiasbeschwerden. Hilft bei chronischer Arthritis sowie Arthrosis im Hüftgelenk.

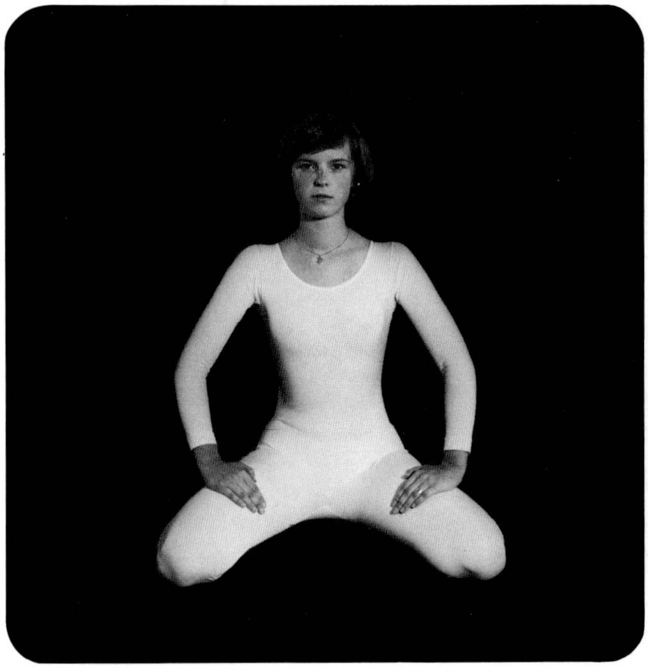

Froschsitz I (Mandukasana)

Im Fersensitz die Beine so weit wie möglich spreizen, das Gesäß etwas heben, nach vorn nehmen und sich aufrecht vor den Füßen auf den Boden setzen. Die Fußspitzen berühren sich. Die Hände mit nach innen gerichteten Fingerspitzen auf die Mitte der Oberschenkel aufsetzen. Die Ellbogen sind leicht nach außen abgewinkelt, die Schultern sind entspannt. Bei jedem Ausatmen die Gesäßmuskeln, die Aftermuskulatur und den Enddarm ringförmig zusammen- und nach innen hochziehen. Die Aftermuskeln schließen (Mula-Bandha). Man muß das Gefühl haben, als würden die Hüften schmäler. Beim Einatmen loslassen. Der Bauch wölbt sich stark nach vorn wie bei einem Frosch. Mehrere Male wiederholen.

Kräftigt die Bauchmuskeln und die Schultermuskulatur. Stärkt die Handgelenke. Regt das Nervensystem an und massiert die Beckenregion. Verhindert Verstopfung. Durchblutet den Kopfbereich, besonders die Nebenhöhlen.

Dehnt sämtliche Muskeln und Bänder des Rückgrats. Lindert Rückenschmerzen und Verspannungen besonders im Genick. Verbessert die Biegsamkeit der Wirbelsäule. Macht die Hüftgelenke beweglich und baut Fettansatz ab. Stärkt sämtliche Bauchorgane, besonders Leber, Magen, Bauchspeicheldrüse und Dickdarm. Bekämpft Verstopfung. Fördert die Funktion der Nieren. Verhütet Hexenschuß und Ischias. Verjüngt den Organismus.

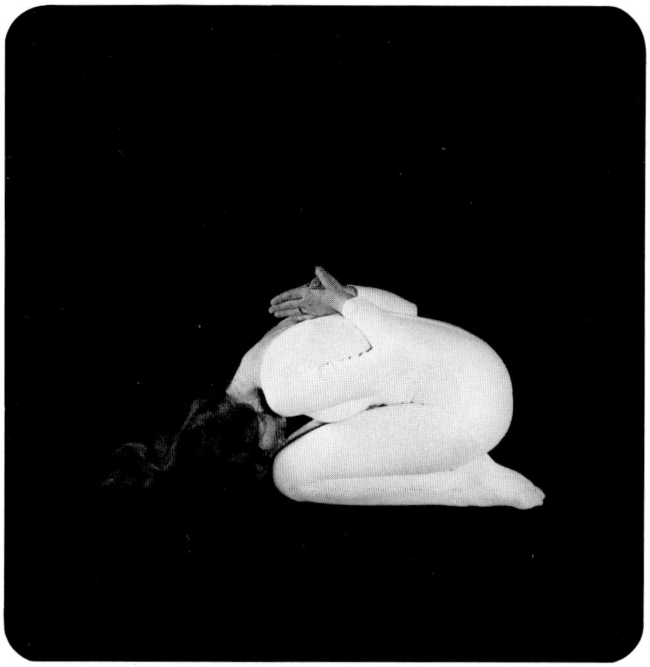

Demutshaltung II (Yoga-mudra)

Den Fersensitz oder den Schneidersitz einnehmen. Die Hände auf dem Rücken mit den Handflächen aneinanderlegen. Die Hände nach innen drehen, so daß die Fingerspitzen nach oben zeigen. Die kleinen Finger liegen auf der Wirbelsäule. Die Hände zwischen die Schulterblätter schieben. Zuerst mit geradem Rücken, dann Wirbel um Wirbel sich nach vorne neigen und den Kopf auf den Boden legen. Dabei schieben sich die Hände noch weiter nach oben. Bewußt ins Kreuz atmen und die Atembewegung im Beckenbereich nacherleben.
Beim Aufrichten zuerst den Kopf heben und dann Wirbel um Wirbel in die Ausgangsstellung zurückgehen.

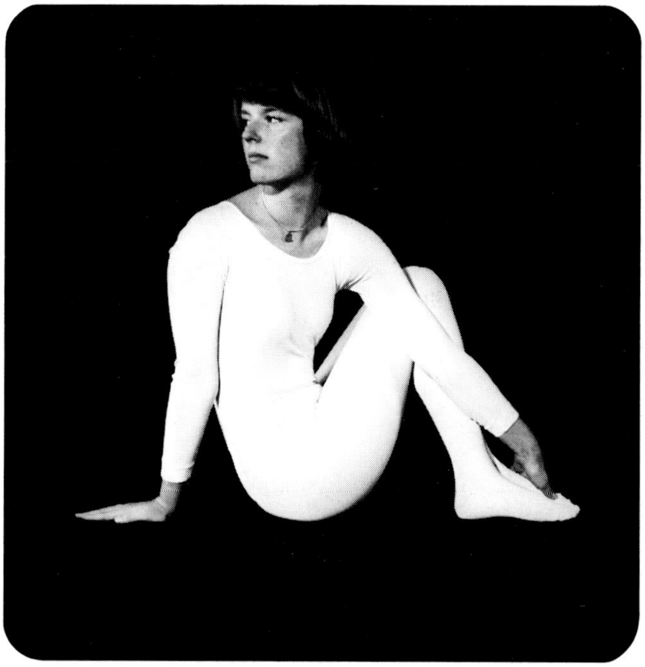

Drehsitz I (Ardha-Matsyendrasana)

Sich mit ausgestreckten Beinen auf den Boden setzen. Beide Beine anwinkeln und die Fersen nahe an den Körper heranziehen. Beide Schultern mit den Armen nach rechts drehen und sich mit dem rechten Arm hinter dem Gesäß aufstützen. Mit dem linken Oberarm die Knie etwas zur Seite drücken und mit der linken Hand die Außenseite des linken Fußes anfassen. Mit aufgerichtetem Oberkörper über die rechte Schulter gerade nach hinten schauen und die Wirbelsäule noch weiter nach rechts drehen. Während der ganzen Übung bleiben die Sitzbeinhöcker auf dem Boden.
Die Haltung auf der anderen Seite wiederholen.

Stärkt und festigt die Bauchmuskulatur. Kräftigt das Gesäß und den Rücken. Regt die Verdauung an.

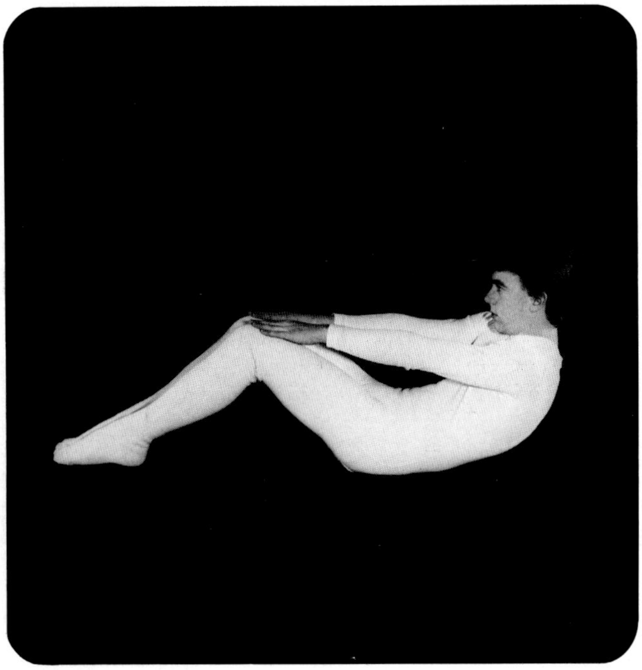

Wellenlinie

In der Rückenlage die Knie so weit anwinkeln, daß die Fußsohlen noch flach auf dem Boden stehen. Die Hände auf die Schenkel legen. Den Kopf und den Oberkörper langsam Wirbel um Wirbel hochheben, dabei die Hände auf den Oberschenkeln in Richtung Knie gleiten lassen, bis die Fingerspitzen die Knie berühren.
Sich langsam Wirbel um Wirbel wieder auf den Rücken legen.

Dehnt die Brustmuskeln. Stärkt die Rücken-, Nacken- und Bauchmuskeln. Fördert die Durchblutung der Nierengegend. Massiert die Verdauungsorgane in der Tiefe, befreit sie von Stauungen und regt ihre Tätigkeit an. Vertreibt Müdigkeit.

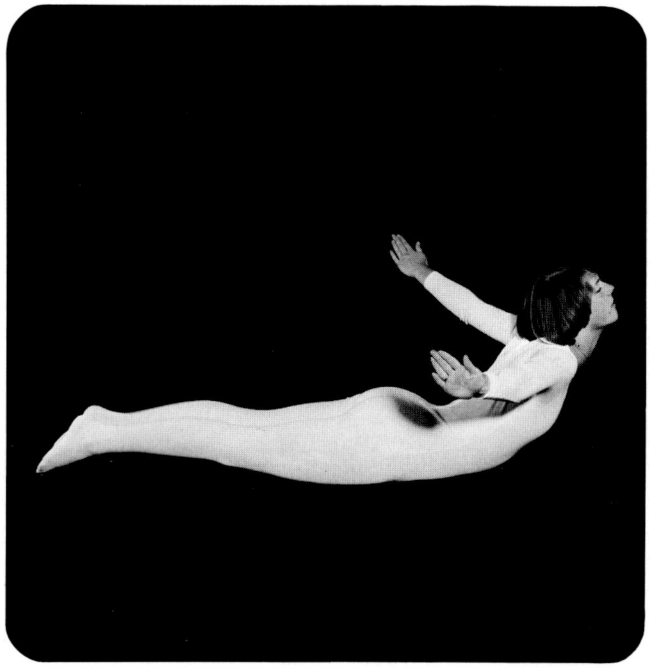

Schwalbe II

Die Bauchlage einnehmen. Beide Hände flach unter die Stirn legen und dehnend zwischen die Schulterblätter atmen. Beide Arme ausbreiten und dabei den Oberkörper mit Hilfe der Rückenmuskulatur Wirbel um Wirbel aufrichten. Das Brustbein nach vorne bringen und den Brustkorb weiten. Gleichzeitg die Arme nach außen über die Fingerspitzen dehnen.
Langsam Wirbel um Wirbel abrollend in die Ausgangsstellung zurückkehren und die Hände unter die Stirn legen. Die Atembewegung im unteren Rückenbereich zulassen und beobachten.

Dient der Erholung und Entspannung, besonders zwischen anderen Asanas, wie Kobra, Heuschrecke, Bogen. Durch die Dehnungsreize entsteht ein Gefühl geistiger Frische und Wachheit. Gleicht die Neigung zu Kyphose (Buckelhaltung) und Verspannungen der Schulter-Nacken-Muskulatur weitgehend aus. Entlastet die Kniegelenke und das untere und obere Sprunggelenk der Füße. Wirkt harmonisierend auf die Atmung. Durch die Ausweitung der Brust entwickelt sich spontan eine Flanken- und Bauchatmung.

Kräftigt die Bauchmuskulatur. Dehnt und streckt die Wirbelsäule. Reduziert die Fettpolster an Bauch und Hüften. Massiert die Verdauungsorgane und fördert ihre Funktion. Stärkt den Unterleib. Hilft bei Ischias, Hämorrhoiden und Nierenbeschwerden.

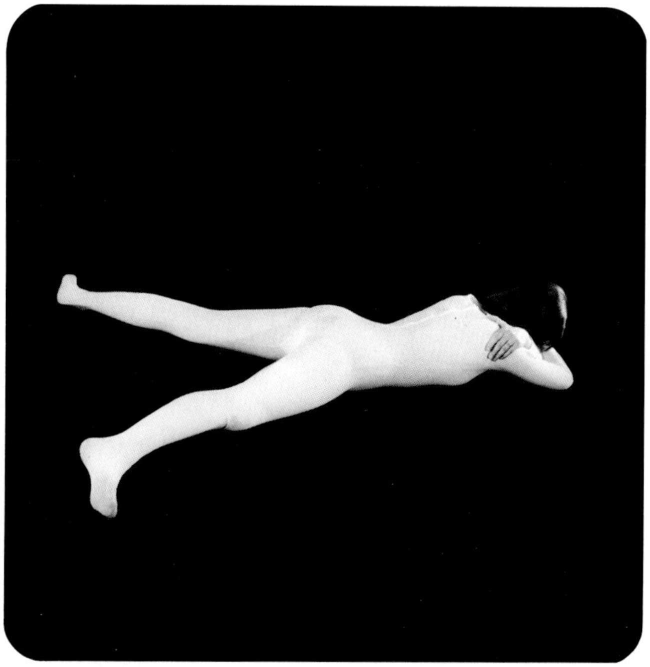

Delphin I (Makarasana)

Entspannt auf dem Bauch liegen. Das Kinn auf dem Boden aufsetzen. Die Arme liegen neben dem Oberkörper, die Handrücken zeigen nach oben. Die Beine grätschen und die Füße nach außen drehen, so daß sich die Innenkanten der Füße dem Boden nähern. Gleichzeitig die Fersen in Richtung der Verlängerungslinie der Beine schieben und die Zehen in Richtung Schienbein. Je mehr sich die Beine einander nähern, um so höher ist die Spannung. Den Kopf nun kurzfristig anheben und beide Arme so verschränken, daß die rechte Hand um die linke Schulter und die linke Hand um die rechte Schulter greift. Beide Ellenbogen auf dem Boden weit nach vorn schieben. Jetzt den Kopf so auf die verschränkten Arme legen, daß die Stirn auf den oberen Arm zu ruhen kommt. Längere Zeit verharren, dann die Haltung auflösen und in der Bauchlage entspannen.

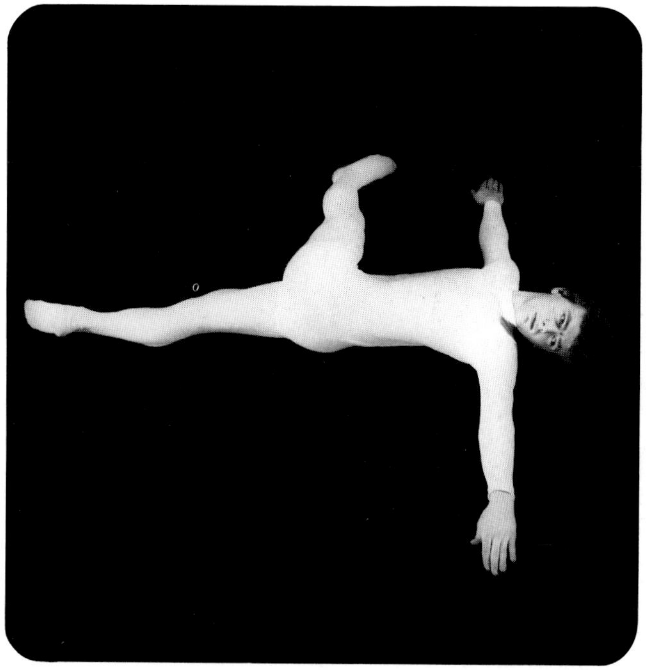

Beinüberschlag — Schere (Jatara-Parivartanasana)

Sich entspannt auf den Rücken legen. Die Arme ausbreiten. Langsam das linke Bein heben, bis es senkrecht nach oben zeigt. Das ganze Bein dehnen, die Fersen führen die Dehnung an. Dann das Bein nach rechts über den Körper hinweg führen, bis der Fuß den Boden berührt. Beide Schultern bleiben fest auf dem Boden liegen. Den Kopf gleichzeitig nach links drehen. Verharren. Die Dehnung des Beines beibehalten. Das Bein langsam wieder hochheben. Dabei übernimmt das Becken die Führung und zieht das Bein wieder hoch. Das Bein mit gedehnter Ferse in die Ausgangslage zurückbringen.

Die Übung mit dem anderen Bein wiederholen. Anschließend beide Beine gleichzeitig heben und seitwärts ablegen.

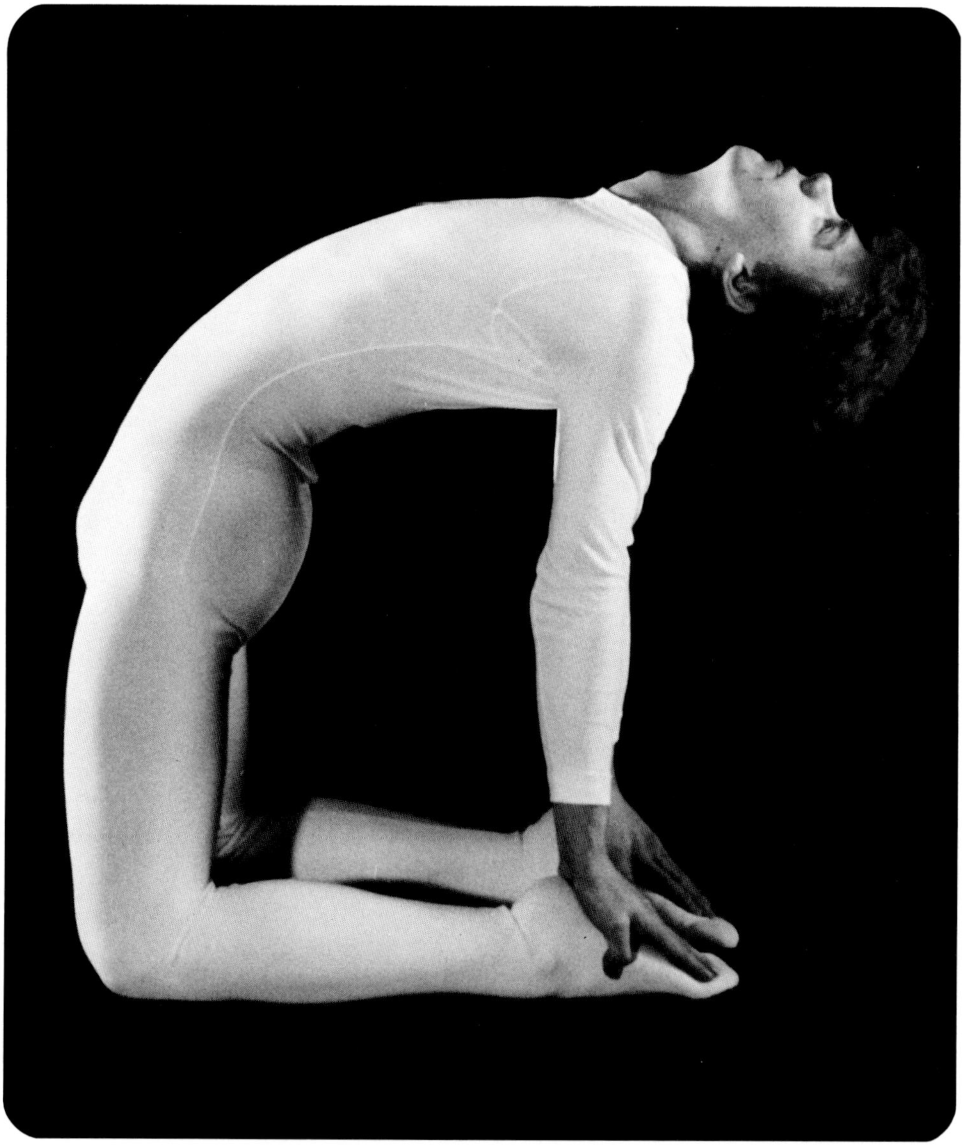

3. Lektion

Der Mensch hat keine Zeit mehr, einem Ding wirklich zu begegnen, und er hat keine Zeit mehr für das Ding, weil er keine Liebe mehr hat. Liebe und Zeit gehören zueinander.

Max Picard

Kräftigt alle Beinmuskeln. Fördert die Durchblutung der Beine. Stärkt die Knöchel, die Knie und die Hüfte. Streckt und dehnt den Körper. Fördert das Gleichgewicht. Verbessert die Haltung.

Stärkt die Zehen. Kräftigt die Fußgewölbe und die Knöchel. Verbessert die Haltung. Macht die Wirbelsäule gelenkig und entspannt die Rückenmuskulatur. Vitalisiert die Nerven, die aus der Wirbelsäule treten.

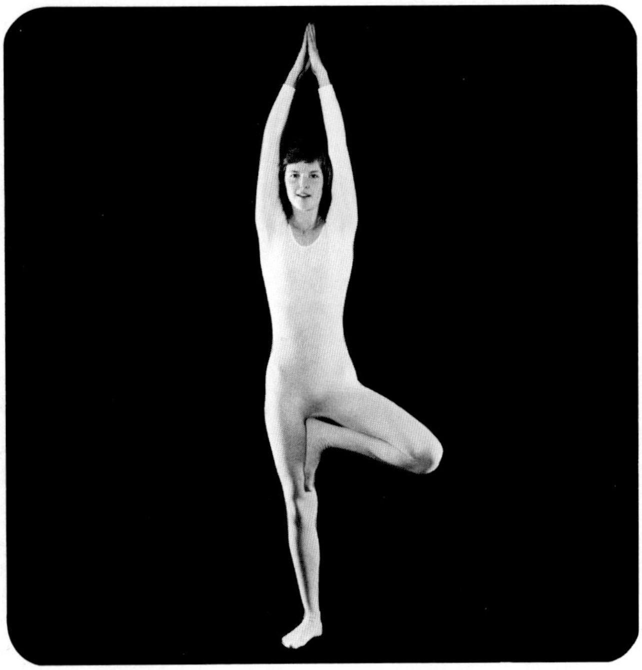

Baum III (Vrksasana)

Sich aufrecht hinstellen. Das linke Bein beugen und mit Hilfe der Hände die Fußsohle möglichst weit nach oben an die Innenseite des rechten Oberschenkels hochziehen und fest dagegen setzen. Den linken Oberschenkel so weit wie möglich nach außen führen. Die Hände vor der Brust falten und sie langsam vor dem Gesicht nach oben heben. Die Handwurzeln auf dem Kopf aufsetzen, dann führen die Fingerspitzen die Arme in die Senkrechte. Der ganze Körper wird gedehnt durch eine bewußte Verbindung über die rechte Fußsohle mit dem Boden. Das Gleichgewicht halten und ruhig atmen.
Fuß und Hände langsam senken und die Übung auf der anderen Seite wiederholen.

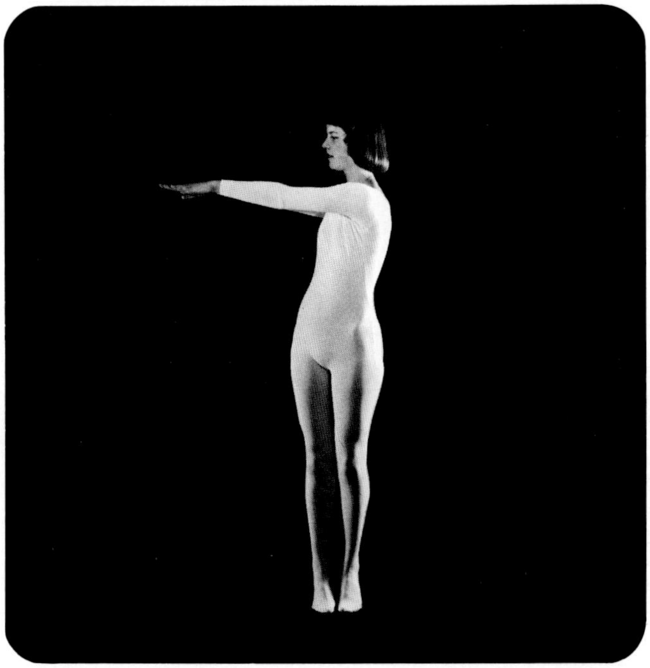

Drehung aus dem Zehenstand

Aufrecht mit geschlossenen Füßen hinstellen. Sich langsam auf die Zehen erheben, die Fersen bleiben zusammen, die Arme dabei nach vorn strecken. Die Daumen ineinander verhaken, die Handflächen zeigen nach unten. Mit dem Blick auf die Handrücken die Arme so weit wie möglich nach rechts führen. Die Bewegung geht von der Taille aus. Die Zehen bleiben fest am Boden. Einige Zeit verharren, langsam nach vorn drehen und zur anderen Seite wechseln.
Wieder in die Mitte kommen, die Arme senken, die Fußsohle wieder am Boden aufsetzen und den neuen Stand erleben.

Dehnt und stärkt die seitlichen Rumpfmuskeln. Fördert die Elastizität. Entfernt Ablagerungen im Rückgrat. Beseitigt Fett an den Hüften. Wirkt anregend auf die Bauchorgane.

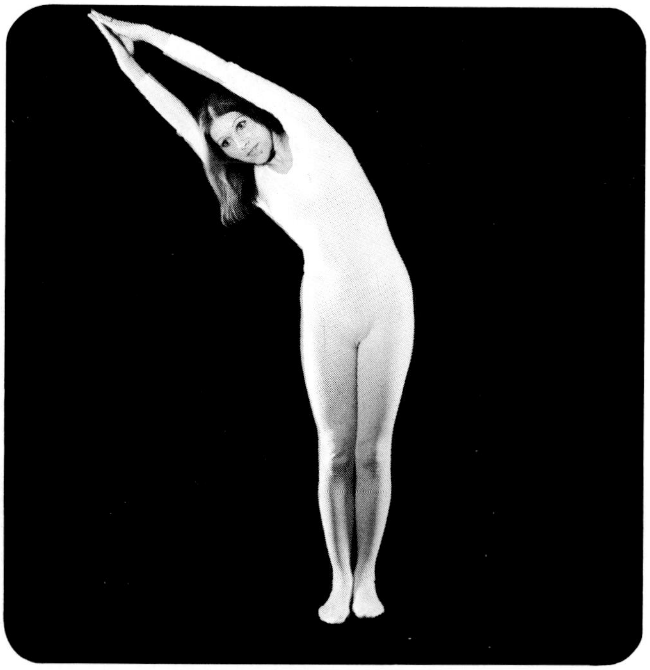

Halbmond seitwärts (Parscha-Ardha-Tschandrasana)

Sich aufrecht hinstellen. Die Arme seitwärts hochführen, mit den Handflächen nach oben. Die Handflächen zusammenlegen oder die Daumen ineinander verhaken. Sich dann aus dem Becken heraus nach oben dehnen und sich langsam in der Dehnung verbleibend nach rechts beugen. Dabei schiebt sich das Becken etwas nach links. Zwischen Fingerspitzen und Becken sollte ein intensives Dehnungsfeld entstehen. Nicht zum Boden hindrehen und nach unten schauen.
Langsam wieder zur Mitte zurückkehren und sich auf die gleiche Weise nach links beugen.

Stärkt und dehnt die Nacken- und Rückenmuskulatur. Kräftigt und lockert die Wirbelsäule. Strafft die Kinngegend. Regt die Funktion der Verdauungsorgane an.

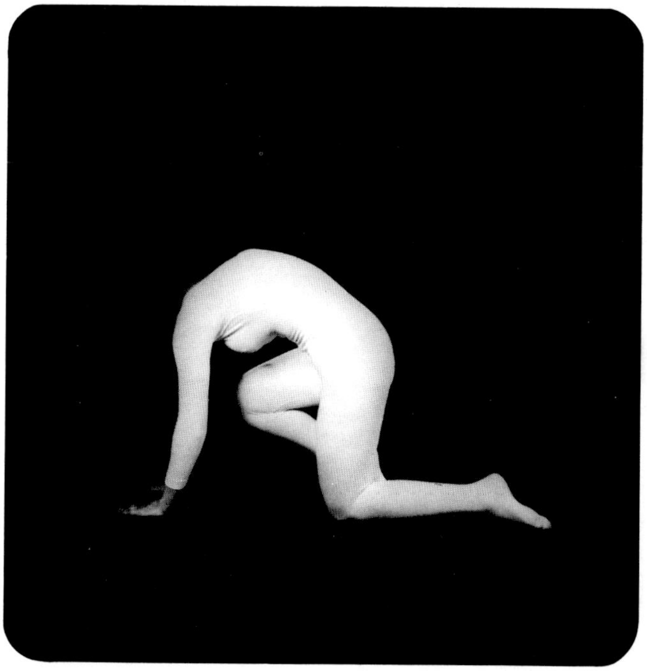

Katze I

Den Vierfüßerstand einnehmen. Den Kopf und das rechte Bein gleichzeitig so weit wie möglich heben und dehnen. Dann den Kopf und das Bein einziehen, einen Katzenbuckel machen und die Stirn an das Knie führen. Absetzen.
Die Übung mit dem anderen Bein wiederholen.

Dehnt die Bauch- und Brustmuskeln, stärkt die langen Rückenmuskeln sowie die Oberschenkelmuskeln. Kräftigt die Sehnen und Bänder der Wirbelsäule. Verhindert Hängeschultern und gleicht einen verkrümmten Rücken aus. Dehnt den Brustkorb und hat eine gute Wirkung bei Kreuzschmerzen. Regt die Verdauung an. Normalisiert die Funktion der Nebennieren und der Bauchspeicheldrüse. Durchblutet die Nieren und regt ihre Ausscheidung an. Entspannt das Sonnengeflecht.

Fördert die Beweglichkeit und Elastizität der Wirbelsäule. Ist angezeigt bei Bandscheibenschäden und Wirbelsäulenverkrümmung. Wirkt verdauungsverbessernd. Wird bei chronischen Mandelentzündungen angewandt. Regt die Nervenzentren und Drüsen im Kopfbereich an. Nährt die Gesichtshaut, Zähne, Ohren und Haare. Hat ähnliche Wirkungen wie der Kopfstand.

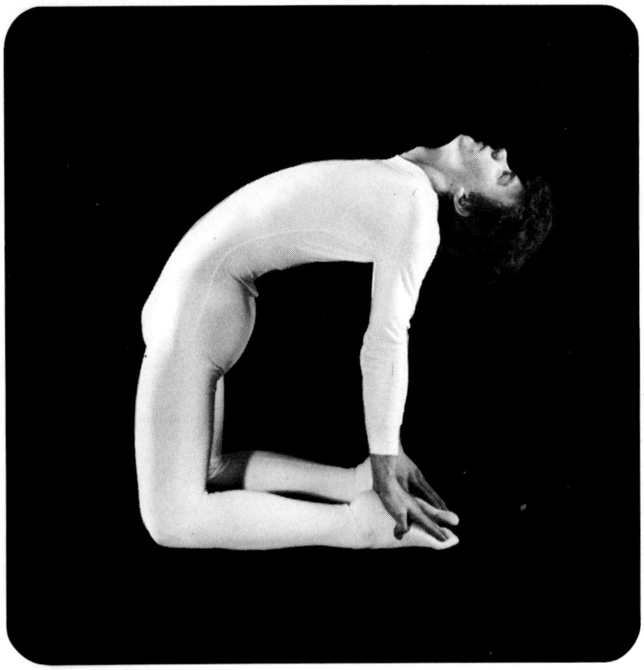

Kamel (Ustrasana)

In den Kniestand gehen. Die Knie leicht öffnen. Die Fußspitzen zeigen nach hinten. Sich langsam nach hinten beugen und dabei das Becken nach vorn schieben. Dann die Hände nach rückwärts führen und jeweils die Fersen anfassen oder die Handflächen auf die Fußsohlen legen. Die Oberschenkel in eine senkrechte Stellung bringen und die Leisten dehnen, so daß ein Bogen entsteht. Den Kopf locker fallen lassen. Langsam wieder aufrichten, sich auf die Fersen setzen, die Fäuste übereinandersetzen, die Stirn darauflegen und ruhen. Die Hände dienen nicht als Stütze, sie verhindern nur ein Abkippen. Anfänger können sich etwas abstützen. Das Gewicht ruht auf den Kniescheiben.

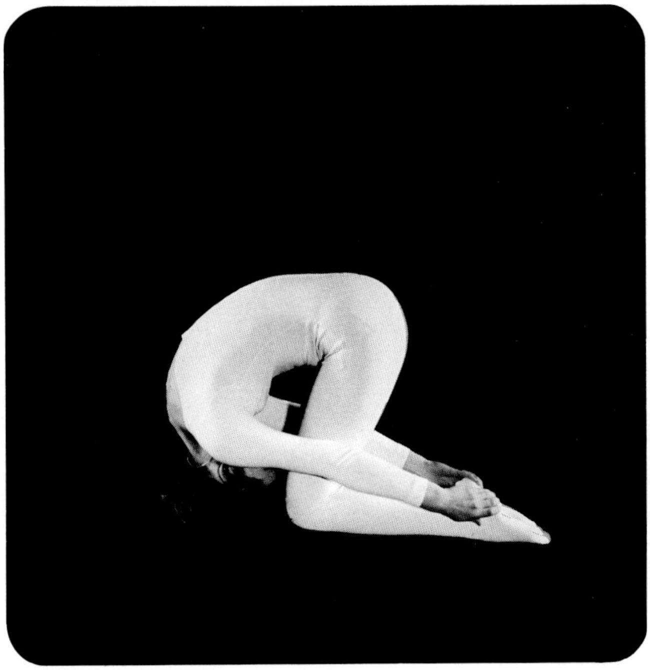

Kaninchen (Schaschangasana)

Den Fersensitz einnehmen. Den Rumpf nach vorn beugen und den Kopf auf den Boden vor die Knie legen, so daß die Stirn die Knie berührt. Die Hände ergreifen die Fersen. Das Gesäß heben, bis die Arme vollkommen gestreckt sind. Die Oberschenkel stehen möglichst senkrecht. Das Kinn soll das Brustbein fest berühren. In der Haltung normal atmen.
Das Gesäß langsam wieder senken, die Hände von den Fersen lösen, unter die Stirn legen und ruhen.

Siehe Froschsitz I (2. Lektion, Seite 44). Dehnt außerdem die langen Rückenstrecker. Stärkt die Schultermuskulatur. Lockert die Halsmuskeln.

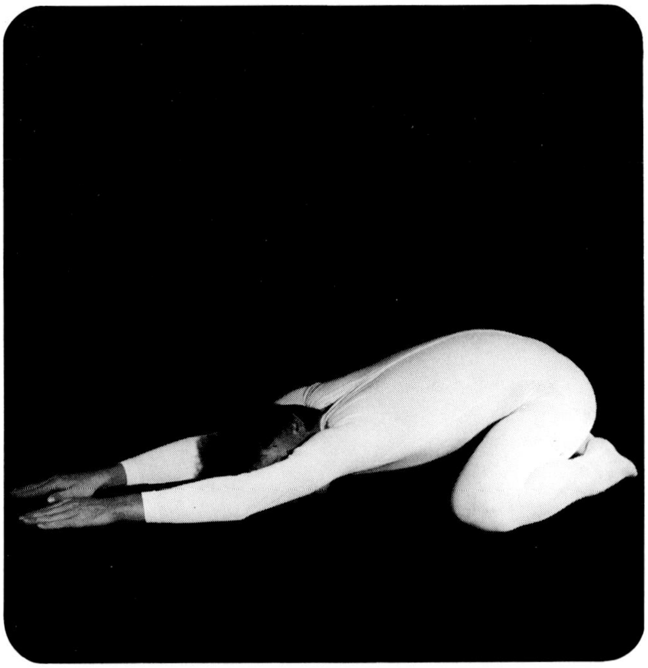

Froschsitz II (Mandukasana)

Den Froschsitz I (siehe Seite 44) einnehmen. Die Hände von den Oberschenkeln zum Boden gleiten lassen. Die Arme gestreckt nach vorn schieben und den Rumpf mit geradem Rücken und langem Nacken nach vorne neigen und auf dem Boden ablegen. Den Kopf zwischen den Armen mit der rechten Schläfe auflegen. Das Gesäß nicht von den Fersen abheben. Die Arme intensiv nach vorne dehnen. Gleichzeitig das Gesäß rückwärts dehnen, so daß zwischen Gesäß und Fingerspitzen ein Dehnungsbogen entsteht. Den Kopf wieder in die Mitte drehen und den Rumpf wieder aufrichten.
Bei der Wiederholung die Kopfseite wechseln.

Siehe Fersensitz (1. Lektion, Seite 37). Stärkt die Knie, die Fußgelenke und den Spann. Dehnt die Sehnen der Beingelenke. Mildert Rheumatismus in den Gelenken der Beine.

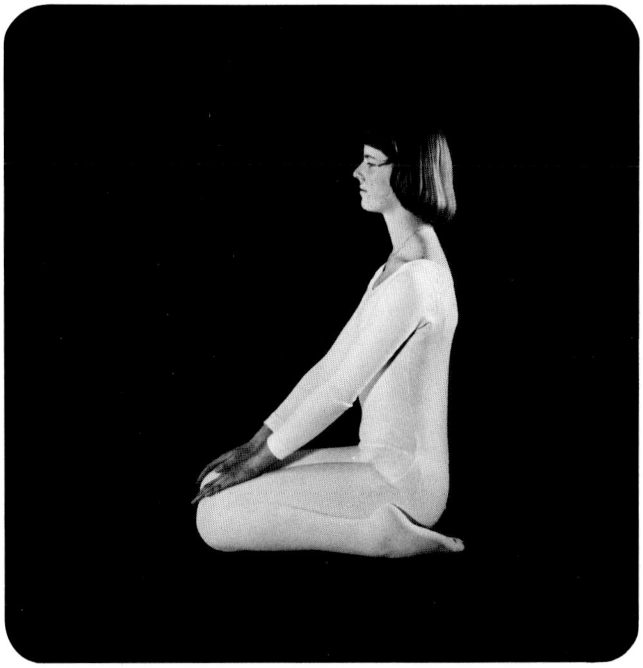

Diamantsitz (Vajrasana)

In den Fersensitz gehen. Die Hände auf die Knie legen. Die Füße und Unterschenkel so weit auseinandernehmen, daß das Gesäß auf dem Boden mit beiden Sitzbeinhöckern aufsitzen kann. Das Becken und die Wirbelsäule aufrichten. Die Schultern sind locker und gelöst, der Nacken ist gedehnt.

Stärkt die Bauchmuskulatur. Massiert und lindert Verspannungen im Nacken und im Rückenbereich. Bekämpft das Hohlkreuz. Beruhigt die Rückenmarksnerven. Hilft bei Schlaflosigkeit. Ist anregend für das Herz. Macht die Wirbelsäule biegsam. Lockert den ganzen Körper. Regt Leber und Milz an. Verbreitet Wärme und Energie.

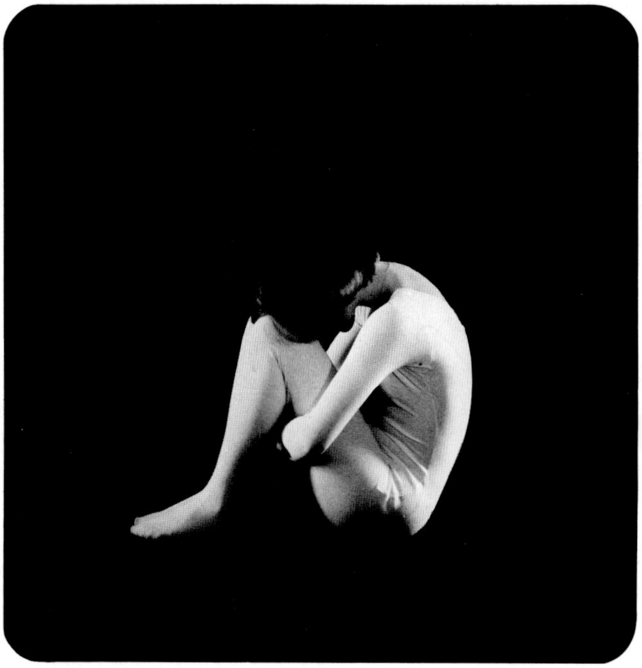

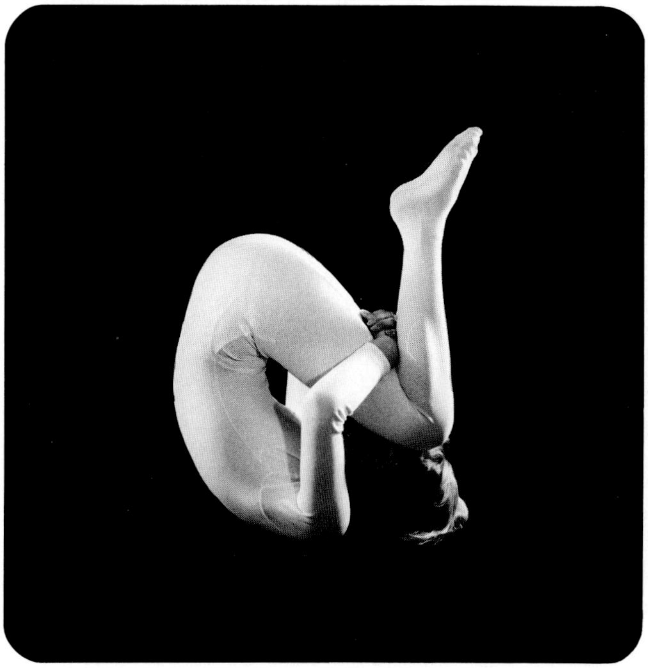

Schaukelstellung

Sich mit angezogenen Knien auf den Boden setzen, die Arme unter den Knien verschränken, den Kopf so nah wie möglich an die Knie bringen und ihn während der Übung dort lassen. Nun sanft mit einem leichten Schwung auf der Wirbelsäule nach hinten rollen. Die Unterschenkel übernehmen dabei die Führung der rollenden Bewegung. Der Rücken ist dabei rund, die Füße bleiben geschlossen. In einem gleichmäßigen Rhythmus vor- und zurückrollen. In der Ruhelage erspüren, wie der Rücken entspannt ist.

Dehnt sämtliche Muskeln und Bänder des Rückgrats. Lindert Rückenschmerzen und Verspannungen, besonders im Genick. Macht die Hüftgelenke beweglich und baut Fettansatz ab. Massiert die Bauchorgane und fördert die Verdauung. Lockert die Wirbelsäule und wirkt beruhigend auf das Nervensystem. Belebt den ganzen Körper. Regt die Verdauungsorgane an, besonders Leber, Magen, Pankreas und Dickdarm. Bekämpft Verstopfung. Fördert die Funktion der Nieren. Verhütet Hexenschuß und Ischias.

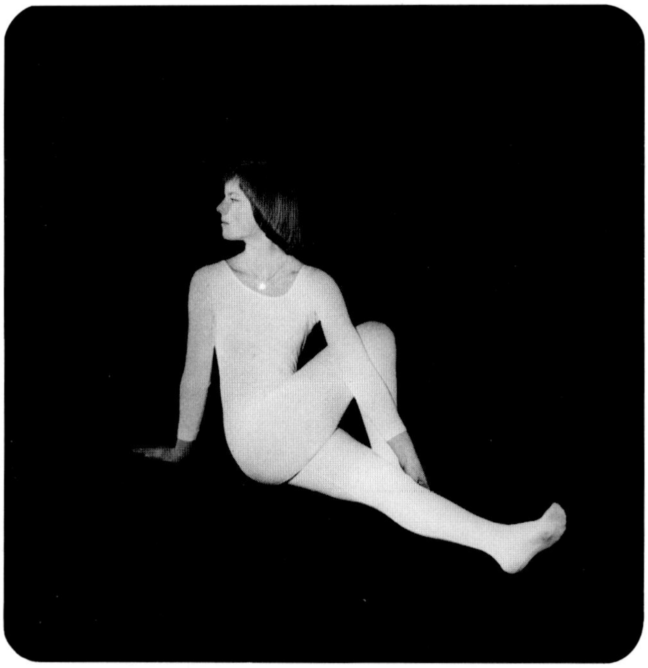

Drehsitz II (Ardha-Matsyendrasana)

Sich mit ausgestreckten Beinen auf den Boden setzen. Das rechte Bein anwinkeln und den rechten Fuß über das linke Bein heben und ihn parallel neben der Außenseite des linken Knies aufstellen. Beide Schultern mit den Armen nach rechts drehen und sich mit dem rechten Arm hinter dem Gesäß aufstützen. Mit dem linken Oberarm das aufgestellte Knie etwas zur Seite drücken und mit der linken Hand den rechten Fuß fassen. Mit aufgerichtetem Oberkörper über die rechte Schulter gerade nach hinten schauen und die Wirbelsäule noch weiter nach rechts drehen. Während der ganzen Übung bleiben die Sitzbeinhöcker auf dem Boden.
Die Haltung wechselseitig wiederholen.

Kräftigt die Rücken-, Bauch- und Brustmuskulatur. Dehnt und belebt die Wirbelsäule. Stärkt das Nervensystem. Fördert die Verdauung. Vermittelt ein Gefühl der Ruhe und Gelassenheit.

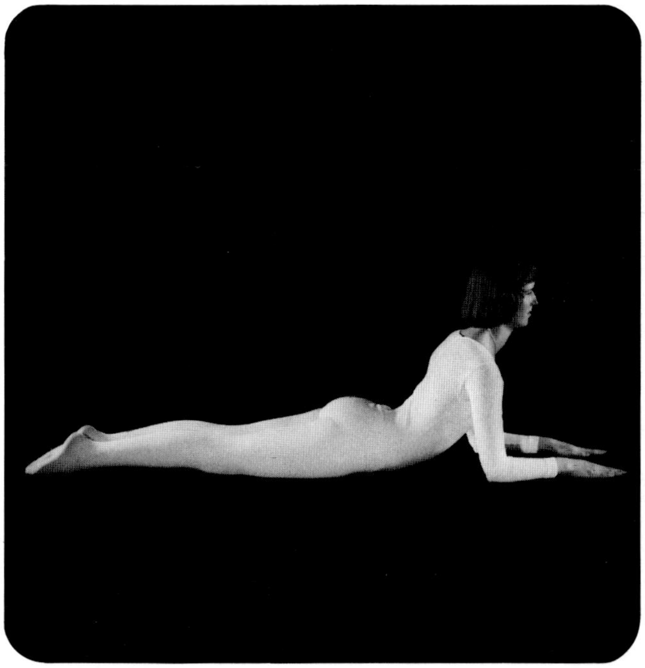

Sphinx

Sich entspannt auf den Bauch legen, die Fersen fallen auseinander. Die Arme liegen neben dem Oberkörper mit den Handflächen nach oben. Der Kopf liegt auf der Wange. Den Kopf zur Mitte drehen und den Oberkörper langsam heben. Dabei die Arme nach vorn nehmen und sich in Schulterhöhe mit den Unterarmen aufstützen, so daß die Oberarme senkrecht zum Boden stehen. Das Gewicht liegt auf den Ellenbogen. Die Handflächen ruhen entspannt auf dem Boden. Den Oberkörper mit Hilfe der Rückenmuskulatur so weit wie möglich nach hinten beugen, das Brustbein nach vorne bringen, den Brustkorb weiten und geradeaus schauen. Der Bauch bleibt am Boden. Verharren und langsam Wirbel um Wirbel in die Ausgangsstellung zurückkehren.

Stärkt die Bauchmuskulatur und die Oberschenkel. Durchwärmt den Lendenbereich. Kräftigt die Muskeln und Sehnen der Lendenwirbelsäule. Hilft bei einem Hohlkreuz. Fördert die Durchblutung im Bauchraum. Belebt alle wichtigen Bauchorgane wie Magen, Darm, Leber, Milz und Bauchspeicheldrüse.

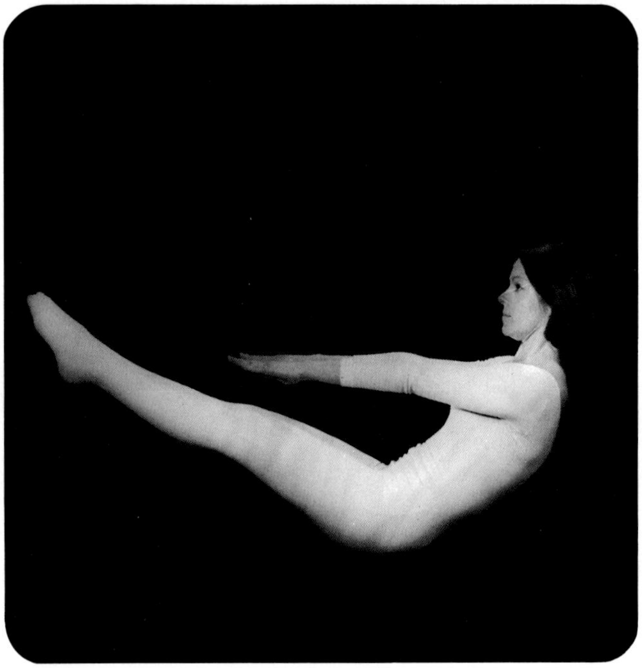

Boot (Paripurra-Navasana)

In die Rückenlage gehen. Die Hände auf die Oberschenkel legen und die gestreckten Beine und den Rumpf gleichzeitig heben, bis sich die Arme parallel zum Boden befinden. Beine und Oberkörper sollten etwa den gleichen Aufrichtungswinkel haben. Kein Hohlkreuz machen.
Langsam und gleichmäßig in die Rückenlage zurückkehren.

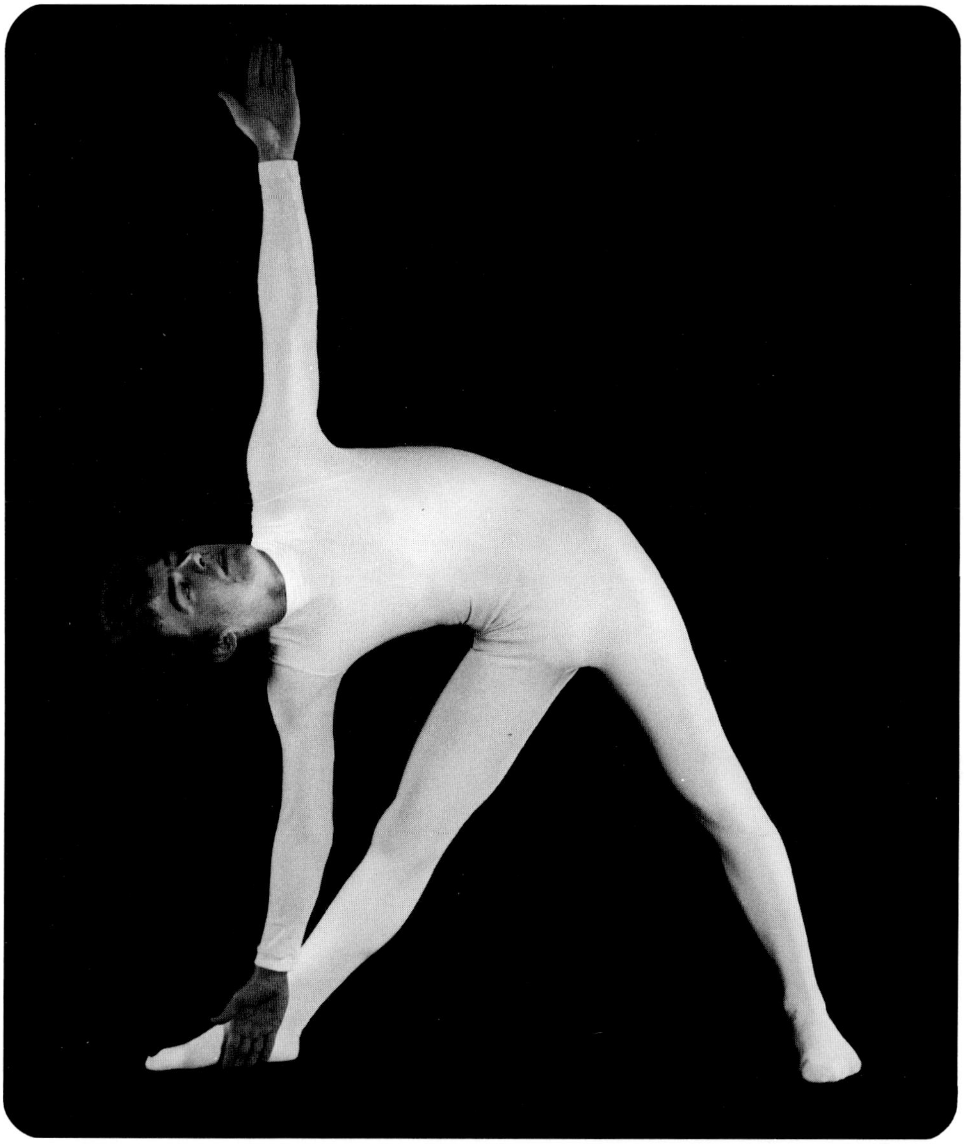

4. Lektion

Wer die Gesundheit erwerben will, der muß sich von der Menge der Menschen trennen; denn die Masse geht immer den Weg gegen die reine Vernunft und versucht immer, ihre Leiden und Schwächen zu verbergen. Laßt uns nie fragen: Was ist das Übliche, sondern was ist das Beste!

Seneca

Kräftigt die Rumpfmuskeln, die Schenkel und Beinmuskulatur. Dehnt die Wirbelsäule und macht sie geschmeidig. Mildert Rückenschmerzen. Regt die Ausscheidung von Stoffwechselschlacken und Toxinen an. Belebt die Funktion der Unterleibsorgane. Hilft bei Senkorganen. Entwickelt den Brustkorb. Regt Leber, Galle, Darm, Milz und Bauchspeicheldrüse an. Bekämpft Verstopfung. Stärkt die Nerven des Lendenwirbelsäulenbereichs. Macht die Taille schlanker und baut überflüssiges Fett ab.

Die Übungen korrigieren Plattfuß, Spreizfuß und Senkfuß und stärken die Sehnen und Muskeln der Füße.

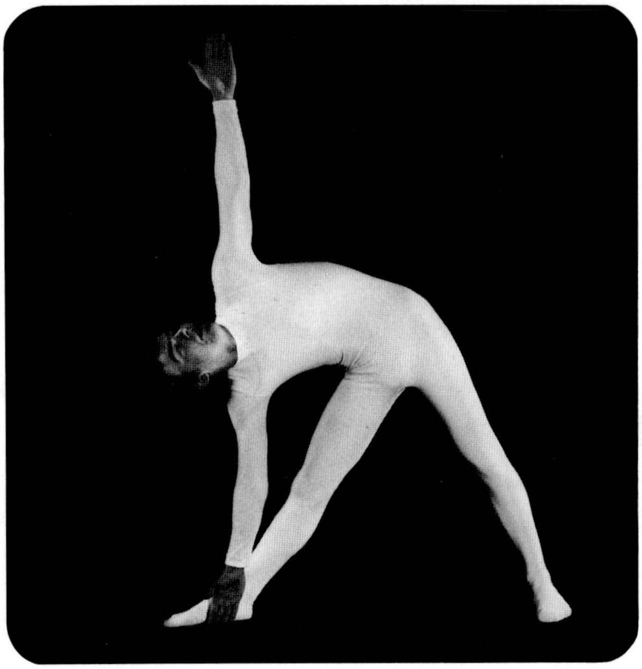

Dreieck I (Utthita-Trikonasana)

Sich aufrecht hinstellen. Die Beine grätschen. Die Arme seitwärts mit den Handflächen nach oben bis zur Waagrechten hochführen. Den rechten Fuß um 90 Grad nach außen drehen. Den Körper zur rechten Seite beugen, dabei mit den Fingerspitzen der rechten Hand den Boden vor dem rechten Fuß berühren. Der linke Arm bildet mit dem rechten Arm eine gerade Linie. Die Wirbelsäule langsam nach hinten drehen, das Gesicht nach oben wenden und in die Handfläche schauen. Die rechte Schulter kopfwärts schieben, die rechte Beckenhälfte in die entgegengesetzte Richtung. Dadurch entsteht auf der rechten Rumpfseite eine starke Dehnung. Den linken Arm über die Fingerspitzen nach oben dehnen. Mit einem leichten Druck auf die Fersen sich wieder aufrichten. Die Übung nach der anderen Seite wiederholen.

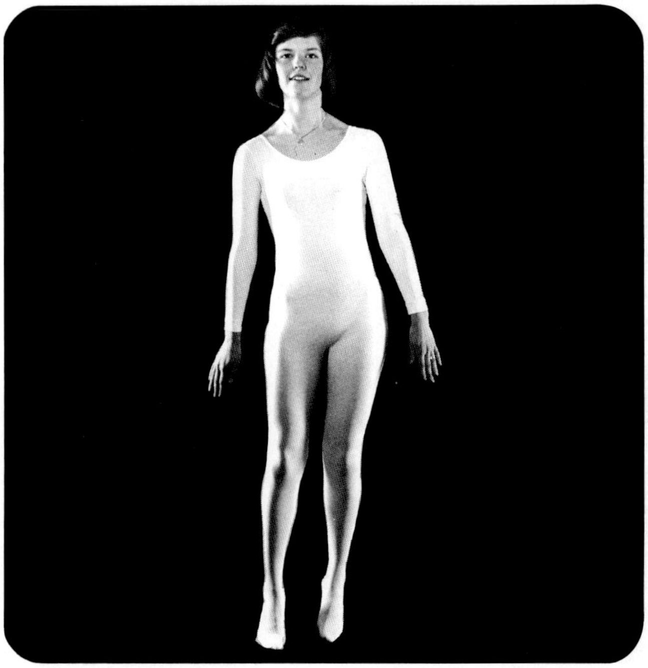

Fußübungen

Sich aufrecht hinstellen. Zuerst auf die Zehenspitzen stellen und mit gestreckten Knien aus dem Hüftgelenk heraus auf der Stelle gehen. Dann auf die gleiche Weise auf den Fersen, dann auf dem Außenrand der Füße und schließlich mit gewölbten Füßen gehen, d. h. nur die Fersen und Zehen berühren den Boden.

Kräftigt die Bein-, Rumpf- und Bauchmuskeln. Entwickelt die Brustmuskeln. Stärkt die Wirbelsäule. Baut Fettpolster an Bauch und Hüfte ab. Hilft bei Fettsucht und Stuhlverstopfung.

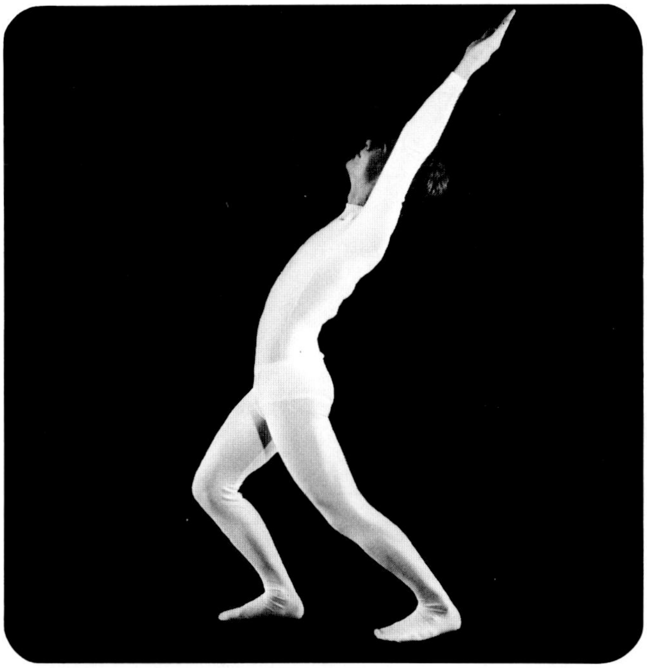

Tapferkeitshaltung I (Birwadrasana)

Sich aufrecht hinstellen. Den rechten Fuß einen Schritt nach vorn setzen, so daß die Füße ca. 50 cm voneinander entfernt stehen. Beide Arme hochheben und den Oberkörper so weit wie möglich dehnend nach rückwärts beugen. Das rechte Knie und das Becken dabei nach vorn schieben und das rechte Knie leicht anwinkeln. Das Becken und die Fingerspitzen bilden die beiden Dehnungspole zwischen denen der Körper intensiv gedehnt wird. Das linke Bein bleibt gestreckt. Die Ausgangsfußstellung wechseln und die Haltung wiederholen.

Stärkt die Zehen. Trainiert die Fuß- und Kniegelenke. Wirkt vorbeugend gegen Krampfadern. Ist wohltuend bei Plattfüßen. Regt die Peristaltik des Darms an. Fördert die Funktion der Verdauungsorgane.

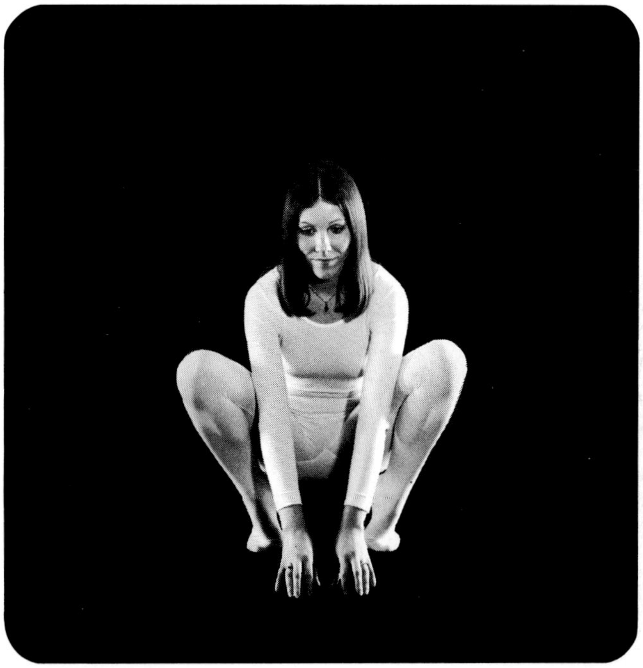

Hockstellung (Utkasana)

Sich mit leicht gespreizten Füßen hinstellen, die Füße stehen parallel. Mit geöffneten Knien in die Hockstellung gehen. Das Gewicht zunächst auf die Zehen verlagern, dann auf die Fersen. Soweit als möglich mit dem Gesäß heruntergehen. Die Arme zwischen die Knie nehmen, die Handflächen auf den Boden legen, wenn möglich die Unterarme. Langsam wieder auf die Zehenspitzen stellen, einige Sekunden balancieren und langsam wieder auf die Fersen zurückkommen.
Mehrmals die Übung wiederholen.

Dehnt und kräftigt die Rücken-, Bauch- und Beinmuskeln. Streckt die Wirbelsäule. Hält die Hüftgelenke beweglich. Hilft bei Ischias, Knie- und Fußgelenkschmerzen. Regt die Verdauung an.

Stärkt und entspannt den Rücken. Festigt die Arm- und Oberschenkelmuskulatur. Macht die Wirbelsäule beweglich. Hilft bei Bandscheibenschäden. Fördert die Verdauung. Festigt die schlaff gewordenen weiblichen Organe.

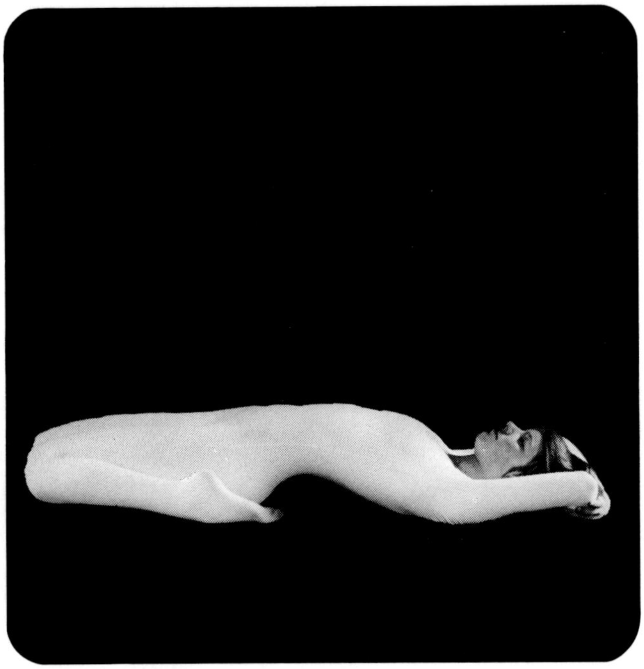

Liegende Festhaltung (Supta-Vajrasana)

In den Fersensitz oder in den Diamantensitz gehen. Den Rumpf langsam nach rückwärts beugen. Zunächst sich dabei mit den Händen und dann mit den Ellenbogen aufstützen. Die Schultern und den Kopf auf den Boden legen und die Arme über dem Kopf verschränken. Die Oberschenkel dabei nicht spreizen. Bei der Auflösung der Haltung die Arme wieder neben den Oberkörper legen, mit den Ellenbogen sich aufstützen und den Rumpf wieder aufrichten.

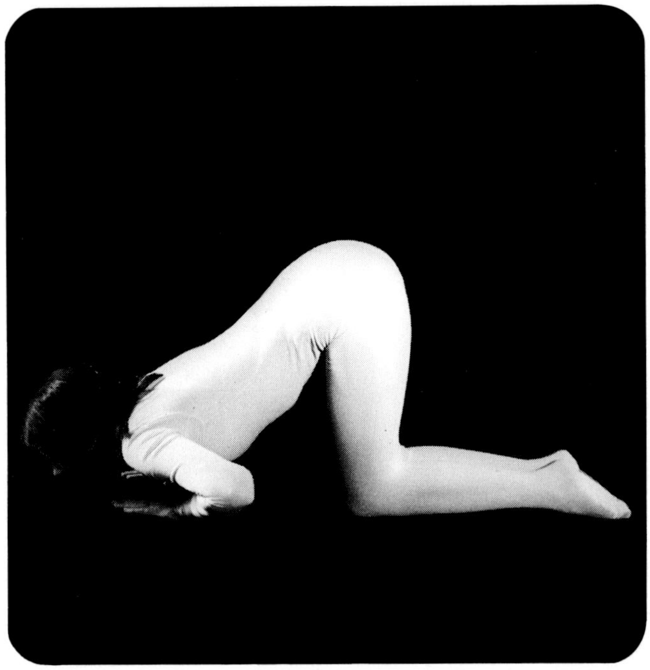

Katze II

Den Vierfüßerstand einnehmen. Langsam den Rücken nach oben runden und einen Katzenbuckel machen. Den Kopf hängen lassen. Sich auf die Fersen setzen, den Rumpf nach vorn neigen und mit dem Kinn leicht den Boden vor den Knien berühren. In diesem Kontakt bleibend den Oberkörper so weit wie möglich nach vorn gleiten lassen. Dabei hebt sich das Gesäß und es entsteht eine Gegenbiegung im Rücken (Pferderücken). Dann mit Hilfe der Arme den Oberkörper heben und den Kopf dabei aufrichten. Wieder den Kopf nach unten senken, einen Katzenbuckel machen und sich auf die Fersen setzen.
Die Übung in einer ruhig fließenden Bewegung mehrmals wiederholen.

Dehnt die Gesäß- und die rückwärtigen Oberschenkelmuskeln. Hält die Fußgelenke beweglich und durchblutet die Füße. Regt die Durchblutung der Bauch- und Unterleibsorgane an.

Stärkt die Rückenmuskulatur. Übt die Hüft-, Knie- und Fußgelenke. Wirkt beruhigend und harmonisierend. Macht die Haltung aufrecht und gerade.

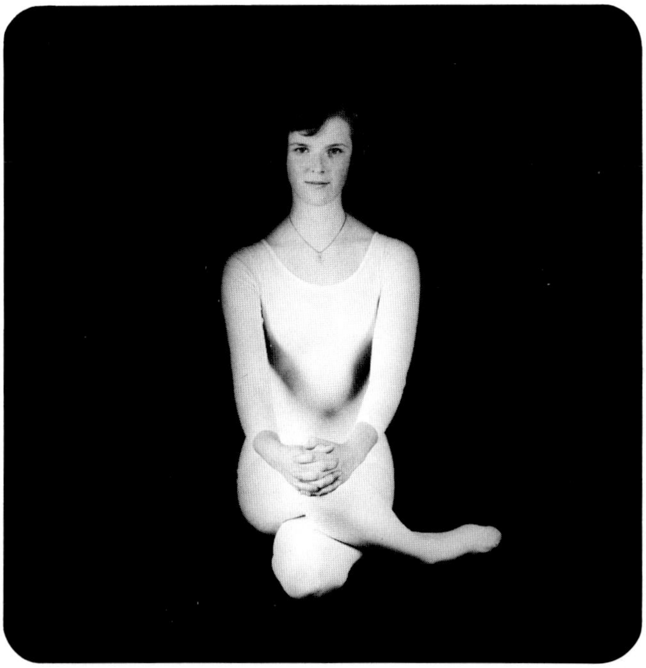

Heldensitz I (Virasana)

In den Kniestand gehen. Das rechte Bein heben und den rechten Unterschenkel außen neben den linken Unterschenkel legen. Dabei kreuzen sich die Oberschenkel. Sich mit dem Gesäß auf die linke Ferse setzen und den Rumpf aufrichten. Die Knie liegen übereinander. Die Hände umfassen mit verschränkten Fingern das obere Knie.
Die Sitzstellung wechselseitig wiederholen.

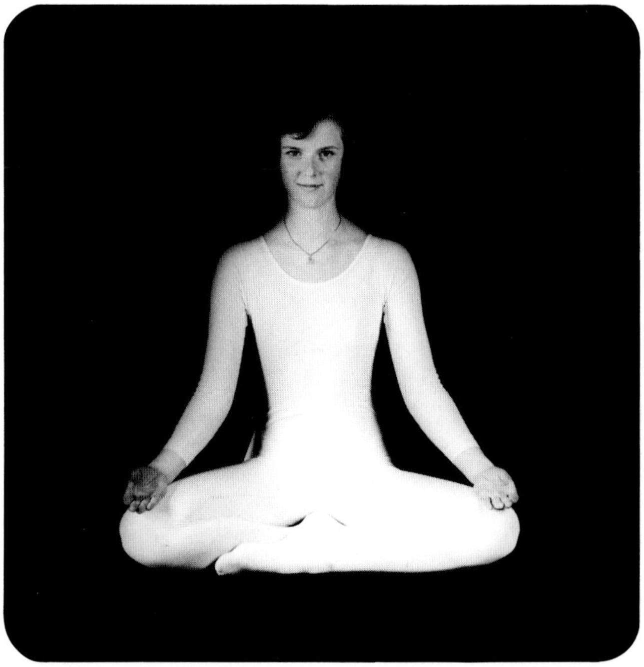

Einfacher Sitz (Sukhasana)

Sich mit ausgestreckten Beinen auf den Boden setzen. Die Beine weit grätschen. Eine Ferse an den Damm heranführen, die andere Ferse so vor den Spann legen, daß beide Fersen sich achsengleich hintereinander befinden. Das Becken und die Wirbelsäule aufrichten. Die Handstellung ist wie beim Schneidersitz.
Die Sitzhaltung auflösen und die Beine wechseln.

Dehnt sämtliche Muskeln und Bänder des Rückgrats. Lindert Rückenschmerzen und Verspannungen, besonders im Genick. Macht die Hüftgelenke beweglich und baut Fettansatz ab. Massiert die Bauchorgane und fördert die Verdauung. Lockert die Wirbelsäule und wirkt beruhigend auf das Nervensystem. Belebt den ganzen Körper. Regt die Verdauungsorgane an, besonders Leber, Magen, Pankreas und Dickdarm. Bekämpft Verstopfung. Fördert die Funktion der Nieren. Verhütet Hexenschuß und Ischias.

Kräftigt die Bauchmuskeln. Durchwärmt die Lendenwirbelsäule, hilft bei Hohlkreuz und Rückenbeschwerden. Regt die Funktionen der Bauchorgane an. Baut Fett an Bauch und Hüfte ab.

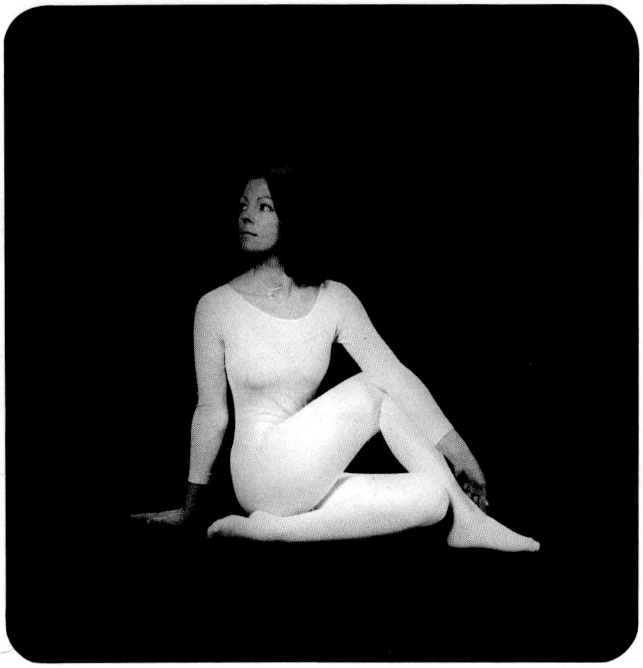

Drehsitz III (Ardha-Matsyendrasana)

Sich mit ausgestreckten Beinen auf den Boden setzen. Beide Beine etwas anwinkeln. Den linken Fuß gegen den rechten Schenkelansatz legen. Den rechten Fuß über das linke Knie heben und ihn links neben dem Knie auf den Boden aufsetzen. Beide Schultern mit den Armen nach rechts drehen und sich mit dem rechten Arm hinter dem Gesäß aufstützen. Mit dem linken Oberarm das aufgestellte Knie etwas zur Seite drücken und mit der linken Hand den rechten Fuß fassen. Mit aufgerichtetem Rumpf und geradem Kopf über die rechte Schulter nach hinten schauen und die Wirbelsäule noch weiter nach rechts drehen. Während der ganzen Übung bleiben die Sitzbeinhöcker auf dem Boden.
Die Haltung wechselseitig wiederholen.

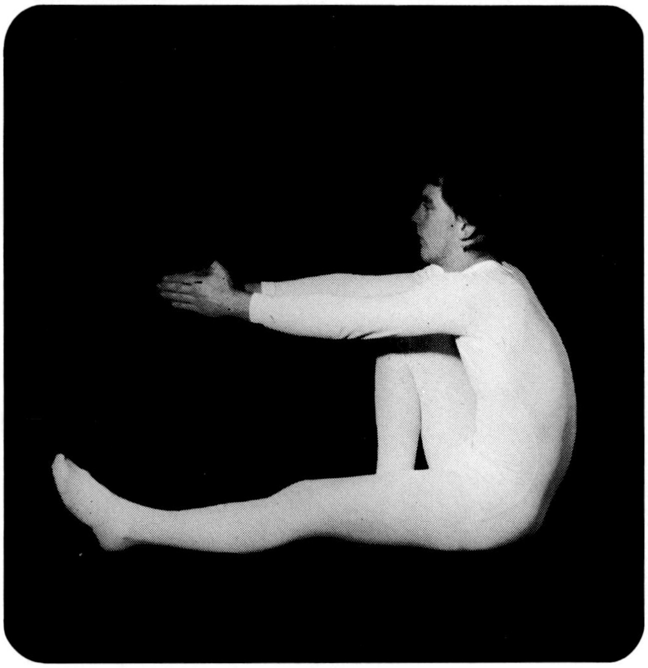

Aufrichteübung I

Die Rückenlage einnehmen. Das rechte Bein auf der Fußsohle an das Gesäß heranziehen. Die Arme gestreckt über der Brust zusammenführen und die Handflächen aneinanderlegen. Den Oberkörper mit Hilfe der Bauchmuskulatur und dem Dehnzug der Arme langsam Wirbel um Wirbel aufrichten und die Arme dabei nach vorn strecken. In halber Höhe anhalten, solange wie möglich verharren, dann ganz aufrichten. Langsam Wirbel um Wirbel wieder abrollen. Beim Auf- und Abrollen bewußt die Auflagepunkte jedes einzelnen Wirbels erspüren und wahrnehmen.
Die Übung wiederholen, indem man das linke Bein anwinkelt und das rechte Bein streckt.

Entwickelt die Rückenmuskeln. Dehnt und stärkt die Bauchmuskulatur. Verleiht der Wirbelsäule Beweglichkeit und Flexibilität. Gleicht Fehlhaltungen aus (Kyphose und Skoliose). Lindert Kreuzschmerzen. Hilft bei Bandscheibenschäden. Erhöht die Blutzufuhr im Wirbelsäulenbereich. Belebt die Nerven, die aus der Wirbelsäule heraustreten und regt dadurch sämtliche innere Organe an. Bessert Ischias.

Kräftigt die Schilddrüse und die Nebennieren. Fördert durch die Kompression und Dehnung des Bauches die Funktion der Leber, der Gallenblase, der Milz, der Bauchspeicheldrüse, des Magens und des Darms. Bekämpft Verstopfung und regt den Appetit an. Durchblutet die Nieren und reinigt sie von Stoffwechselschlacken. Hilft bei Menstruationsstörungen. Vertreibt Müdigkeit.

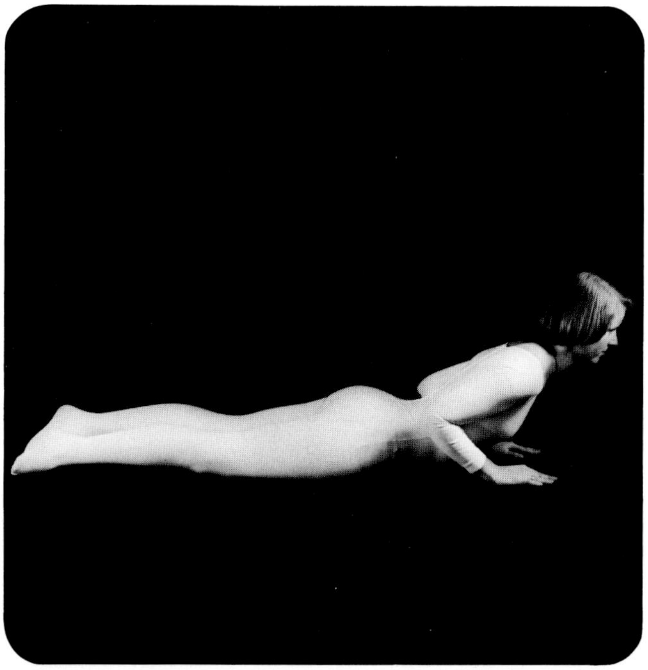

Kobra (Bhujangasana)

Sich entspannt auf den Bauch legen. Der Kopf liegt auf der Wange. Die Arme ruhen neben dem Körper, die Beine sind gestreckt. Den Kopf in die Mitte drehen und die Stirne auflegen. Die Hände nach vorne bringen und unter den Schultern aufsetzen. Die Ellenbogen zeigen nach hinten oben und die Unterarme sind eng an den Brustkorb angelegt. Die Ellenbogen leicht fußwärts schieben und die Schultern mit nach hinten nehmen. Den Kopf über Stirn, Nase, Kinn über den Boden gleiten lassen und heben. Mit Hilfe der Rücken und Nackenmuskulatur Kopf und Oberkörper Wirbel um Wirbel aufrichten, ohne sich auf die Hände aufzustützen, bis der Nabel gerade noch aufliegt. Dabei bleiben Gesäß und Beinmuskeln vollkommen entspannt. Zur Probe, ob diese Kobrastellung ohne Hilfe der Armkraft gehalten werden kann, die Hände 1 cm vom Boden abheben. Auch hierbei die Gesäß- und Beinmuskeln nicht anspannen.

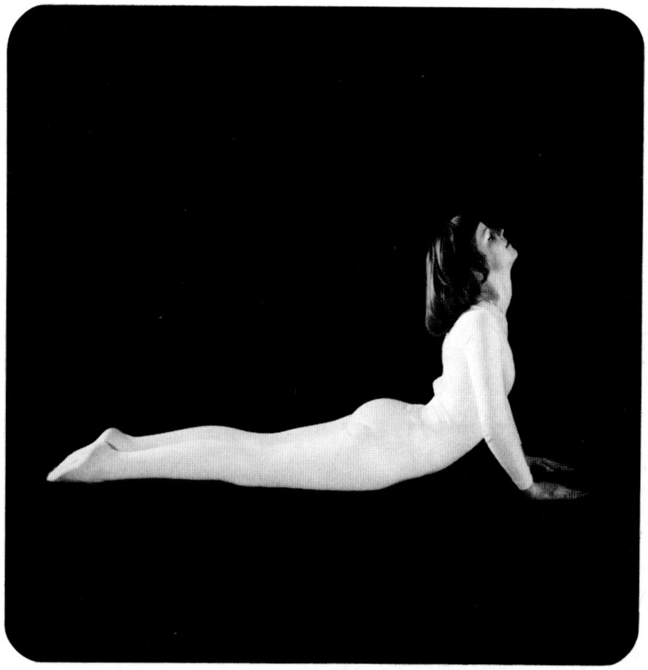

Gestreckte Kobra

Die Ausgangslage ist die gleiche wie bei der Beschreibung der Kobra auf der linken Spalte. In der Haltephase die Hände fester aufstützen und mit Hilfe der Armkraft den Oberkörper weiter aufrichten, den Kopf in den Nacken legen, so daß eine Dehnung vom Kinn bis zum aufliegenden Bauchnabel entsteht. Die Arme bleiben in der Endphase leicht gebeugt. Bei dieser Form der Kobra werden die Gesäß- und Beinmuskeln angespannt. Die Schultern durch die Ellenbogen nach hinten und unten ziehen. Bei beiden Formen der Kobra normal weiteratmen.

Langsam Wirbel um Wirbel in die Bauchlage zurückkehren.

Bei Schilddrüsenüberfunktion den Kopf keineswegs in den Nacken nehmen.

Sorgt für die Durchblutung des Kopfes, der Wirbelsäule und der Beckengegend. Verbessert die Gehirnfunktion und schenkt frische Hautfarbe. Lindert Venenschmerzen und Krampfadern. Entlastet das Herz. Kräftigt und streckt die Wirbelsäule. Normalisiert die Tätigkeit der Schilddrüse. Ist wohltuend bei Asthma. Korrigiert die Senkung der Bauchorgane. Hilft bei Stuhlverstopfung. Regeneriert den ganzen Körper.

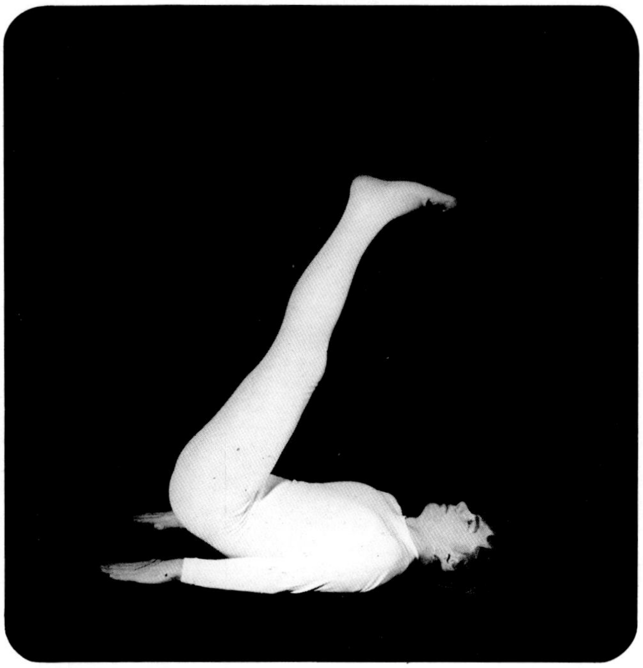

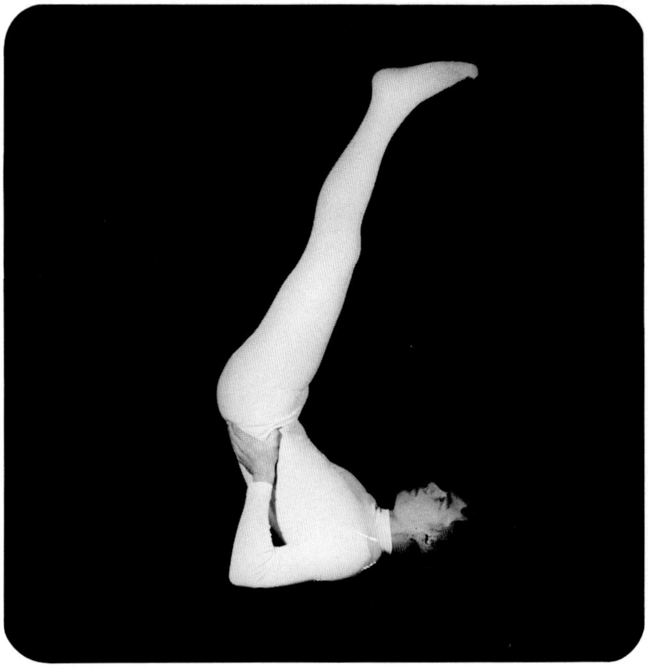

Halbe Kerze (Wiparita-Karani)

Sich mit ausgestreckten Beinen auf den Rücken legen. Die Arme liegen mit den Handflächen nach unten neben dem Körper. Mit der Kraft der Bauch- und Beinmuskulatur die Beine bei angezogenen Fußspitzen und gedehnten Fersen langsam heben, bis sie lotrecht nach oben stehen. Anfänger sollen nicht mit gestreckten, sondern mit abgewinkelten Beinen hochkommen, damit nicht ein zu starkes Hohlkreuz entsteht. Mit den flachen Händen und Unterarmen sich aufstützen und langsam das Gesäß und den unteren Teil des Rückens heben und nach oben abrollen. Die Arme einbeugen und den Körper am Beckenknochen mit den Händen stützen. Die Daumen sind zum Bauch, die übrigen Finger zur Wirbelsäule hin gerichtet. Die Ellenbogen müssen dicht am Körper bleiben. Die Stellung so lange wie angenehm halten.

Bei der Auflösung die Beine mehr nach hinten senken. Die Hände geben nach und werden mit den Handflächen nach unten auf den Boden gelegt. Die Arme stützen den Körper, wenn er sich Wirbel um Wirbel abrollt. Schließlich die Beine wieder mit angezogenen Fußspitzen und gedehnten Fersen gerade ablegen. Der Kopf darf dabei nicht gehoben werden. Anfänger sollten in jedem Fall die Knie beugen und die Füße aufstellen.

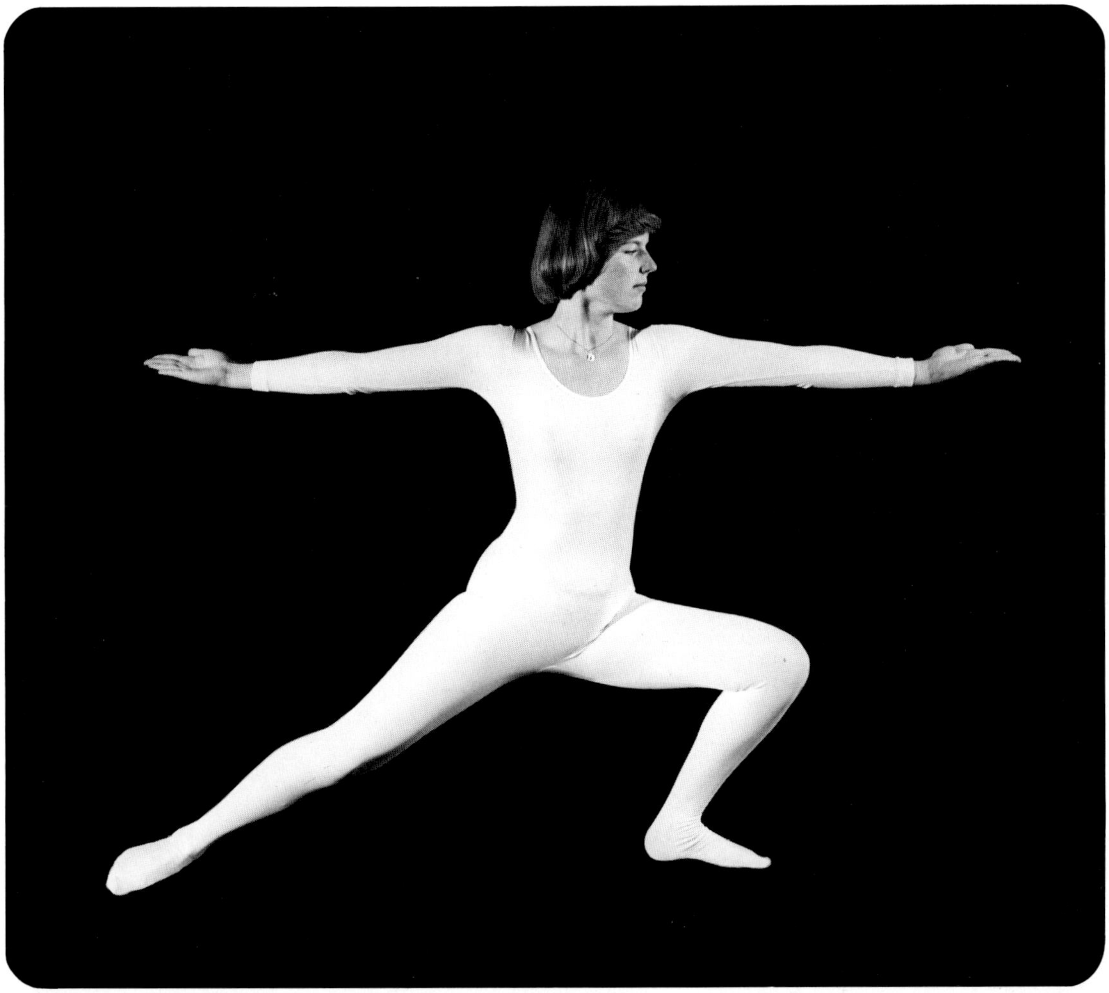

5. Lektion

Wer das helfende Wort in sich aufruft, erfährt das Wort.
Wer Halt gewährt, verstärkt in sich den Halt.
Wer Trost spendet, vertieft in sich den Trost.
Wer Heil wirkt, dem offenbart sich das Heil.

Martin Buber

Dehnt und strafft die Bauch- und Brustmuskeln. Verhilft dem Körper zu mehr Gleichgewicht und Anmut. Verbessert die Körperhaltung. Löst Verspannungen des Rückens und der Schenkel. Massiert die Rückenwirbel. Entwickelt den Brustkorb. Trägt zur Verschönerung der Büste bei. Regt die Verdauung an.

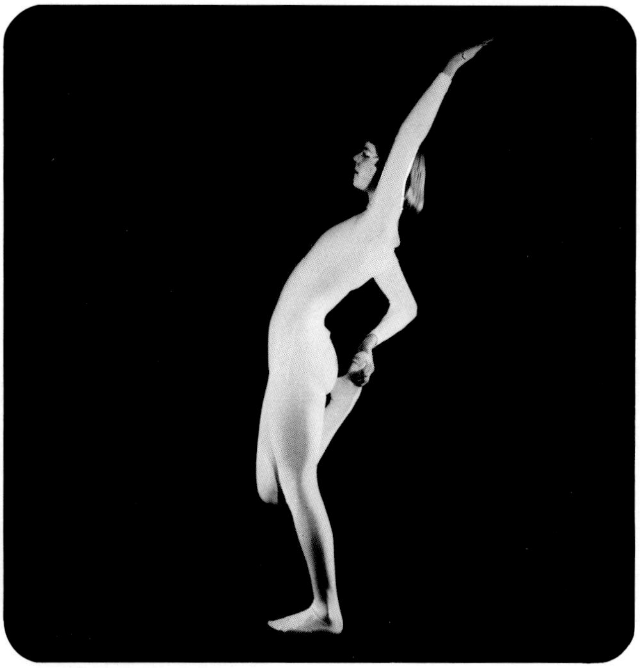

Beinhebeübung

Sich aufrecht hinstellen. Das Körpergewicht auf den linken Fuß verlagern und langsam das rechte Bein nach hinten einbeugen, mit der rechten Hand den Spann des rechten Fußes umfassen und die Ferse fest gegen das Gesäß drücken. Dann den linken Arm senkrecht heben. Den ganzen Körper intensiv nach oben dehnen. Das Becken nach vorn schieben und von der Taille aus den Oberkörper dehnend nach rückwärts beugen. Gleichzeitig den rechten Fuß nach oben ziehen. Dabei den Mund leicht öffnen, damit der Druck auf die Schilddrüse nicht so stark wird.
Sich langsam wieder aufrichten und die Haltung auf der anderen Seite wiederholen.

Kräftigt die Rumpfmuskeln, die Schenkel und Beinmuskulatur. Dehnt die Wirbelsäule und macht sie geschmeidig. Mildert Rückenschmerzen. Regt die Ausscheidung von Stoffwechselschlacken und Toxinen an. Belebt die Funktion der Unterleibsorgane. Hilft bei Senkorganen. Entwickelt den Brustkorb. Regt Leber, Galle, Darm, Milz und Bauchspeicheldrüse an. Bekämpft Verstopfung. Stärkt die Nerven des Lendenwirbelsäulenbereichs. Macht die Taille schlanker und baut überflüssiges Fett ab.

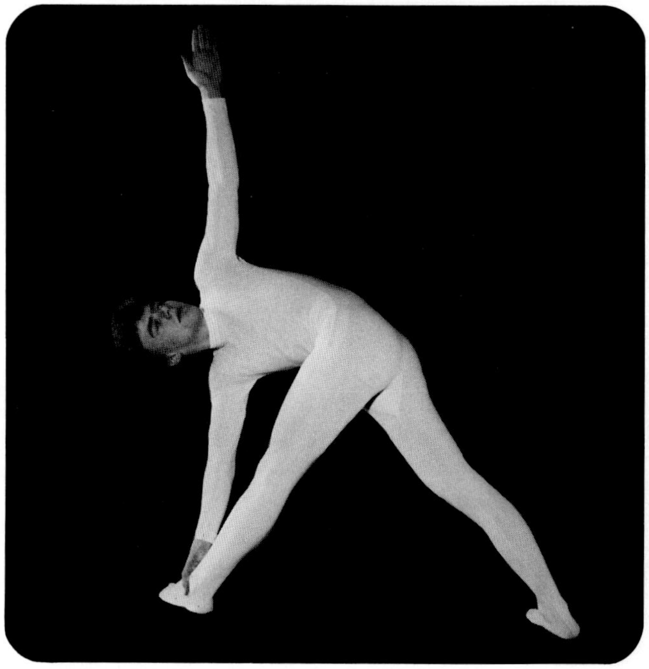

Dreieck II (Parivrtta-Trikonasana)

Sich aufrecht hinstellen. Die Beine grätschen und die Arme seitwärts mit den Handflächen nach oben bis in Schulterhöhe heben. Den Rumpf langsam nach vorn beugen und eine Vierteldrehung nach links mit den Schultern ausführen. Mit der rechten Hand den linken Knöchel fassen. Den Oberkörper so weit wie möglich nach links drehen und die Dehnung des Körpers bis in den linken Fuß erspüren. Den Kopf nach links oben drehen und in die linke Handfläche des senkrecht aufgerichteten linken Armes schauen.
Sich langsam wieder aufrichten und die Haltung nach der anderen Seite wiederholen.

Stärkt die Zehen. Trainiert die Fuß- und Kniegelenke. Wirkt vorbeugend gegen Krampfadern. Ist wohltuend bei Plattfüßen. Regt die Peristaltik des Darms an. Fördert die Funktion der Verdauungsorgane.

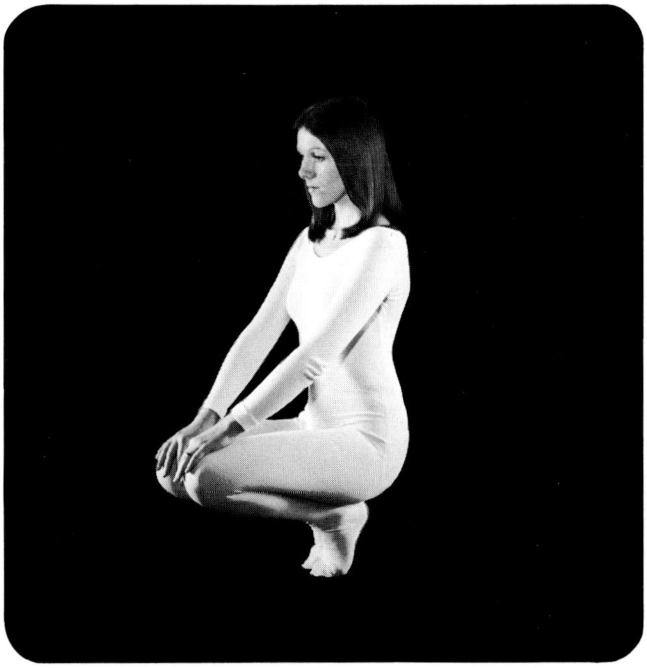

Zehenhaltung

Sich aufrecht hinstellen. Die Arme nach vorn strecken und mit geschlossenen Knien in die Hockstellung gehen. Das Gewicht auf die Fersen verlagern. Das Gesäß langsam heben, die Knie nach vorn schieben und sich in der Hocke auf die Zehenspitzen stellen, bis die Oberschenkel waagrecht sind und die Fußsohlen senkrecht zum Boden stehen. Mit den Sitzbeinhöckern auf den Fersen aufsitzen. Die Hände auf die Knie legen. Den Oberkörper aufrichten. Das Gewicht wieder auf die Fersen verlagern und die Arme dabei nach vorn strecken.
Mehrmals die Hockstellung wechseln.

Stärkt die Beinmuskulatur, dehnt die Oberschenkelmuskulatur. Macht die Rücken- und Beinmuskulatur geschmeidiger. Fördert die Durchblutung des Unterleibs. Kräftigt die Organe im Beckenraum. Hilft bei Blasen- und Unterleibsbeschwerden. Beseitigt Fettansatz an Oberschenkel und Hüften. Regt den Kreislauf an. Belebt das vegetative Nervensystem.

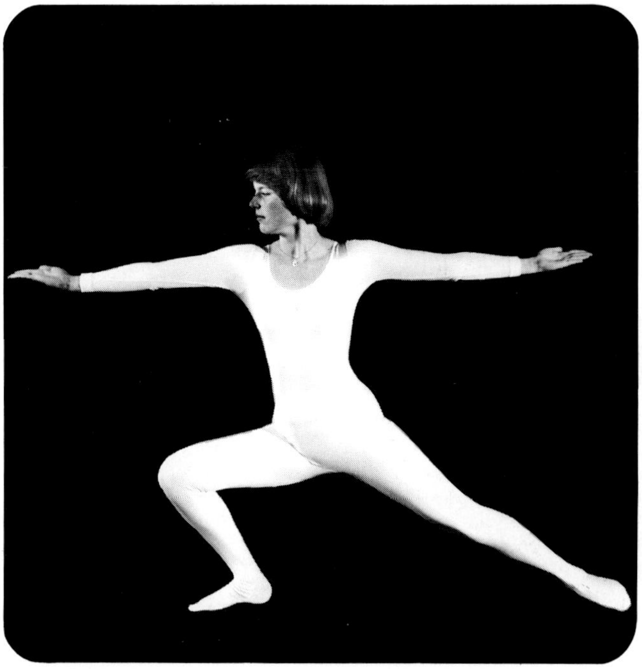

Tapferkeitshaltung II (Birwadrasana)

Sich aufrecht hinstellen. Die Beine weit grätschen und den rechten Fuß nach außen drehen. Beide Arme mit den Handflächen nach oben in Schulterhöhe heben. Das Gewicht möglichst weit nach rechts verlagern und das rechte Bein dabei einbeugen. Das linke Bein bleibt gestreckt, der Rumpf ist gerade aufgerichtet. Die Arme weit nach außen dehnen. Die Fingerspitzen bilden die beiden Dehnungspole. Mit Hilfe der Oberschenkelmuskulatur wieder aufrichten und die Arme senken.
Die Haltung nach der anderen Seite wiederholen.

Dehnt sämtliche Muskeln und Bänder des Rückgrats. Lindert Rückenschmerzen und Verspannungen, besonders im Genick. Macht die Hüftgelenke beweglich und baut Fettansatz ab. Massiert die Bauchorgane und fördert die Verdauung. Lockert die Wirbelsäule und wirkt beruhigend auf das Nervensystem. Belebt den ganzen Körper. Regt die Verdauungsorgane an, besonders Leber, Magen, Pankreas und Dickdarm. Bekämpft Verstopfung. Fördert die Funktion der Nieren. Verhütet Hexenschuß und Ischias.

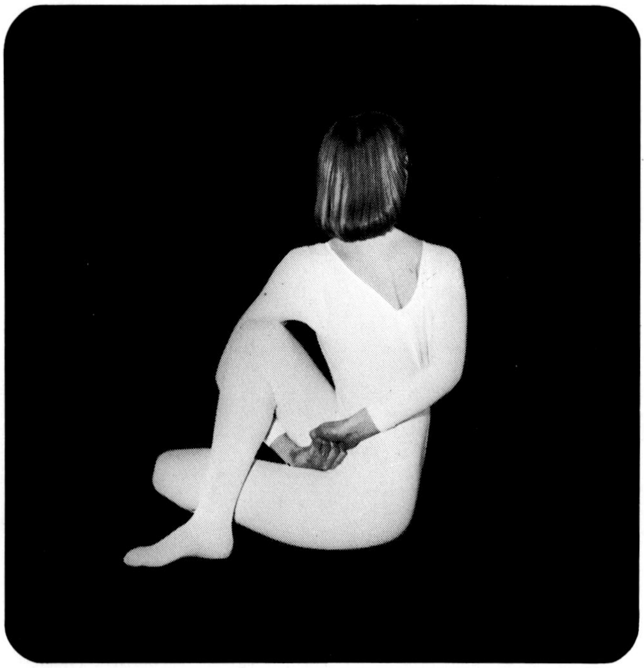

Drehsitz IV
(Ardha-Matsyendrasana)

Sich mit ausgestreckten Beinen hinsetzen. Beide Beine etwas anwinkeln. Den linken Fuß gegen den rechten Schenkelansatz legen. Den rechten Fuß über das linke Knie heben und ihn links neben dem Knie auf den Boden aufsetzen. Beide Schultern mit den Armen nach rechts drehen. Den rechten Arm nach rückwärts einbeugen und mit dem Handrücken an die Lendengegend legen. Mit dem linken Oberarm das rechte Knie zur Seite drücken, dann den Arm stark nach innen einbeugen, unter dem rechten Knie durchgreifen und die linke Hand fassen. Mit aufgerichtetem Rumpf und geradem Kopf über die rechte Schulter nach hinten schauen und die Wirbelsäule noch weiter nach rechts drehen.
Die Haltung wechselseitig wiederholen.

Macht die Wirbelsäule beweglicher und stärkt sie. Lockert die unteren Lendenwirbel. Hilft bei Bandscheibenschäden. Baut Stauungen im unteren Teil des Rückens und in den Hüften ab. Formt und festigt die Unterleibsorgane. Massiert die Leber, Bauchspeicheldrüse, Milz und die anderen Bauchorgane und fördert ihre Funktion. Regt die Blutzirkulation, den Stoffwechsel sowie die Atmung an. Belebt das Nervensystem. Die Übung ist eine leicht anwendbare Eigenchiropraktik.

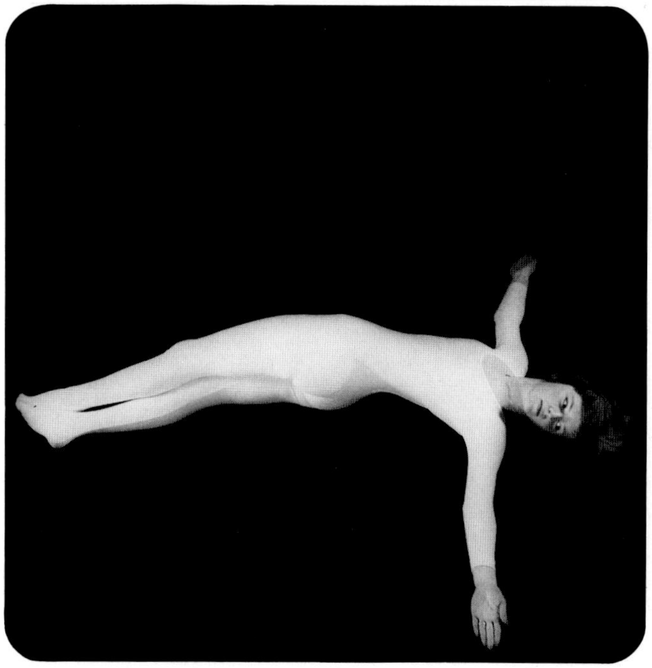

Krokodilübung I
(Nakrasana)

In die Rückenlage gehen. Die Arme ausbreiten und die Füße übereinanderschlagen. Langsam das Becken mit der linken Hüfte nach oben rechts drehen, dabei beide Füße seitwärts auf den Boden legen. Beide Schultern bleiben locker auf dem Boden liegen. Den Kopf nach links drehen. Dann die rechte Hüfte nach oben links drehen und die Füße seitwärts links auf den Boden legen. Den Kopf nach rechts drehen.
Die Übung in ruhig fließender Drehbewegung jeweils mehrmals nach beiden Seiten durchführen. Die Beine wechseln und die Übung wiederholen.
Die Krokodilübungen I—VI können auch im Sitzen durchgeführt werden. Dabei die Hände mit den Fingerspitzen nach hinten hinter dem Gesäß aufsetzen und mit den Armen den Oberkörper stützen.

Entspannt in kurzer Zeit den Körper.

Macht die Wirbelsäule beweglicher und stärkt sie. Lockert die unteren Lendenwirbel. Hilft bei Bandscheibenschäden. Baut Stauungen im unteren Teil des Rückens und in den Hüften ab. Formt und festigt die Unterleibsorgane. Massiert die Leber, Bauchspeicheldrüse, Milz und die anderen Bauchorgane und fördert ihre Funktion. Regt die Blutzirkulation, den Stoffwechsel sowie die Atmung an. Belebt das Nervensystem. Die Übung ist eine leicht anwendbare Eigenchiropraktik.

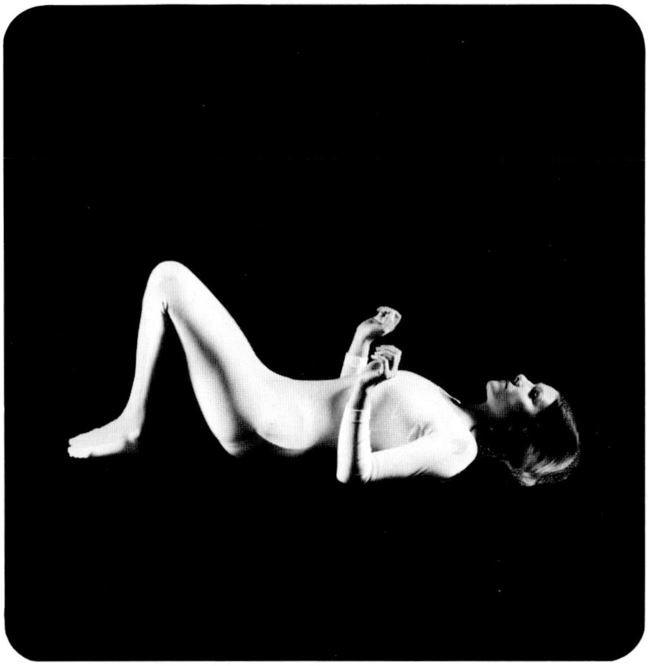

Fischentspannung

Sich entspannt auf den Rücken legen. Die Arme liegen locker neben dem Körper. Einatmend die Beine anwinkeln und die Füße auf dem Boden an das Gesäß heranziehen. Gleichzeitig die Arme in den Ellenbogen anbeugen. Ausatmend die Arme und die Beine nach vorn fallen lassen.
Diese Entspannungsübung 2—3 mal nach jeder liegenden Krokodilübung wiederholen. Nach den Krokodilübungen im Sitzen wird folgende Entspannungsübung durchgeführt: Die Beine einatmend auf dem Boden an das Gesäß heranziehen. Ausatmend den Kopf und die Beine locker nach vorn fallen lassen. Dem Impuls des nach vorn fallenden Kopfes nachgeben und den Kopf einmal um die eigene Achse rollen lassen.

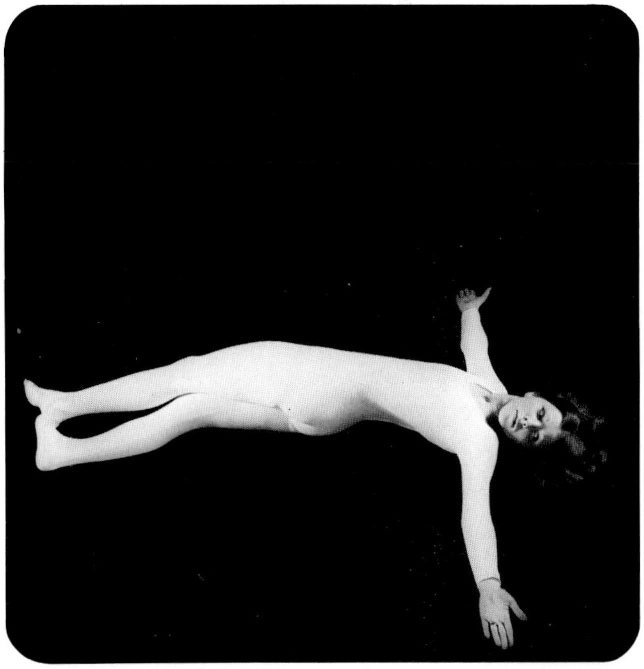

Krokodilübung II (Nakrasana)

In der Rückenlage die Arme ausbreiten und den linken Fuß mit der Sehne auf die Zehen des rechten aufgerichteten Fußes stellen. (Barfuß senkt sich die Sehne zwischen den großen und den zweiten Zeh.) Langsam das Becken mit der linken Hüfte nach oben rechts drehen, dabei beide Füße seitwärts rechts auf den Boden legen. Beide Schultern bleiben locker auf dem Boden liegen. Den Kopf nach links drehen. Dann die rechte Hüfte nach oben links drehen und die Füße seitwärts links auf den Boden legen. Den Kopf nach rechts drehen.
Die Übung in ruhig fließender Drehbewegung jeweils mehrmals nach beiden Seiten durchführen. Die Füße wechseln und die Übung jeweils mehrmals nach beiden Seiten wiederholen.
Danach Fischentspannung.

Kräftigt die Hals-, Arm-, Bauch-, Rücken- und Oberschenkelmuskulatur. Dehnt die Wirbelsäule und macht sie gelenkig. Lindert Schmerzen in der Kreuzbein- und Lendengegend. Unterstützt die Funktion der Niere, der Leber, der Milz und der Bauchspeicheldrüse. Regt die Darmperistaltik an. Stärkt die Nerven. Hilft bei Asthma.

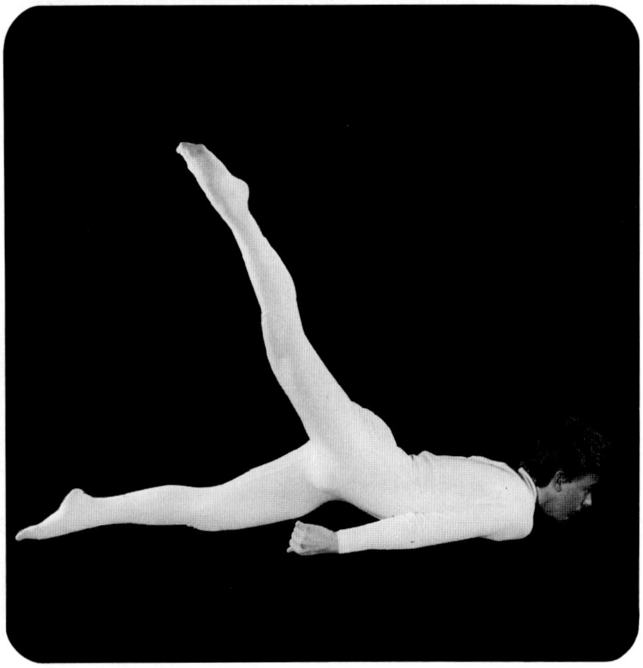

Halbe Heuschrecke (Ardha-Salabhasana)

In die Bauchlage gehen. Die Beine sind ausgestreckt. Die Arme liegen seitlich am Körper mit den Handflächen nach unten. Das Kinn auf den Boden legen und so weit wie möglich nach vorn schieben, so daß sich der Hals dehnt und der Nacken sich zusammenzieht. Langsam das rechte gestreckte Bein mit Hilfe der Rückenmuskulatur heben und die geballte Faust mit dem Daumen nach unten gegen den Boden drücken. Nicht auf das Knie stützen. Die Leiste dehnen ohne das Becken zu drehen. Das rechte Bein über die Fußspitze dehnen. Langsam das Bein wieder senken.
Die Haltung mit dem anderen Bein wiederholen.

Kräftigt intensiv die Bauchmuskulatur. Regt die Funktionen der Bauchorgane an. Baut Fett an Bauch und Hüfte ab.

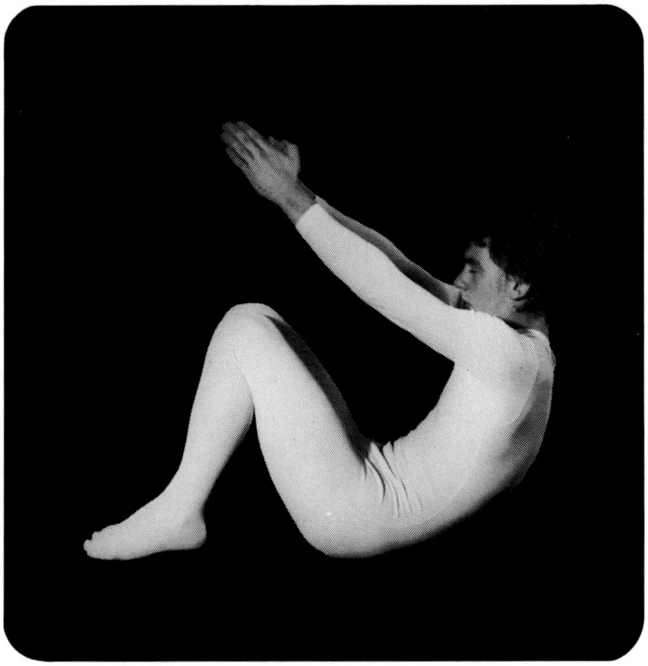

Aufrichteübung II

In die Rückenlage gehen. Beide Beine anwinkeln und auf der Fußsohle an das Gesäß heranziehen. Die Arme gestreckt über der Brust zusammenführen und die Handflächen gegeneinanderlegen. Den Rumpf mit Hilfe der Bauchmuskulatur Wirbel um Wirbel aufrichten und die Arme dabei nach vorn strecken. Langsam Wirbel um Wirbel wieder abrollen.

Streckt und festigt die Nacken-, Rücken-, Bauch- und Beinmuskulatur. Sorgt für die Durchblutung des Gehirns und verbessert die Denkfähigkeit. Hilft bei Venenschmerzen und Krampfadern sowie bei Hämorrhoiden. Nimmt Stauungen aus dem Beckengebiet. Entlastet das Herz. Wirkt kräftigend und ausgleichend auf das zentrale Nervensystem. Regt die Funktion der Hormondrüsen an und verjüngt. Verbessert den Teint. Wirkt durch den Druck auf die Schilddrüse gewichtsreduzierend. Lindert Kurzatmigkeit, Bronchitis, Rachenbeschwerden und Asthma. Fördert die Verdauung. Befreit den Körper von Giftstoffen, vermittelt neue Energie und Vitalität. Hilft bei Harn- und Menstruationsbeschwerden und bei Senkungserscheinungen der Bauchorgane (Gebärmuttersenkung). Regeneriert den ganzen Körper.

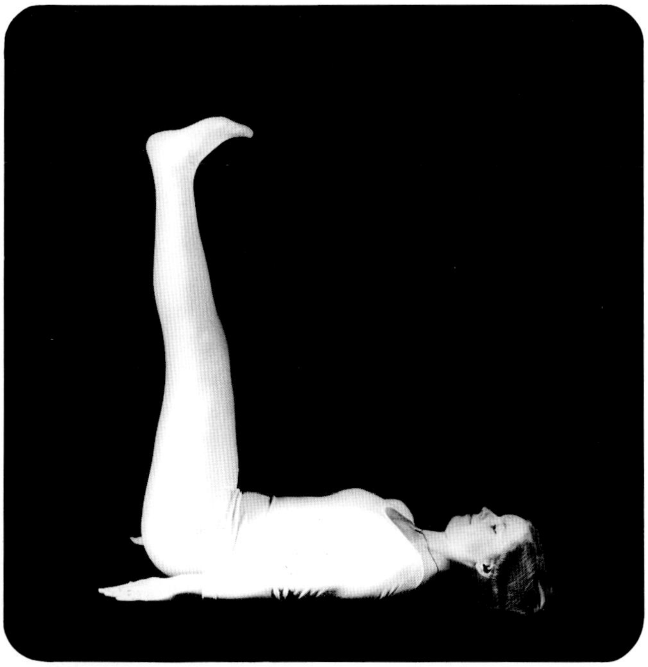

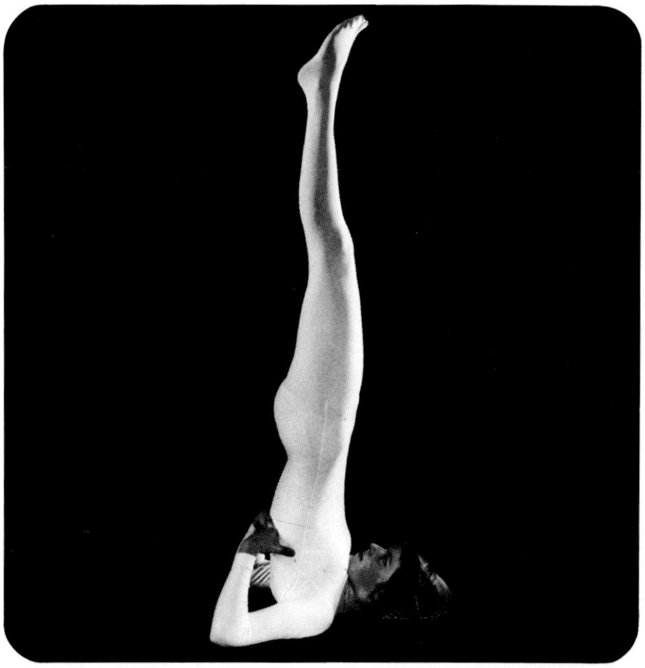

Kerze (Sarvangasana)

Sich entspannt auf den Rücken legen. Die Arme liegen mit den Handflächen nach unten neben dem Körper. Unter Anspannung der Bauch- und Beinmuskulatur die Beine mit angezogenen Fußspitzen und gedehnten Fersen langsam heben, bis sie einen rechten Winkel zum Boden bilden. Mit den flachen Händen und den Unterarmen sich aufstützen und langsam das Gesäß und den unteren Teil des Rückens heben und nach oben abrollen. Die Arme einbeugen und den Körper in der Taillengegend mit den Händen stützen. Die Daumen sind zum Bauch hin gerichtet. Die Ellenbogen sollen dicht am Körper bleiben. Die Beine kerzengerade strecken und das Gesäß dabei einziehen. Das Brustbein liegt am Kinn. Beine, Becken und Rücken stehen senkrecht, so daß das Körpergewicht auf den Schultern, dem Nacken und dem Hinterkopf ruht.

Bei der Auflösung die Beine nach hinten senken. Die Hände geben nach und werden mit den Handflächen nach unten auf den Boden gelegt. Die Arme stützen den Körper, wenn er sich Wirbel um Wirbel abrollt. Schließlich die Beine wieder mit angezogenen Fußspitzen und gedehnten Fersen gerade ablegen. Der Kopf darf dabei nicht gehoben werden.

Sorgt für die Durchblutung des Kopfes, der Wirbelsäule und der Beckengegend. Verbessert die Gehirnfunktion und schenkt frische Hautfarbe. Lindert Venenschmerzen und Krampfadern. Entlastet das Herz. Kräftigt und streckt die Wirbelsäule. Normalisiert die Tätigkeit der Schilddrüse. Ist wohltuend bei Asthma. Korrigiert die Senkung der Bauchorgane. Hilft bei Stuhlverstopfung. Regeneriert den ganzen Körper. Fördert das Gleichgewicht.

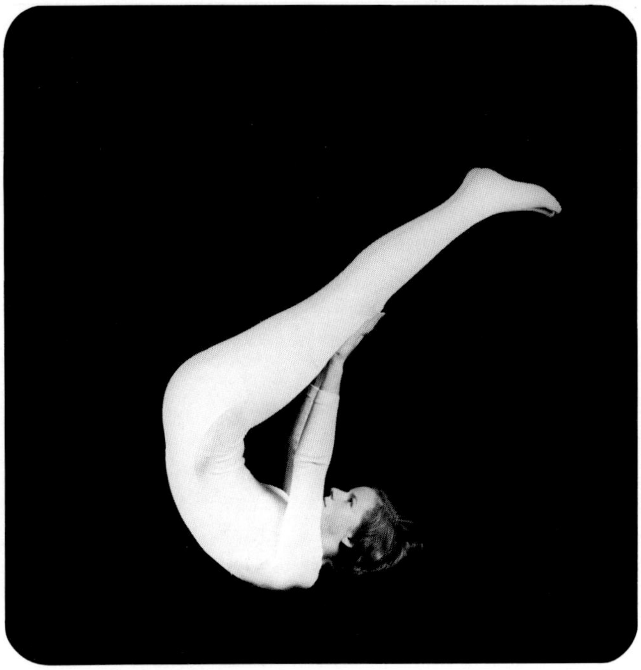

Stellung der Ruhe

In die halbe Kerze gehen. Die Hände von den Beckenknochen wegnehmen und sie oberhalb der Knie auf den Oberschenkel legen. Die Arme strecken, die Beine darauf stützen und das Gleichgewicht halten. Die Arme wieder auf den Boden legen, um den Körper zu stützen, wenn er sich Wirbel um Wirbel abrollt. Schließlich die Beine wieder mit angezogenen Fußspitzen und gedehnten Fersen ablegen.

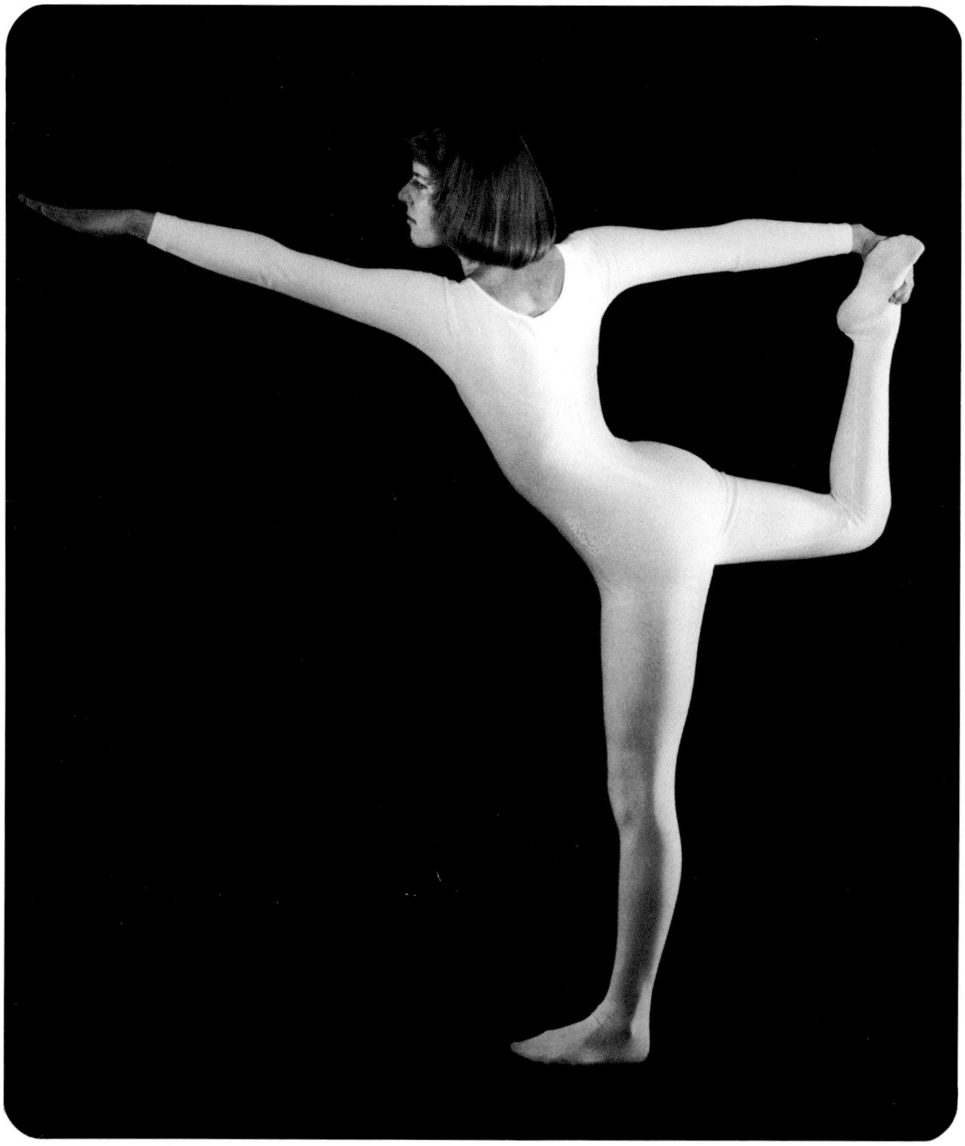

6. Lektion

Gott verzeiht alles,
aber er befreit nicht vom Naturgesetz.

Augustinus

Beseitigt Spannungen im Rücken und in den Schultern. Verbessert die gesamte Figur. Entwickelt den Brustkorb. Trägt wesentlich zur Verschönerung der Büste bei. Verhilft dem Körper zu mehr Gleichgewicht und Anmut.

Siehe Dreieck I (4. Lektion, Seite 58). Stärkt die Rumpf-, Bauch-, Hals- und Beinmuskulatur. Entwickelt den Brustkorb und versorgt beide Lungenflügel vermehrt mit Luft. Bekämpft den Fettansatz und Cellulitis an Hüften und Oberschenkel. Regt die Verdauung an.

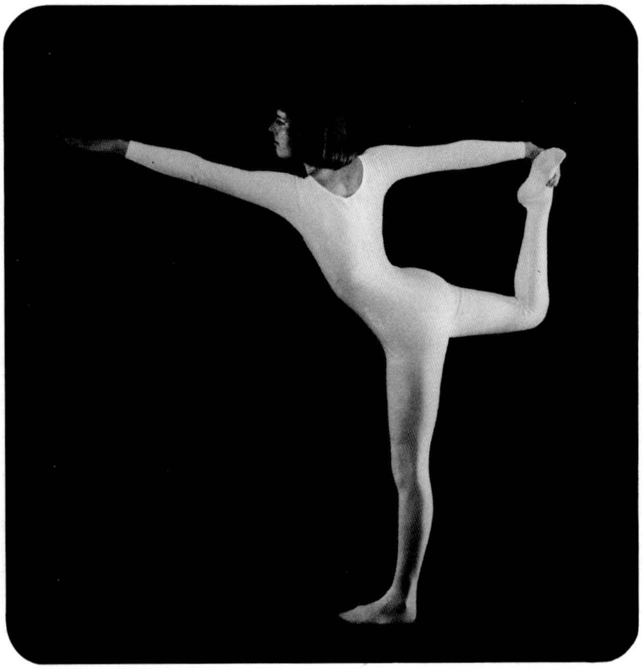

Tanzhaltung (Natarajasana)

Die Beinhebeübung einnehmen (siehe 5. Lektion, Seite 66). Den Oberkörper etwas nach vorn neigen und den linken Arm bis zur Waagrechten senken und dehnen. Die rechte Hand vom rechten Fuß nicht lösen. Durch Anspannen der Beinmuskeln das eingebeugte rechte Bein so weit wie möglich nach hinten hochheben, bis der rechte Oberschenkel waagrecht zum Boden steht. Den mit der Hand gefaßten Fuß noch weiter nach hinten führen und versuchen, das Bein zu strecken. Der Unterschenkel des erhobenen Beines soll möglichst senkrecht zum Boden stehen. Beide Arme bilden eine Linie. Das Becken nicht drehen, die rechte Beckenhälfte in Richtung Boden führen. Das Brustbein nach vorn bringen und den Brustkorb weiten.
Die Haltung mit dem anderen Bein wiederholen.

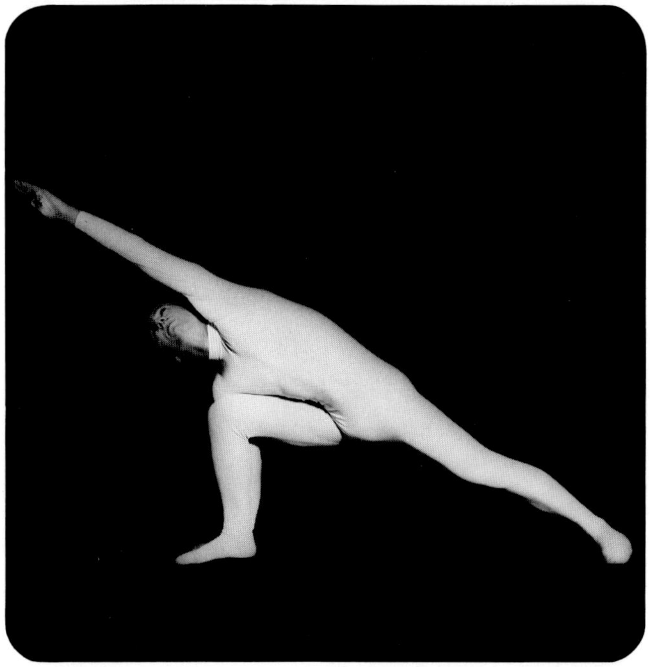

Dreieck III (Utthita-Parsvakonasana)

Sich aufrecht hinstellen. Die Beine weit grätschen. Die Arme bis zur Waagrechten hochheben. Den rechten Fuß seitwärts nach rechts drehen, so daß er im rechten Winkel zum linken Fuß steht. Langsam den Rumpf nach rechts herunterbeugen. Das rechte Knie dabei anwinkeln. Die rechte Handfläche hinter dem rechten Fuß auf den Boden legen und die rechte Seite gegen den gebeugten Schenkel drücken. Die Achselhöhle liegt auf dem Knie. Das linke Bein bleibt vollkommen gestreckt. Der linke Arm bildet mit dem gestreckten linken Bein eine gerade Linie. Die linke Körperhälfte intensiv dehnen. Den Blick auf die Handfläche des ausgestreckten linken Armes richten. Bei der Auflösung das Becken zuerst aufrichten und in die Ausgangsstellung zurückkommen.
Die Haltung nach der anderen Seite wiederholen.

Stärkt die Arm- und Schultermuskeln. Dehnt und kräftigt die Gesäß- und Oberschenkelmuskulatur. Dehnt die äußeren Sehnen des Fußgelenks. Fördert die Durchblutung des Unterleibs und regt die Verdauung an. Bereitet den Lotossitz vor.

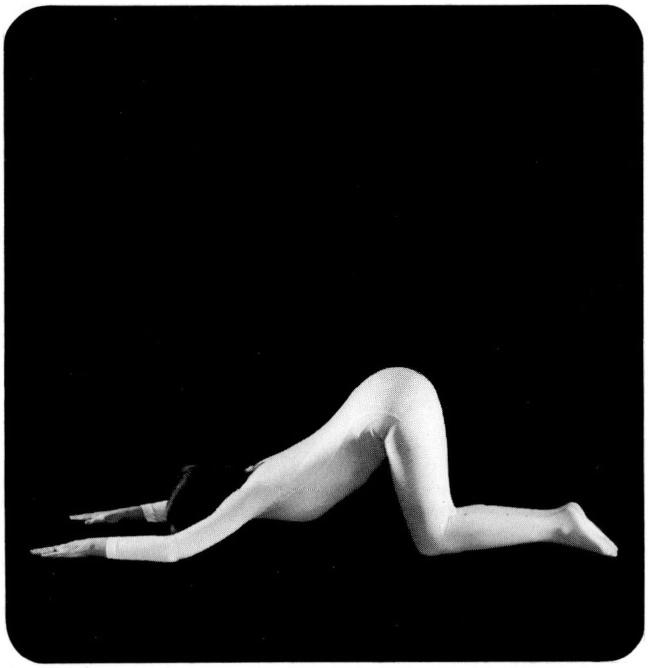

Panther

Den Fersensitz einnehmen. Die Knie leicht öffnen und die Hände von den Knien auf den Boden und nach vorn gleiten lassen. Dabei neigt sich der Rumpf und das Gesäß hebt sich. Den Kopf in den Nacken nehmen und den Brustkorb und das Kinn auf den Boden auflegen. Die Hände so weit nach vorn schieben, bis die Oberschenkel senkrecht zum Boden stehen. Den ganzen Körper dehnen, die Finger nach vorne dehnen und das Gesäß nach hinten schieben, so daß zwischen diesen beiden Körperteilen ein intensives Dehnungsfeld entsteht. Gleichzeitig das Brustbein zum Boden drücken und die Zehen nach hinten dehnen. Beim Zurückziehen des Oberkörpers übernimmt das Gesäß die Führung.

Stärkt die Arm- und Schultermuskeln. Dehnt und kräftigt die Gesäß- und Oberschenkelmuskulatur. Dehnt die äußeren Sehnen des Fußgelenks. Fördert die Durchblutung des Unterleibs und regt die Verdauung an. Bereitet den Lotossitz vor.

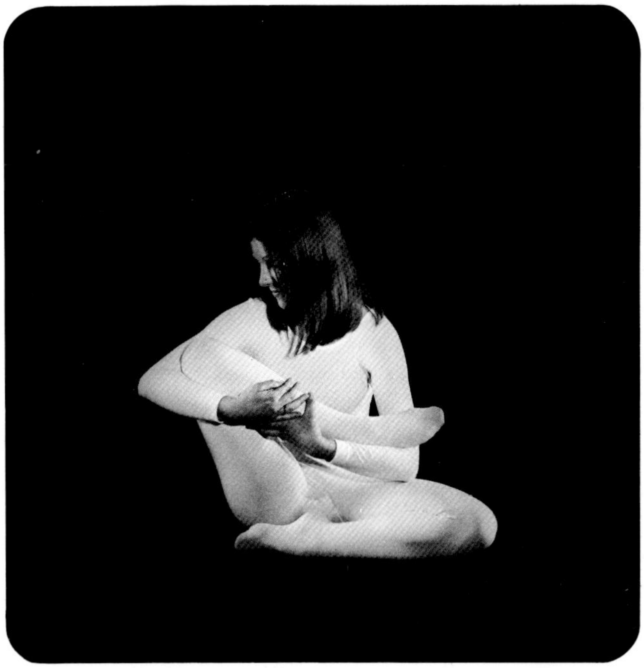

Mutterhaltung

Sich mit ausgestreckten Beinen auf den Boden setzen. Beide Beine leicht anwinkeln. Den linken Fuß an den rechten Schenkelansatz legen. Dann mit der rechten Hand den rechten Fuß in die linke Ellenbogenbeuge legen und mit der linken Hand den rechten Unterschenkel umfassen. Mit dem rechten Arm das rechte Knie umarmen und das Bein wiegend hin und her bewegen. Das rechte Bein dabei möglichst nahe an die Brust heranziehen.
Die Haltung mit dem anderen Bein wiederholen.

Übt die Hüft-, Knie- und Fußgelenke. Löst Steifheit und Verspannung in diesem Bereich. Lindert Arthritis in diesen Gelenken. Belebt die Sehnen und Muskeln im Beckenbereich. Stärkt die Rückenmuskulatur. Die Wirbelsäule findet ihre ideale Stellung. Macht die Haltung also gerade und aufrecht. Wirkt beruhigend und harmonisierend. Beruhigt und verlängert den Atem.

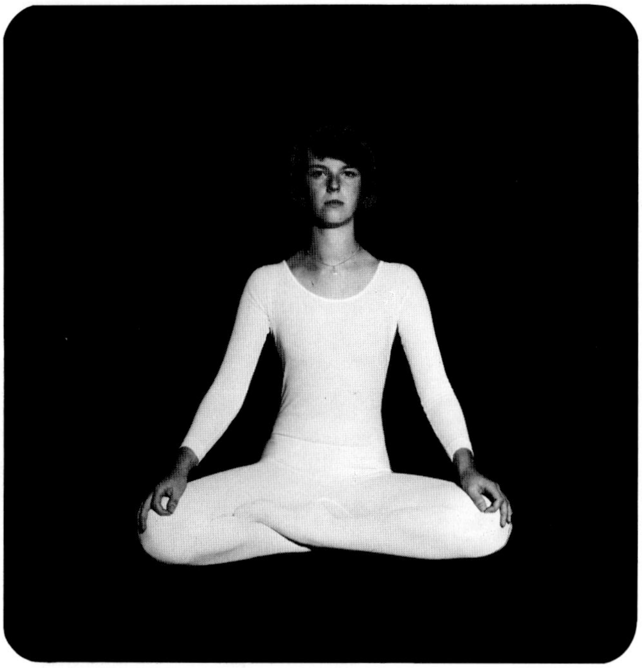

Vollkommener Sitz (Siddhasana)

Sich mit ausgestreckten Beinen auf den Boden setzen und die Beine grätschen. Das rechte Bein einbeugen und die Ferse an den Damm anlegen. Die Fußsohle berührt den linken Oberschenkel. Das linke Bein zu sich heranführen. Dann den Fuß mit nach obengedrehter Fußsohle auf den rechten Fuß legen und die Zehen zwischen Wade und Oberschenkel schieben, so daß der Fuß mühelos liegen bleibt. Die Handstellung ist wie beim Schneidersitz. Das Becken und die Wirbelsäule aufrichten und alle Muskeln möglichst entspannen.
Die Sitzhaltung auflösen und die Beine wechseln.

Macht die Wirbelsäule beweglicher und stärkt sie. Lockert die mittleren Lendenwirbel. Hilft bei Bandscheibenschäden. Baut Stauungen im unteren Teil des Rückens und in den Hüften ab. Formt und festigt die Unterleibsorgane. Massiert die Leber, Bauchspeicheldrüse, Milz und die anderen Bauchorgane und fördert ihre Funktion. Regt die Blutzirkulation, den Stoffwechsel sowie die Atmung an. Belebt das Nervensystem. Die Übung ist eine leicht anwendbare Eigenchiropraktik.

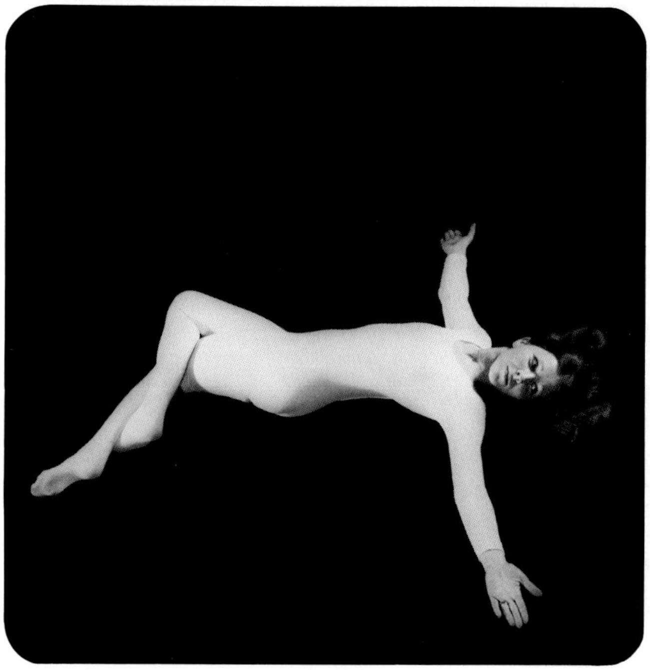

Krokodilübung III (Nakrasana)

Sich entspannt auf den Rücken legen. Die Arme ausbreiten. Das rechte Bein um das linke Bein herumschlingen. Der rechte Spann liegt unter der linken Wade. Langsam das Becken mit der linken Hüfte nach oben rechts drehen, bis das linke Knie den Boden berührt. Die Schultern bleiben locker am Boden liegen, den Kopf nach links drehen. Dann die Knie heben und das Becken mit der rechten Hüfte nach oben links drehen, bis das rechte Knie auf dem Boden liegt. Den Kopf nach rechts drehen.
Die Übung in ruhig fließender Drehbewegung jeweils mehrmals nach beiden Seiten durchführen.
Die Beine wechseln und die Übung wiederholen.
Danach Fischentspannung.

Macht die Wirbelsäule beweglicher und stärkt sie. Lockert die mittleren Lendenwirbel. Hilft bei Bandscheibenschäden. Baut Stauungen im unteren Teil des Rückens und in den Hüften ab. Formt und festigt die Unterleibsorgane. Massiert die Leber, Bauchspeicheldrüse, Milz und die anderen Bauchorgane und fördert ihre Funktion. Regt die Blutzirkulation, den Stoffwechsel sowie die Atmung an. Belebt das Nervensystem. Die Übung ist eine leicht anwendbare Eigenchiropraktik.

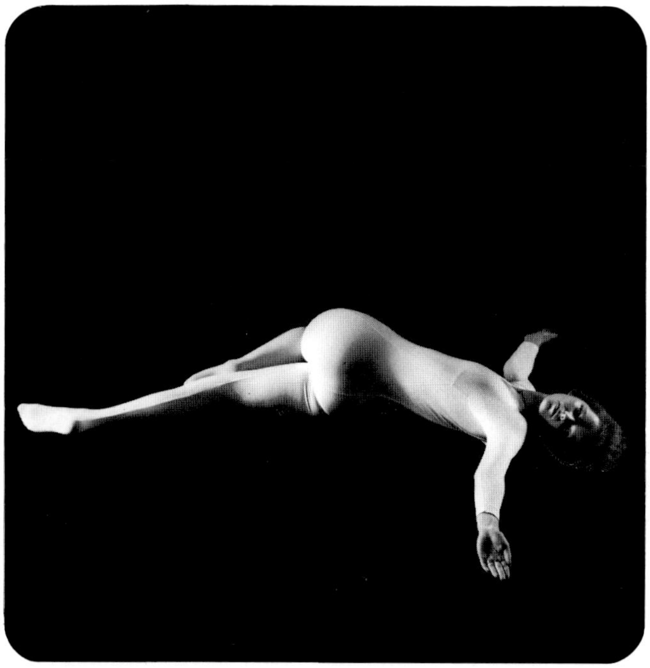

Krokodilübung IV (Nakrasana)

In der Rückenlage die Arme ausbreiten. Das linke Bein einbeugen und den linken Fuß mit der Außenseite oberhalb des rechten Knies auf den Oberschenkel legen. Das Becken mit der linken Hüfte nach oben rechts und das eingebeugte Knie gleichzeitig nach rechts drehen, bis es den Boden berührt. Die Schultern bleiben locker auf dem Boden liegen, den Kopf nach links drehen. Dann das Becken mit der rechten Hüfte nach oben links drehen und gleichzeitig das Knie zur anderen Seite führen. Den Kopf nach rechts drehen.
Die Übung in ruhig fließender Drehbewegung jeweils mehrmals nach beiden Seiten durchführen.
Die Beine wechseln und die Übung wiederholen.
Danach Fischentspannung.

Stärkt und strafft fast alle Muskeln des Körpers. Wirkt auf den Bereich des unteren Rückens mit Schwerpunkt auf Kreuz- und Steißbein. Hilft bei Bandscheibenschäden und Ischias. Regt die Verdauungsorgane in ihrer Funktion an. Befreit von Magenbeschwerden und Blähungen. Verhindert Stuhlverstopfung. Durchblutet die Unterleibsorgane. Hält Blase und Prostata gesund. Fördert die Nierentätigkeit. Baut überschüssiges Fett ab.

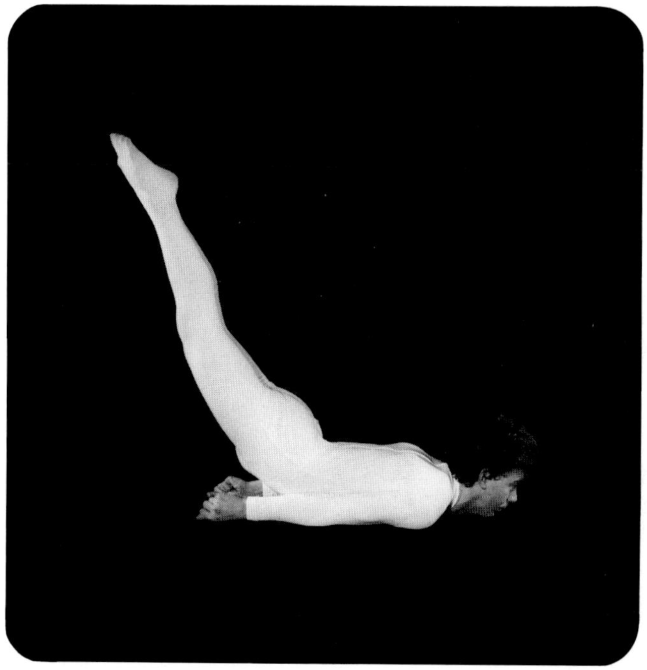

Heuschrecke (Salabhasana)

Die Bauchlage einnehmen. Das Kinn fest auf den Boden legen und nach vorn strecken. Die Hände zur Faust ballen und mit dem Daumen nach unten gerichtet auf den Boden drücken. Gleichzeitig die ausgestreckten Beine von der Hüfte heraus so hoch wie möglich heben. Das Kinn und die Schultern dürfen den Bodenkontakt nicht verlieren.
Am Anfang ist es schwierig, in dieser Stellung normal zu atmen. Der Atem darf nicht angehalten werden.
Langsam die Beine senken.

Kräftigt die Bauchmuskulatur. Dehnt die Rücken- und die rückwärtigen Beinmuskeln. Steigert die Beweglichkeit der Hüftgelenke und der Lendenwirbelsäule. Verbessert die Durchblutung des Bauchraums. Regt die Verdauungsorgane an. Beeinflußt günstig Zuckerkrankheit, Magenschleimhautentzündung und Appetitlosigkeit. Wirkt heilend auf Leber, Galle, Nieren und Darm. Stärkt das Nervensystem. Kräftigt besonders die Nerven der Kreuzbein- und der Lendenwirbelsäulengegend. Baut überschüssiges Fett ab. Durchblutet das Rückenmark. Belebt den Sympathikus und den Parasympathikus. Regt den Lymphstrom an. Hilft bei Hämorrhoiden. Normalisiert die Funktion der Geschlechtsdrüsen. Verjüngt den Organismus.

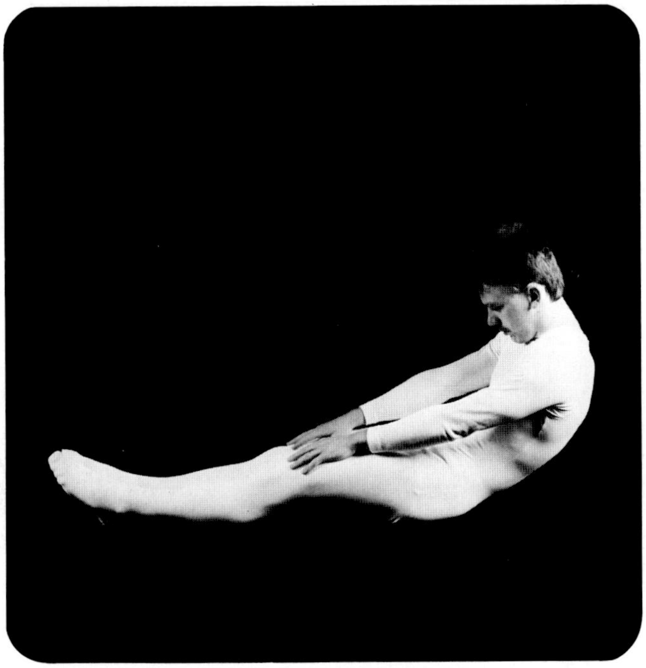

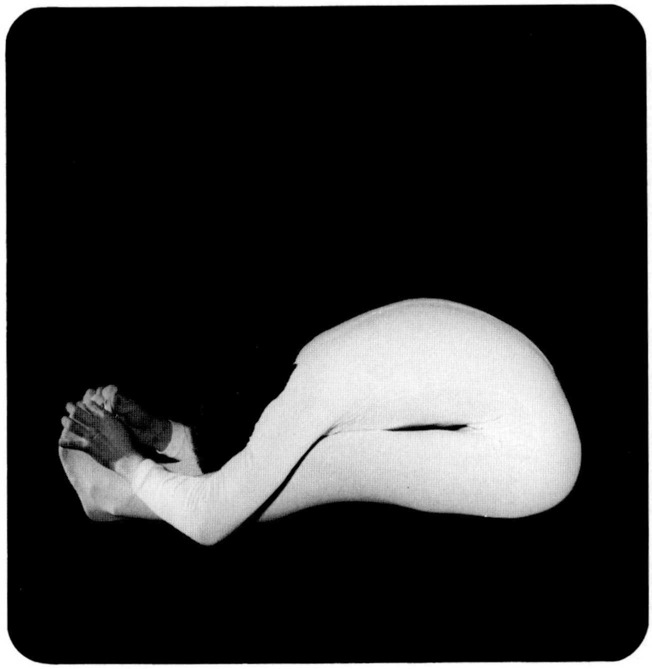

Kreuzdehnungshaltung-Zange (Paschimottanasana)

Sich entspannt auf den Rücken legen. Die Arme gestreckt über den Kopf nehmen und den Körper durchdrehen. Die Daumen ineinander verhaken. Die Arme langsam heben und in Richtung der Beine bewegen. Wenn die Hände aus dem Gesichtsfeld verschwunden sind, langsam den Kopf und die Schultern heben. Wenn die Hände die Oberschenkel erreicht haben, den Oberkörper langsam Wirbel um Wirbel aufrichten. Dann den Oberkörper mit gedehntem Nacken und mit möglichst geradem Rücken nach vorne neigen. Nicht in der Taille, sondern im Hüftgelenk sich nach vorne beugen. Die Hände an den Beinen entlang gleiten lassen und den Teil der Beine ergreifen, der mühelos zu fassen ist, am besten die großen Zehen. Dabei legen sich die Ellenbogen auf den Boden. Mit Hilfe des Atems nachgeben, daß sich der Oberkörper mit geradem Rücken weiter den Oberschenkeln nähert. Um eine weitere Vorbeuge zu erreichen, den Oberkörper mit Hilfe der Armkraft zu den Beinen ziehen. Dabei kann der Rücken etwas rund werden. Die Aufmerksamkeit in das Kreuzbein und noch weiter in das Steißbein lenken. Die Beine sollten möglichst gestreckt bleiben. Keine ruckartigen Bewegungen machen. Die Atembewegung in den Flanken spüren.

Sich langsam aufrichten und sich Wirbel um Wirbel abrollend wieder auf den Rücken legen. Die Hände gleiten dabei am Oberschenkel entlang.

Übt die Oberschenkel- und Rückenmuskulatur. Stärkt die Handgelenke. Macht die Wirbelsäule biegsam und regt die Verdauung an. Durchblutet Brust- und Kopfbereich. Verbessert die Denkfähigkeit. Vermittelt einen guten Teint.

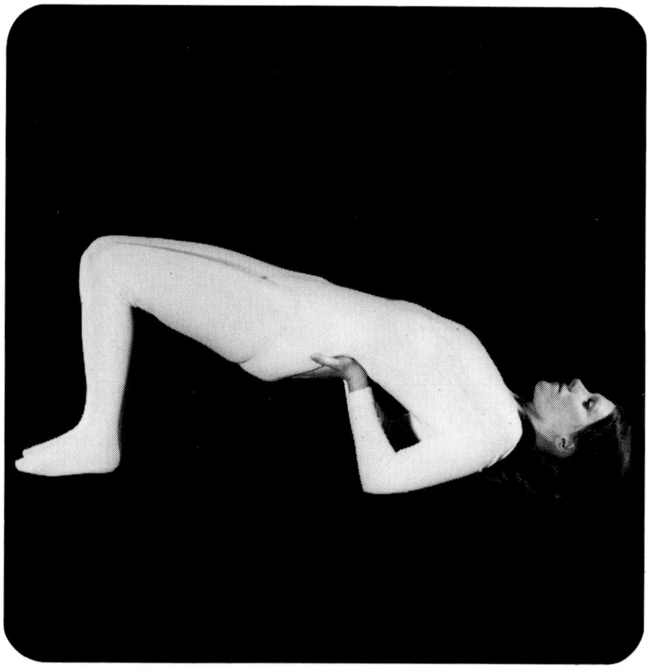

Halbe Radhaltung (Ardha-Tschakrasana)

In die Rückenlage gehen. Die Arme neben dem Körper ablegen. Die Beine leicht gegrätscht anwinkeln und die Füße an den Körper heranziehen, bis die Unterschenkel senkrecht zum Boden stehen. Langsam das Becken so hoch wie möglich heben, so daß der Körper nur auf den Füßen und den Schultern ruht. Die Arme einbeugen, die Ellenbogen unter dem Körper aufsetzen und den Rumpf mit den Händen am oberen Teil des Beckens stützen. Mit den Händen das Becken etwas fußwärts schieben, um die Lendengegend noch mehr zu dehnen.
Das Becken langsam senken und sich Wirbel um Wirbel abrollend auf den Rückenlegen. Die Beine wieder strecken.

Durchblutet die Augen. Verbessert das Sehvermögen. Stärkt die Augenmuskeln. Verhindert Nachlassen der Sehkraft im Alter.

Augenübungen

Die Kerzenhaltung oder eine Sitzhaltung einnehmen. Nur die Augen werden bewegt, der übrige Körper bleibt ganz ruhig.

1. Nach oben blicken, nach unten blicken. Mehrmals wiederholen. Die Augen schließen.
2. Nach oben blicken, geradeaus, nach unten, geradeaus blicken. Mehrmals wiederholen. Die Augen schließen.

Nach allen Augenübungen die Handflächen gegeneinander reiben und sie zur Entspannung auf die geschlossenen Augen legen.

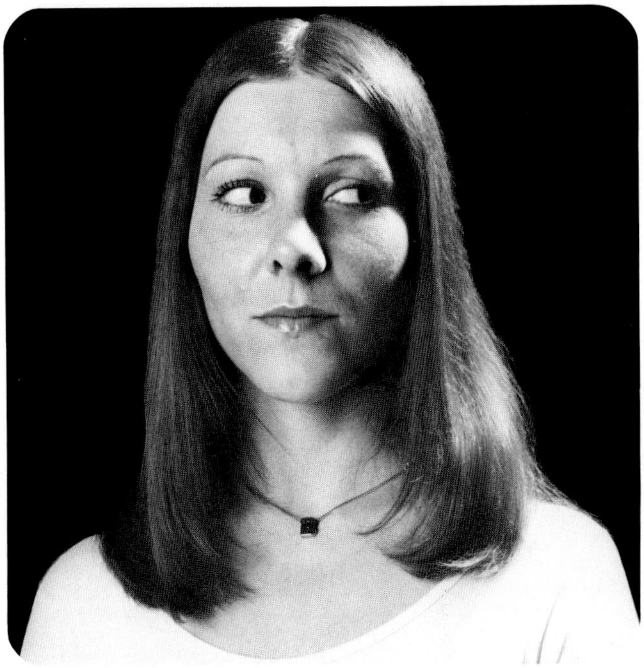

3. Nach links blicken, nach rechts blicken. Mehrmals wiederholen. Die Augen schließen.
4. Nach links blicken, geradeaus, nach rechts, geradeaus blicken. Mehrmals wiederholen. Die Augen schließen.
5. Diagonal nach recnts oben blicken, nach links unten blicken. Mehrmals wiederholen. Die Augen schließen.
6. Diagonal nach links oben blicken, nach rechts unten blicken. Mehrmals wiederholen. Die Augen schließen.

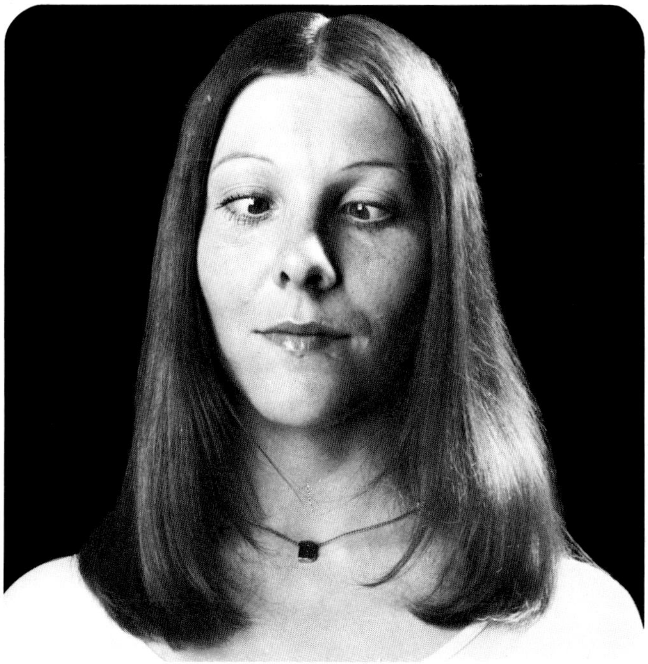

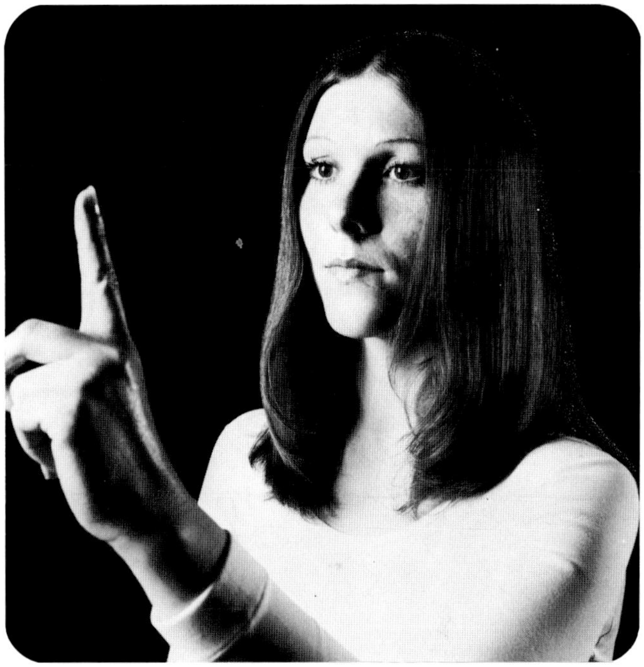

7. Auf die Nasenspitze blicken, dann auf einen entfernten Punkt blicken. Mehrmals wiederholen. Die Augen schließen.
8. Langsam die Augen kreisen lassen. Eine volle Runde rechts herum, dann links herum kreisen lassen. Mehrmals wiederholen. Die Augen schließen.
9. Nur in einer Sitzhaltung durchzuführen: Den Zeigefinger ca. 30 cm vor das Gesicht halten. Auf die Fingerspitze blicken, dann in die Ferne blicken. Mehrmals wiederholen. Die Augen schließen.
10. Die Augen durch Zusammenpressen der Lider massieren, dann mehrmals locker die Lider öffnen und schließen.

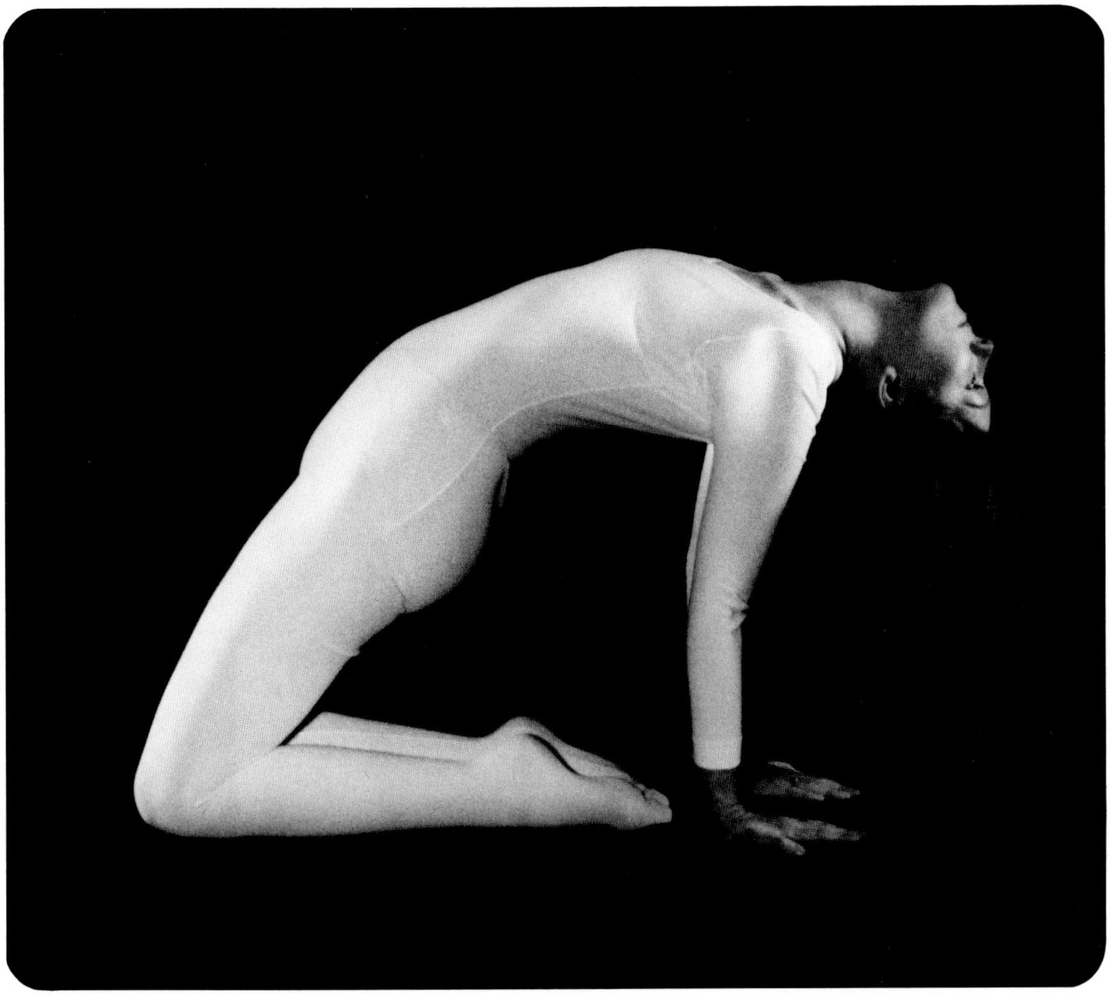

7. Lektion

Verurteile die Welt nicht.
Vergöttliche die Welt durch deine Taten.
Reinige die Welt durch dein Gespräch.
Verherrliche die Welt durch deine Gegenwart.

S. Yesudian

Dient zur Entwicklung des Gleichgewichts. Stärkt die Bein-, Hüft- und Rückenmuskulatur. Regt den Kreislauf im Unterleib an.

Festigt und strafft den ganzen Körper. Dehnt die rückwärtigen Beinmuskeln und die Rückenmuskulatur. Kräftigt und belebt die Wirbelsäule. Regt die Nerven der Lendenwirbelsäule an. Stärkt die Organe des Bauches.

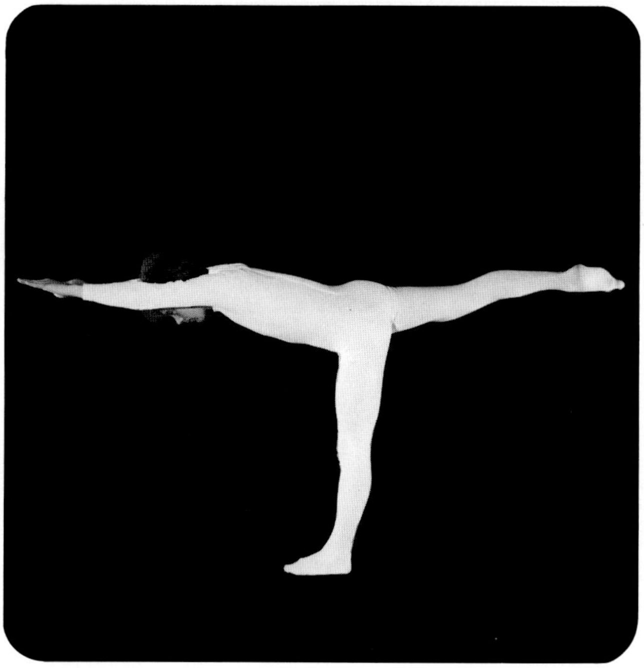

Waage (Tuladandasana)

Sich aufrecht hinstellen. Das Gewicht auf das linke Bein verlagern und sich mit ausgestreckten Armen nach vorn beugen und das andere Bein gleichzeitig hochnehmen, bis Arme, Rumpf und ausgestrecktes Bein eine horizontale gerade Linie parallel zum Erdboden bilden. Die Arme nach vorn und das rechte Bein intensiv nach hinten dehnen und verlängern. Der Blick ist nach unten gerichtet. Langsam den Oberkörper wieder aufrichten und das rechte Bein gleichzeitig senken.
Die Haltung mit dem anderen Bein wiederholen.

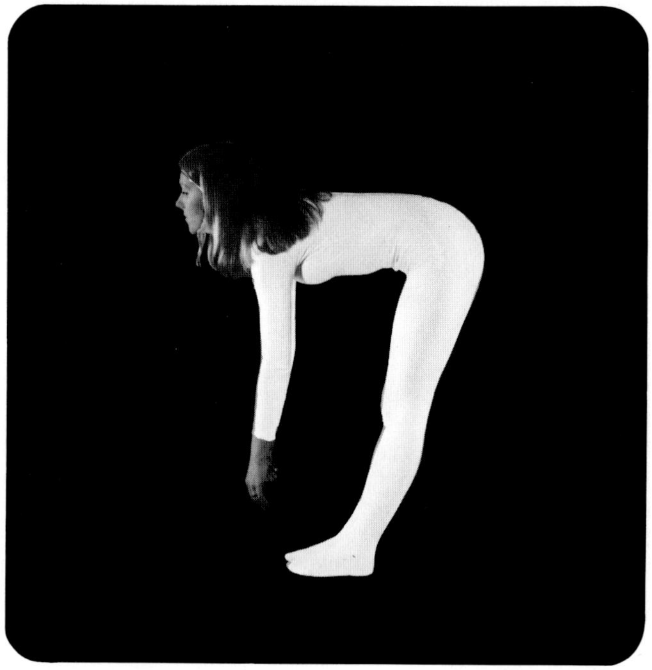

Rumpfbeuge I (Padangusthasana)

Sich aufrecht hinstellen. Die Arme mit den Handflächen nach oben seitwärts bis zur Senkrechten hochführen. Den ganzen Körper bis in die Fingerspitzen dehnen. Die Dehnung beibehaltend sich langsam mit geradem Rücken aus dem Hüftgelenk nach vorn beugen, bis der Rumpf waagrecht zum Boden steht. Dabei verlagert sich das Becken nach hinten. Das Kreuz so hohl wie möglich machen. Die Arme hängen nach unten. Die Knie bleiben durchgedrückt. Den Kopf heben oder den Kopf in eine Ebene mit dem Rücken bringen und den Nacken lang machen.
Langsam mit geradem Rücken in die Ausgangsstellung zurückkehren.

Fördert die Funktionen des ganzen Verdauungstraktes. Regt die Drüsen der Verdauungsorgane an. Stärkt Darm, Magen, Leber, Milz und Bauchspeicheldrüse. Hilft bei Verstopfung und Blähungen. Belebt die Nieren und kräftigt die Nebennieren. Beugt Senkungserscheinungen vor. Wirkt ausgleichend auf das Sonnengeflecht. Massiert durch das Heben des Zwerchfells das Herz und stärkt die Lunge. Gegenindikation: Schwere Herzleiden und akute Entzündungen der Bauchorgane.

Kräftigt die Schenkel, Hüften und die Bauchmuskulatur. Macht die Wirbelsäule locker und beweglich. Stärkt die Brustmuskulatur und weitet den Brustkorb. Fördert die Verdauung und die Funktion der Unterleibsorgane an. Durchblutet die Nieren und regt ihre Ausscheidung an. Entspannt das Sonnengeflecht.

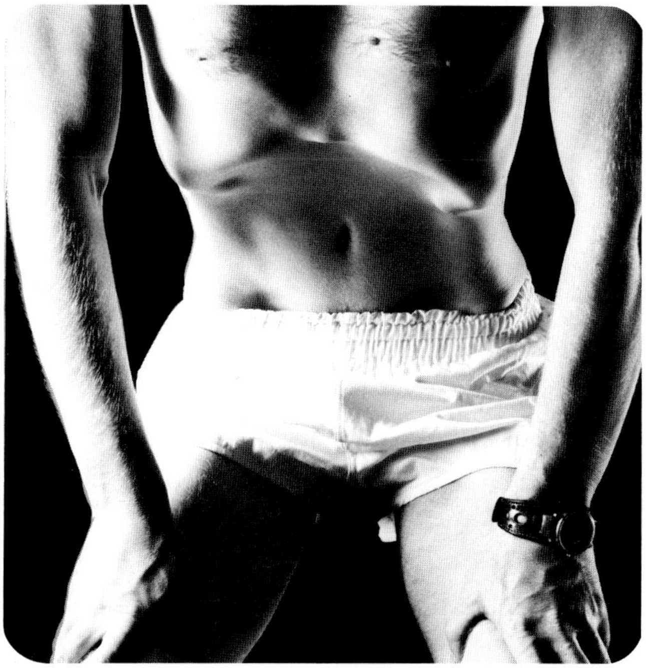

Baucheinziehen im Stehen (Uddiyana-Bandha)

Die Übung darf nur mit leerem Magen ausgeführt werden. Sich aufrecht hinstellen. Die Beine ca. 30—40 cm weit grätschen. Sich mit rundem Rücken nach vorn neigen, die Knie leicht einbeugen, die Ellenbogen nach außen drehen und die Handflächen fest auf die Oberschenkel setzen. Die gestreckten Arme stützen die Schulter. Tief ausatmen, um die Lunge völlig zu leeren. Den Bauch tief einziehen. Ohne Luft in die Lunge eintreten zu lassen, die Bauchmuskeln entspannen und die Rippen weiten und heben. Dabei wölbt sich das Zwerchfell nach oben und der Bauch zieht sich noch mehr ein. Für einige Sekunden die Stellung halten und dann den Brustkorb und den Bauch in die normale Lage zurückkehren lassen. Erst jetzt wieder tief einatmen.

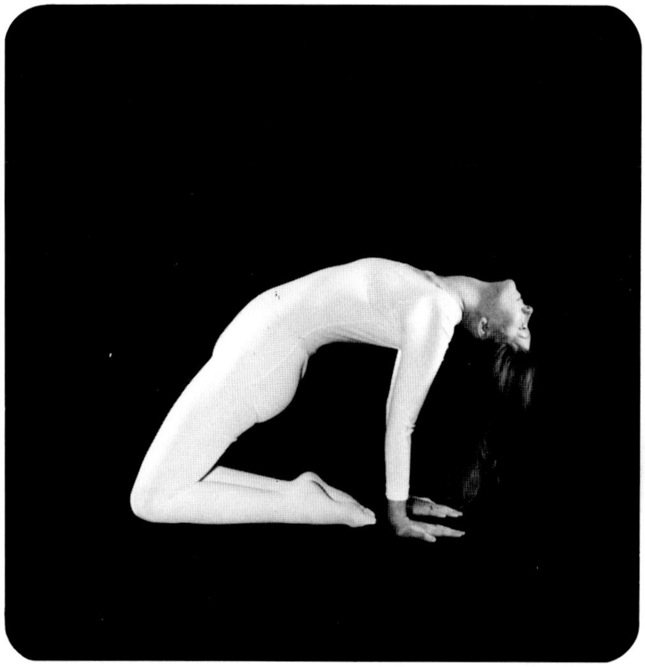

Beckendehnung

Den Fersensitz einnehmen. Die Hände mit den Fingerspitzen nach hinten und den Handflächen nach unten parallel zueinander hinter den Füßen auf den Boden legen. Die Arme bleiben gestreckt. Den Kopf nach hinten fallen lassen. Das Becken heben und so weit wie möglich dehnend nach vorn schieben, so daß der Körper einen Bogen bildet. Die Leisten dehnen und den Brustkorb weiten, um die Dehnung der Vorderseite zu verstärken.

Langsam das Becken wieder senken, die Hände nach vorne nehmen, die Fäuste übereinandersetzen, die Stirn darauf legen und ruhen.

Dehnt und kräftigt die Gesäß- und Oberschenkelmuskeln. Erhöht die Beweglichkeit der Hüft- und Kniegelenke. Hilft bei Rheumatismus in den Beinen. Regt den Blutkreislauf an. Durchblutet die Unterleibsorgane.

Regt die Funktion der Leber, des Magens und des aufsteigenden Dickdarms an, auf der anderen Seite die Funktion des absteigenden Dickdarms. Fördert die Durchblutung des Herzmuskels und der Milz.

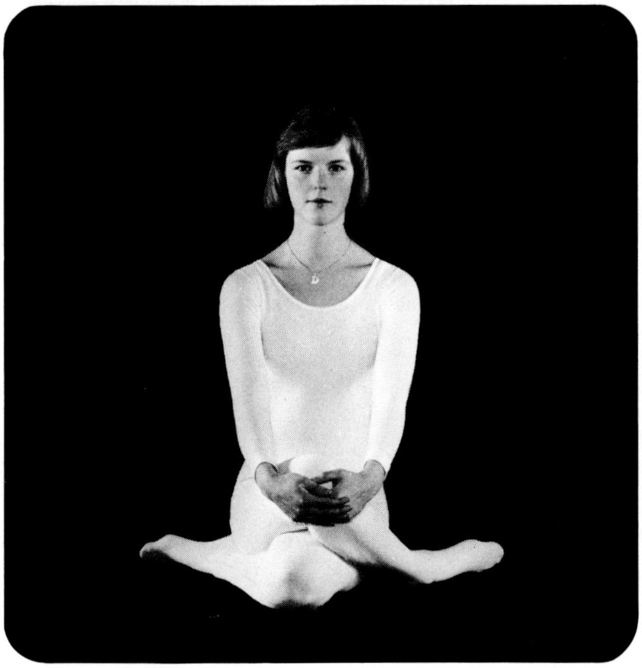

Kuhmaul I

In den Kniestand gehen. Das rechte Bein heben und den rechten Unterschenkel außen neben den linken Unterschenkel legen. Dabei kreuzen sich die Oberschenkel. Die Füße möglichst weit auseinander nach außen ziehen und sich zwischen den Füßen auf den Boden setzen. Den Rumpf aus dem Becken heraus aufrichten und mit den Händen das oben liegende rechte Knie umfassen.
Bei der Auflösung der Haltung zuerst das rechte Bein nach vorne führen und strecken, dann das linke Bein.
Die Haltung wechselseitig wiederholen.

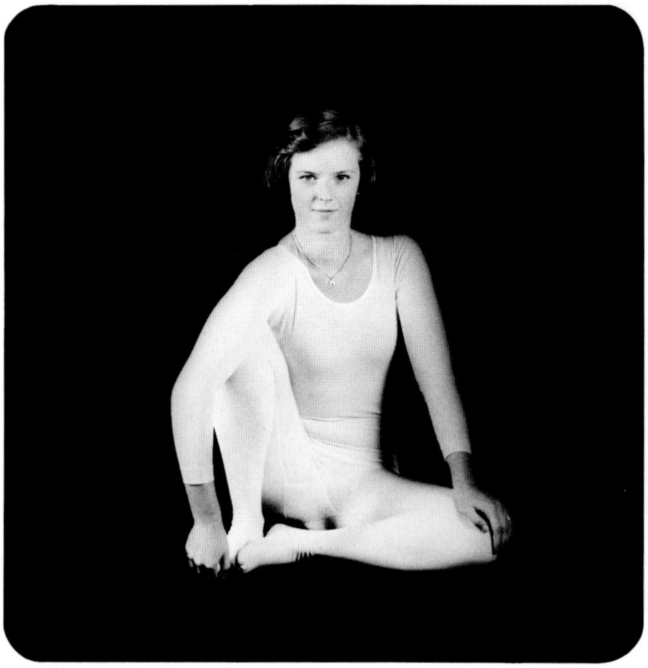

Lebenshaltung I (Pranasana)

Sich mit ausgestreckten Beinen auf den Boden setzen. Die Beine etwas grätschen und den linken Fuß an den rechten Oberschenkelansatz legen. Dann das rechte Bein aufsetzen und den rechten Fuß vor das linke Schienbein oder neben den linken Fuß stellen. Die rechte Achselhöhle über das rechte Knie bringen und die Finger der rechten Hand unter die Zehen des rechten Fußes legen. Den linken Arm auf dem linken Knie abstützen und strecken.
Die Haltung wechselseitig wiederholen.

Vermehrt die Gelenkigkeit der Hüft-, Fuß- und Kniegelenke, ist deshalb auch gut gegen Rheuma und Gicht. Fördert die Durchblutung des Unterleibs. Beruhigt das Nervensystem.

Lindert Gliederschmerzen. Hält die Finger gelenkig. Sorgt für eine gute Durchblutung der Hände und der Unterarme. Verhindert Ablagerungen in den Fingergelenken.

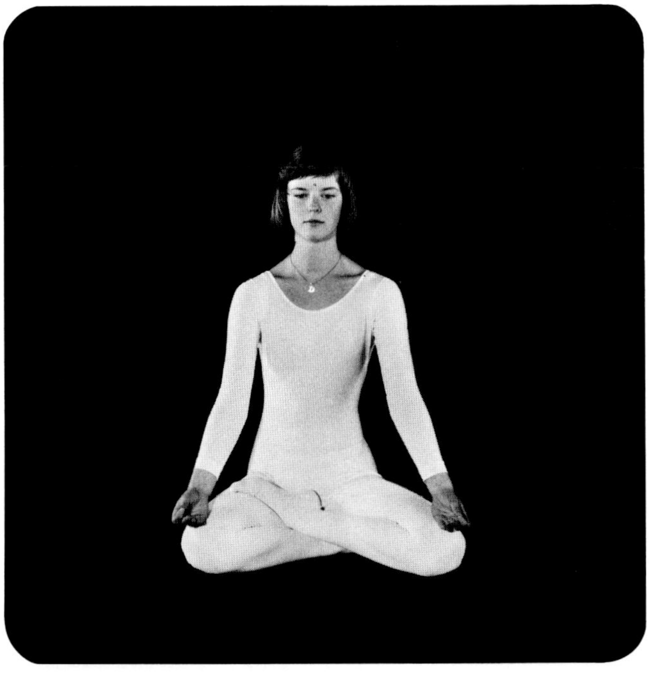

Halber Lotossitz (Ardha-Padmasana)

Sich mit gestreckten Beinen auf den Boden setzen. Die Beine etwas anwinkeln. Den rechten Fuß an den linken Oberschenkelansatz legen. Den linken Fuß heranziehen. Mit beiden Händen den linken Fuß umfassen, die Fußsohle nach oben drehen und den Fuß auf die Innenseite des rechten Oberschenkels legen. Beide Knie sollen den Boden berühren. Die Hände mit den Handrücken auf die Knie legen und mit Daumen und Zeigefinger einen Ring bilden. Das Becken und die Wirbelsäule aufrichten.
Die Sitzhaltung auflösen und die Beinstellung wechseln.

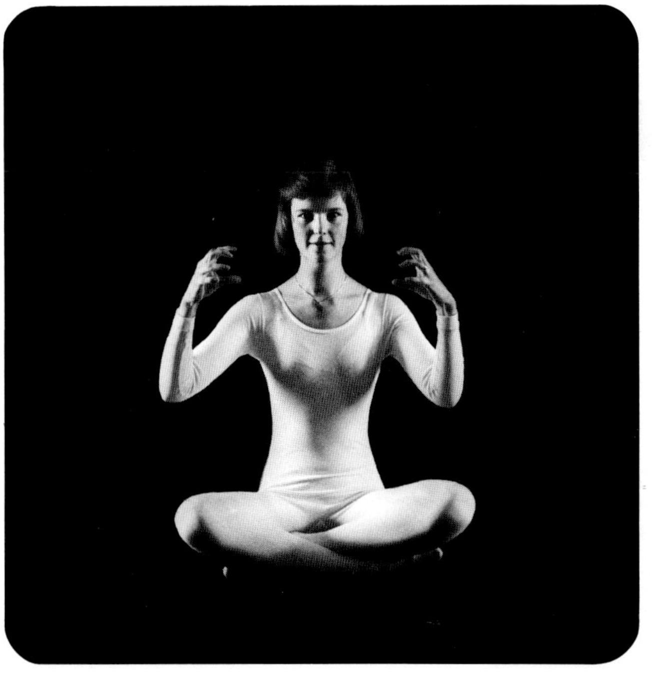

Handübung

Den halben Lotossitz oder eine andere Sitzhaltung einnehmen. Die Hände in Schulterhöhe heben und fest zur Faust ballen. Dann gleichsam wie eine sich öffnende Blume versuchen, die Hände gegen einen vorgestellten Widerstand von außen langsam zu öffnen. Die Finger ganz weit nach hinten biegen. Dann die Hände gegen einen vorgestellten Widerstand von innen langsam schließen. Die Übung mehrmals wiederholen.

Macht die Wirbelsäule beweglicher und stärkt sie. Lockert die oberen Lendenwirbel. Hilft bei Bandscheibenschäden. Baut Stauungen im unteren Teil des Rückens und in den Hüften ab. Formt und festigt die Unterleibsorgane. Massiert die Leber, Bauchspeicheldrüse, Milz und die anderen Bauchorgane und fördert ihre Funktion. Regt die Blutzirkulation, den Stoffwechsel sowie die Atmung an. Belebt das Nervensystem. Die Übung ist eine leicht anwendbare Eigenchiropraktik.

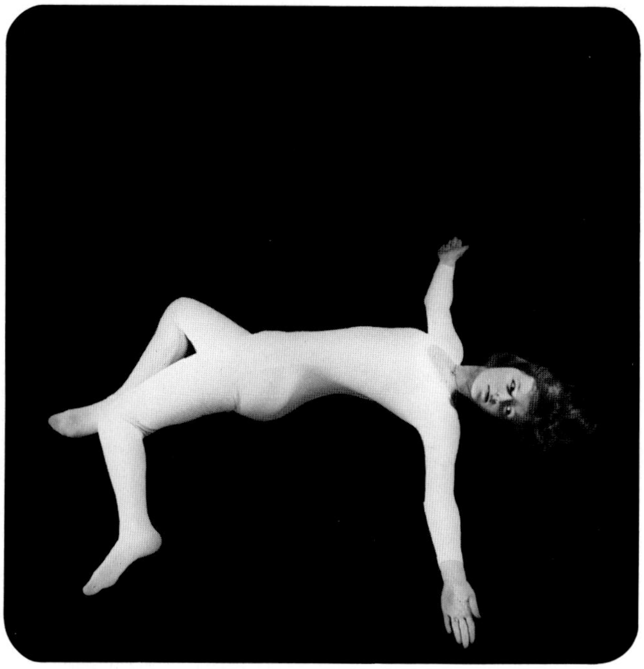

Krokodilübung V (Nakrasana)

Sich entspannt auf den Rücken legen. Die Arme ausbreiten. Die Beine gegrätscht auf den Fußsohlen heranziehen und die Füße auf eine Unterschenkellänge weit auseinander stellen. Langsam das Becken mit der linken Hüfte nach oben rechts drehen, bis beide Knie auf dem Boden liegen. Das linke Knie berührt die rechte Fußsohle. Die Schultern bleiben locker auf dem Boden liegen, den Kopf nach links drehen. Dann das Becken mit der rechten Hüfte und die Knie nach links drehen und den Kopf nach rechts. Die Übung in ruhig fließender Drehbewegung nach beiden Seiten mehrere Male wiederholen.
Danach Fischentspannung.

Macht die Wirbelsäule beweglicher und stärkt sie. Lockert die oberen Lendenwirbel. Hilft bei Bandscheibenschäden. Baut Stauungen im unteren Teil des Rückens und in den Hüften ab. Formt und festigt die Unterleibsorgane. Massiert die Leber, Bauchspeicheldrüse, Milz und die anderen Bauchorgane und fördert ihre Funktion. Regt die Blutzirkulation, den Stoffwechsel sowie die Atmung an. Belebt das Nervensystem. Die Übung ist eine leicht anwendbare Eigenchiropraktik.

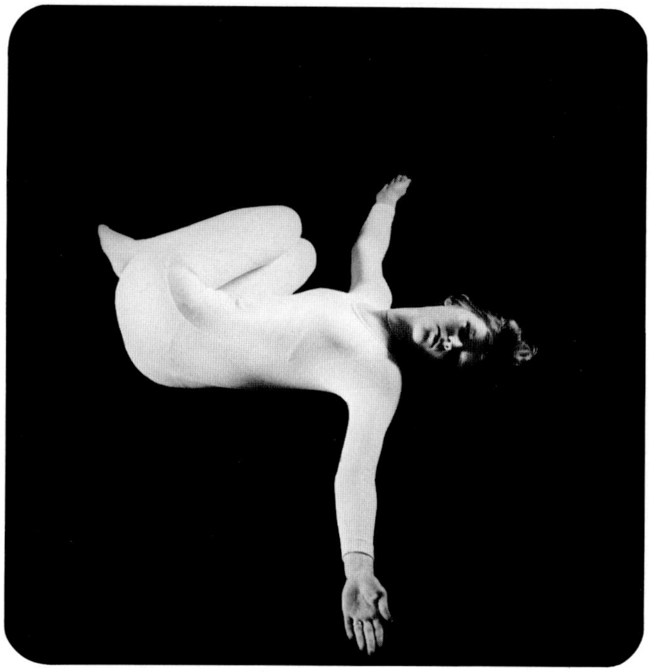

Krokodilübung VI (Nakrasana)

In der Rückenlage die Arme ausbreiten. Die Beine anwinkeln und die Oberschenkel an den Bauch heranziehen. In einer Drehbewegung die Beine mit geschlossenen Knien rechts auf den Boden legen und den Kopf nach links drehen. Die Schultern bleiben locker auf dem Boden liegen. Dann die Knie heben und links auf den Boden legen, den Kopf dabei nach rechts drehen.
Die Übung in ruhig fließender Drehbewegung nach beiden Seiten mehrere Male wiederholen.
Danach Fischentspannung.

Stärkt die Rücken-, Nacken- und Bauchmuskeln. Fördert die Durchblutung der Nierengegend. Erhöht die Blutzufuhr im Wirbelsäulenbereich. Kräftigt die Schilddrüse und die Nebennieren. Fördert die Funktion der Leber, der Gallenblase, der Milz, der Bauchspeicheldrüse, des Magens und des Darms. Bekämpft Verstopfung und regt den Appetit an.

Streckt und festigt die Nacken-, Rücken-, Bauch- und Beinmuskulatur. Sorgt für die Durchblutung des Gehirns und verbessert die Denkfähigkeit. Hilft bei Venenschmerzen und Krampfadern sowie bei Hämorrhoiden. Nimmt Stauungen aus dem Beckengebiet. Entlastet das Herz. Wirkt kräftigend und aus-

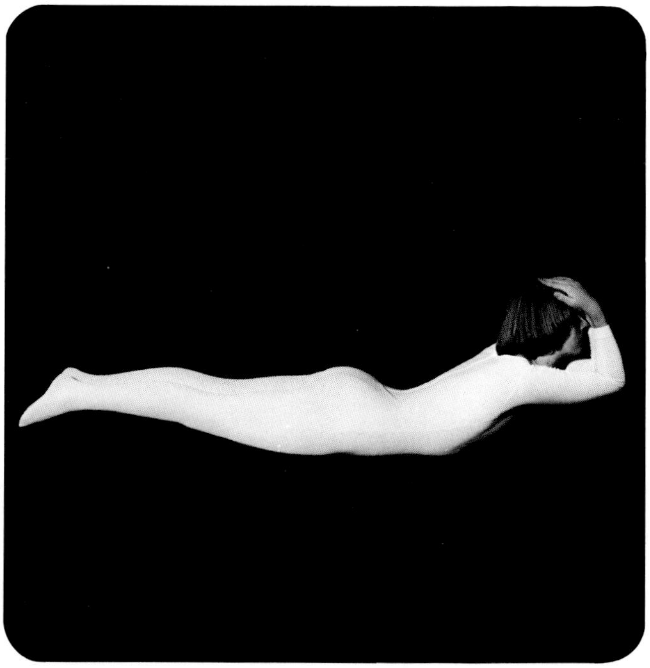

Delphin II (Makarasana)

Die Bauchlage einnehmen. Beide Ellenbogen vor dem Kopf auf den Boden aufsetzen. Die Unterarme nach oben richten, die Handballen an den Haaransatz legen und mit den Händen den Kopf berühren. Den Kopf in den Nacken ziehen. Dabei heben sich die Arme vom Boden ab. Mit Hilfe der Rückenmuskulatur den Oberkörper so weit wie möglich dehnend Wirbel um Wirbel aufrichten und das Brustbein nach vorne bringen und den Brustkorb weiten. Langsam Wirbel um Wirbel abrollend in die Bauchlage zurückkehren.

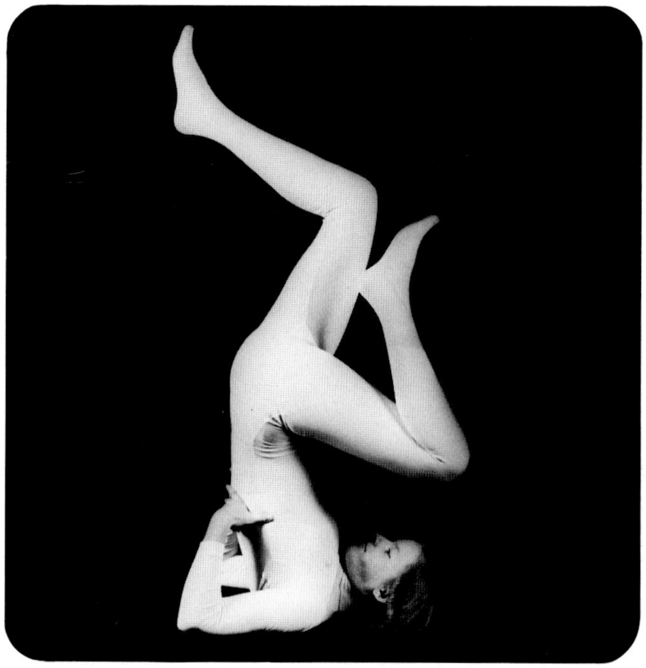

Kerze mit Übungen (Eka-Pada-Sarvangasana)

In die Kerze gehen.

a) Mit den Beinen Radfahrbewegungen durchführen.
b) Die Beine zur Grätsche öffnen.

gleichend auf das zentrale Nervensystem. Regt die Funktion der Hormondrüsen an und verjüngt. Verbessert den Teint. Wirkt durch den Druck auf die Schilddrüse gewichtsreduzierend. Lindert Kurzatmigkeit. Bronchitis, Rachenbeschwerden und Asthma. Fördert die Verdauung. Befreit den Körper von Giftstoffen, vermittelt neue Energie und Vitalität. Hilft bei Harn- und Menstruationsbeschwerden und bei Senkungserscheinungen der Bauchorgane (Gebärmuttersenkung). Regeneriert den ganzen Körper. Regt die Lymphdrüsen an.

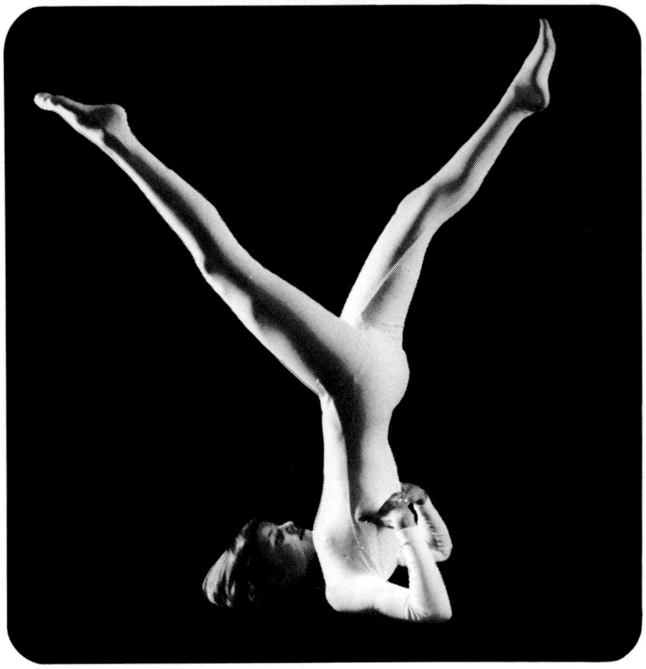

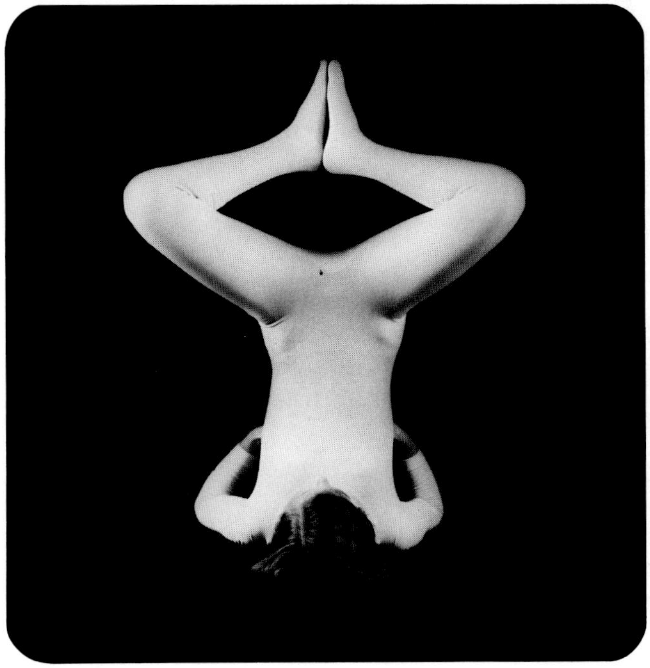

Kerze mit Übungen (Eka-Pada-Sarvangasana)

c) Die Beine zu einer weiten Schere öffnen. Wechseln.

d) Die Fußsohlen aneinanderlegen und zum Gesäß herabziehen. Die Knie weit nach außen drücken, so daß eine Dehnung in den Gesäßmuskeln entsteht.

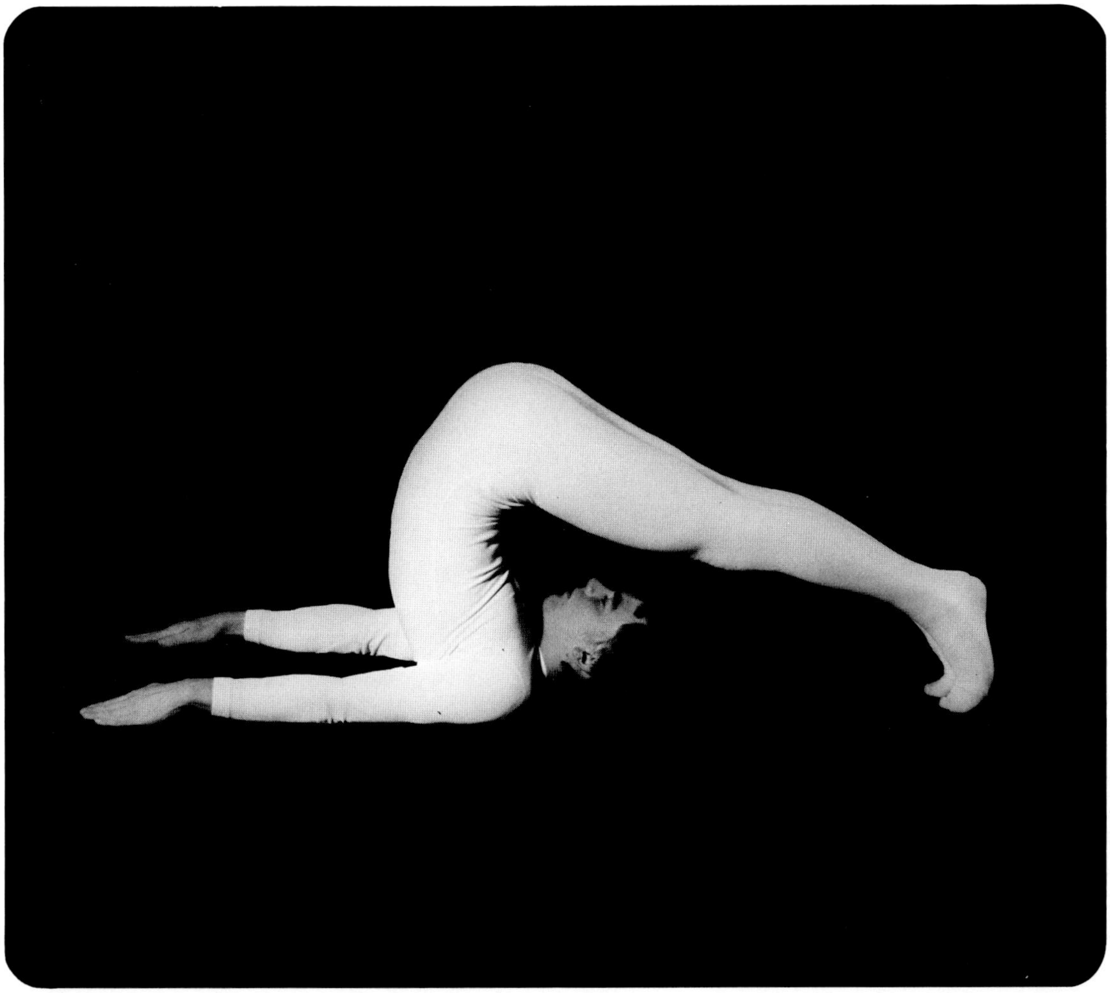

8. Lektion

Ihr müßt die Menschen lieben, wenn Ihr sie ändern wollt.
Euer Einfluß reicht nur so weit wie Eure Liebe.

Pestalozzi

Dehnt die Brust-, Bauch- und Oberschenkelmuskeln. Hilft bei Verstopfung. Regt die Peristaltik an, da sich die Därme einen größeren Raum verschaffen. Vergrößert die Beweglichkeit des Rückgrats. Vermindert Fettansatz an Bauch und Hüfte. Durchblutet die Nieren und regt ihre Ausscheidung an. Entspannt das Sonnengeflecht.

Strafft den ganzen Körper. Dehnt die ganze rückwärtige Körpermuskulatur. Macht die Hüften schlanker. Streckt und stärkt die Bänder im Rücken, Hals, Nacken und in den Beinen. Dehnt die Wirbelsäule und macht sie gelenkig und biegsam. Entspannt den Rücken und die Schultern. Regt Leber, Milz, Magen und Nieren an. Fördert die Verdauung und hilft gegen Fettleibigkeit. Durchblutet den Kopf und verbessert die Denkfähigkeit. Verhindert Faltenbildung und schenkt einen gesunden Teint.

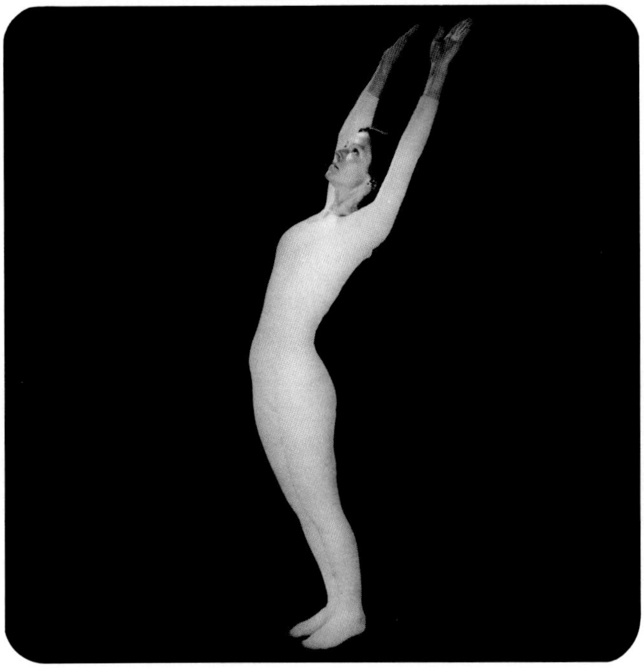

Halbmond nach hinten (Ardha-Tschandrasana)

Sich aufrecht hinstellen. Die Beine leicht grätschen. Die Arme mit den Handflächen nach oben seitwärts bis zur Senkrechten hochführen und die Daumen ineinander verhaken. Den ganzen Körper aus dem Becken heraus bis in die Fingerspitzen dehnen. Den Oberkörper langsam so weit wie möglich dehnend nach rückwärts beugen, dabei das Becken nach vorn schieben.
Während der Haltung leicht weiteratmen und den Mund etwas öffnen. Den Atem nicht pressen.
Langsam den Oberkörper wieder aufrichten.

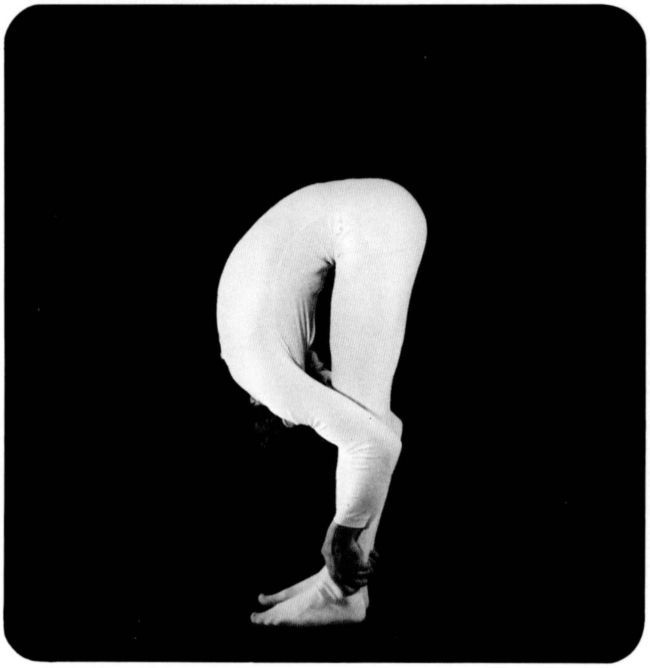

Rumpfbeuge II (Padahastasana)

Sich aufrecht hinstellen. Die Arme mit den Handflächen nach oben seitwärts bis zur Senkrechten hochführen. Den ganzen Körper bis in die Fingerspitzen dehnen. Die Dehnung beibehaltend sich langsam aus dem Hüftgelenk heraus mit geradem Rücken nach vorn beugen. Der Schwerkraft des Oberkörpers nachgeben und den Rumpf immer näher zu den Oberschenkeln bringen, dabei das Becken nach hinten verschieben. Mit den Händen von hinten die Fußgelenke oder die Fersen umfassen, das Kinn an den Hals ziehen und mit Hilfe der Armmuskulatur den Rumpf noch näher zu den Oberschenkeln heranziehen, bis das Gesicht unterhalb der Knie die Unterschenkel berührt. Die Ellenbogen zeigen nach hinten.
Keine ruckartigen Bewegungen machen.
Langsam die Haltung auflösen und sich Wirbel um Wirbel aufrichten.

Fördert die Funktion des ganzen Verdauungstraktes. Regt die Drüsen der Verdauungsorgane an. Stärkt Darm, Magen, Leber, Milz und Bauchspeicheldrüse. Hilft bei Verstopfung und Blähungen. Belebt die Nieren und kräftigt die Nebennieren. Beugt Senkungserscheinungen vor. Wirkt ausgleichend auf das Sonnengeflecht. Massiert durch das Heben des Zwerchfells das Herz und stärkt die Lunge. Reinigt den ganzen Körper.

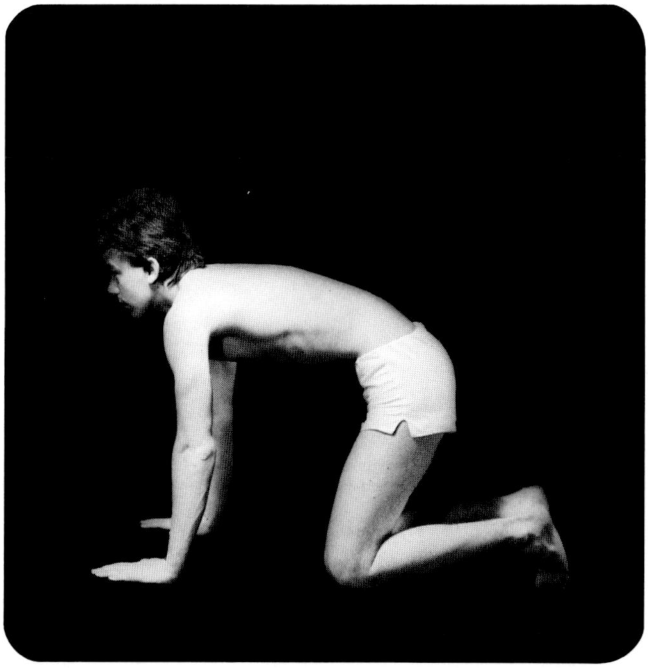

Bauchschnellende Reinigungsübung (Agnisara-Dhauti)

Die gleiche Stellung wie bei Baucheinziehen im Stehen (7. Lektion, Seite 85) oder den Vierfüßerstand einnehmen.
Einatmen und anschließend tief ausatmen, um die Lunge völlig zu leeren, dabei den Bauch tief einziehen. Ohne Luft in die Lunge eintreten zu lassen die Bauchmuskeln entspannen und die Rippen weiten und heben. Dabei wölbt sich das Zwerchfell nach oben und der Bauch zieht sich noch mehr ein. Es entsteht eine tiefe Einbuchtung. Unverzüglich den Bauch wieder herausschnellen lassen, um ihn sofort wieder einzuziehen. Der Bauch muß unbedingt entspannt bleiben. Mehrere Male den Bauch herein- und herausschnellen lassen, bis das Atembedürfnis wieder eintritt.
Einige Male durchatmen und die Übung wiederholen.

Stärkt die Hüft- und Bauchmuskulatur. Kräftigt Hüft-, Knie- und Fußgelenke. Hält die Wirbelsäule geschmeidig. Sorgt für eine schlanke Taille. Fördert die Verdauung.

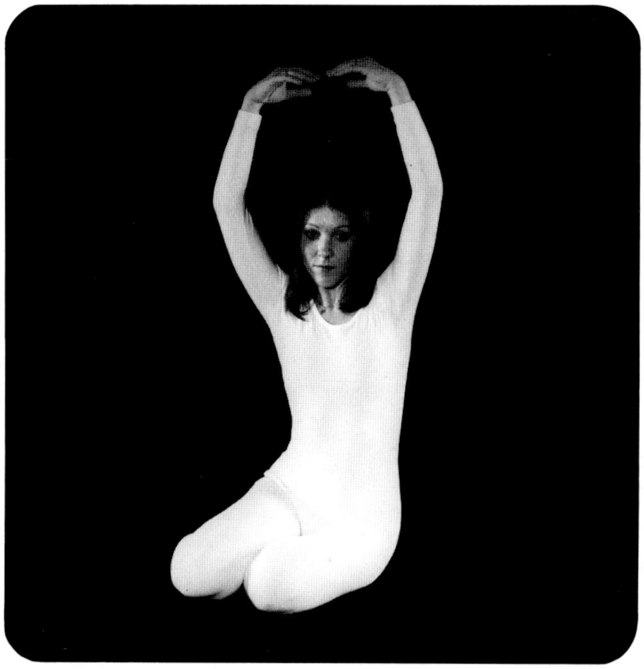

Seitenschwung I

In den Kniestand gehen. Die Arme locker über dem Kopf halten, dann sich links neben die Unterschenkel setzen. Den Oberkörper nach rechts neigen. Die rechte Seite etwas nach vorn drehen und die linke Rumpfhälfte intensiv dehnen. Langsam wieder hochkommen und sich auf die andere Seite der Unterschenkel setzen.
Die Übung mehrere Male in ruhig fließender Bewegung wiederholen.

Dehnt und kräftigt die Gesäß- und Oberschenkelmuskeln. Erhöht die Beweglichkeit der Hüft- und Kniegelenke. Hilft bei Rheumatismus in den Beinen. Regt den Blutkreislauf an. Durchblutet die Unterleibsorgane.

Regt die Funktion der Leber, des Magens und des aufsteigenden Dickdarms an, auf der anderen Seite die Funktion des absteigenden Dickdarms. Fördert die Durchblutung des Herzmuskels und der Milz. Vermehrt die Gelenkigkeit der Hüft-, Fuß- und Kniegelenke, ist deshalb auch gut gegen Rheuma und Gicht. Fördert die Durchblutung des Unterleibs. Beruhigt das Nervensystem.

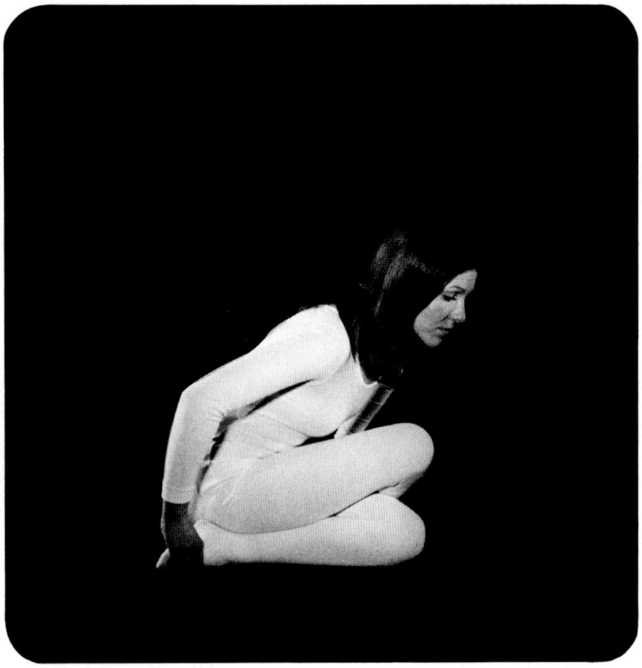

Kuhmaul II

Kuhmaul I (siehe Seite 86) einnehmen. Die Füße mit beiden Händen am Spann umfassen und sich langsam mit gestrecktem Rumpf und aufgerichteter Wirbelsäule dehnend aus dem Hüftgelenk heraus nach vorn beugen. Ein Rundrücken ist unbedingt zu vermeiden.

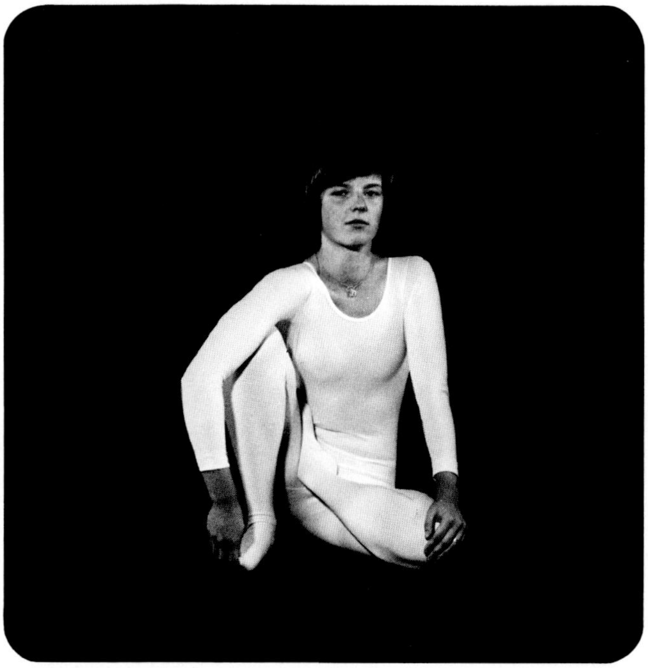

Lebenshaltung II (Pranasana)

Sich mit ausgestreckten Beinen auf den Boden setzen. Den linken Fuß mit der Fußsohle nach oben in die rechte Leistenbeuge legen. Die Ferse drückt dabei etwas in den Leib hinein. Die rechte Gesäßhälfte etwas anheben, das rechte Bein anwinkeln und auf der Fußsohle an den Körper heranziehen. Die rechte Achselhöhle über das rechte Knie bringen und die Finger der rechten Hand unter die Zehen des rechten Fußes legen. Den linken Arm auf dem linken Knie abstützen.
Die Haltung wechselseitig wiederholen.

Kräftigt die Handgelenke. Fördert die Durchblutung des Kopf- und Brustbereichs. Fördert das Gedächtnis und die Konzentrationsfähigkeit. Verbessert das Gehör und das Sehvermögen. Verschönert den Teint. Durchlüftet die Lunge. Regt durch die Entstauung des Unterleibs die Verdauung an. Beugt Senkungserscheinungen der Bauchorgane vor. Regt die innersekretorischen Drüsen an. Fördert das Gleichgewicht. Vermittelt neue Energie und Vitalität. Entschlackt den Organismus.

Kräftigt die Rückenmuskulatur, wirkt dadurch vorbeugend gegen Bandscheibenschäden. Dehnt die Wirbelsäule, macht sie gelenkig und kräftigt sie. Lindert Schmerzen im Rücken. Festigt und reduziert die Hüften. Strafft das Gesäß. Hilft bei Blasenbeschwerden. Regeneriert die Sexualdrüsen. Durchblutet die Nieren. Fördert die Verdauung.

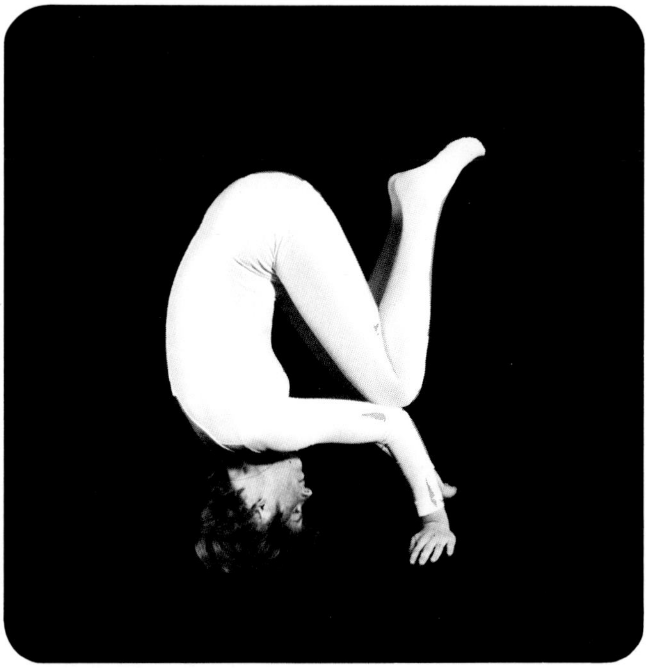

Dreifuß (Kapalasana)

Den Fersensitz oder den Kniestand einnehmen. Die Unterarme schulterbreit ca. 30 cm von den Knien entfernt auf den Boden legen, die Hände schließen und so ein gleichseitiges Dreieck bilden. Die Hände öffnen und an deren Stelle den Scheitel auflegen. An die Stelle der Ellenbogen die Hände mit nach außen zeigenden Fingern auf den Boden legen. Die Zehen aufsetzen und die Beine durchstrecken, so daß das Gesäß sich hebt. Die Beine spreizen und langsam mit kleinen Schritten nach vorn gehen und die Knie auf die Ellenbogen aufsetzen. Die Unterschenkel nach oben anwinkeln und die Fußspitzen sich berühren lassen.
Langsam die Füße senken, die Knie wieder auf den Boden auflegen und den Fersensitz einnehmen. Die Fäuste übereinandersetzen, die Stirn darauflegen und ruhen.

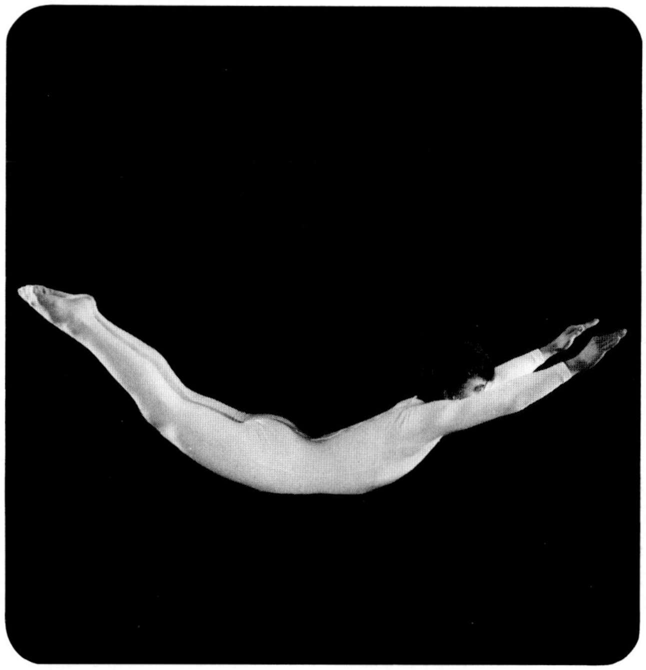

Libelle (Dolasana)

Die Bauchlage einnehmen. Die flachen Hände unter die Stirn legen. Die Arme nach vorn strecken. Ganz langsam gleichzeitig Kopf, Brustkorb, Arme und Beine so hoch wie möglich dehnend heben. Die Gesäßmuskulatur wird dabei kraftvoll gespannt. Die Beine bleiben die ganze Zeit geschlossen und gestreckt.
Langsam den Oberkörper und die Beine gleichzeitig wieder senken und in die Ausgangsstellung zurückkehren.

Stärkt die Waden, die rückwärtigen Oberschenkelmuskeln und die gesamten Rücken- und Schultermuskeln. Dehnt die Wirbelsäule. Hilft bei Ischias- und Hüftgelenkerkrankung. Entspannt das Sonnengeflecht. Regt die Verdauung an. Fördert die Funktion der Leber und der Bauchspeicheldrüse.

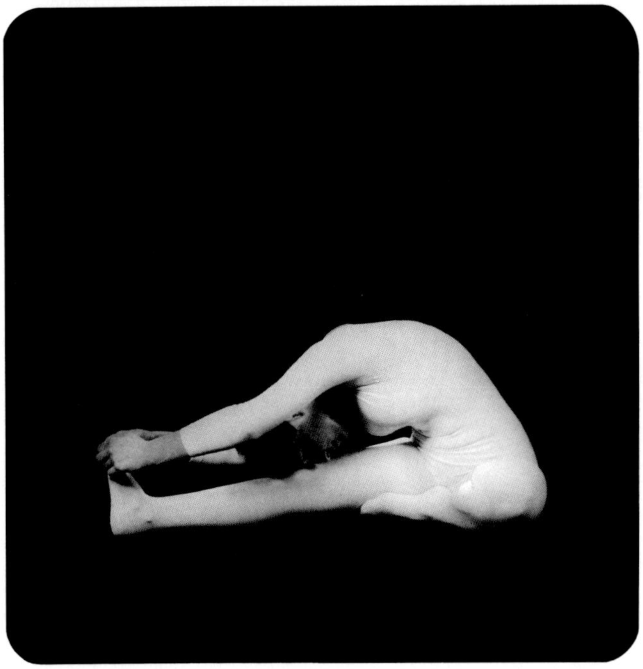

Knie-Stirn-Haltung (Janu-Sirsasana)

Sich mit ausgestreckten Beinen auf den Boden setzen. Die Beine grätschen. Das linke Bein einbeugen und die Fußsohle des linken Fußes an die Innenseite des rechten Oberschenkels legen, so daß die Ferse vor der Körpermitte liegt. Die Arme seitwärts bis zur Senkrechten heben und sich aus dem Becken heraus dehnend nach rechts beugen, bis die Stirn unterhalb des rechten Knies den Unterschenkel berührt. Die Hände ergreifen die Zehen des rechten Fußes oder den rechten Knöchel. Die Ferse nach vorne schieben und das Bein dehnen.
Langsam Wirbel um Wirbel aufrichten und die Haltung auf der anderen Seite wiederholen.

Macht die Wirbelsäule beweglicher und stärkt sie. Lockert die unteren Lendenwirbel. Hilft bei Bandscheibenschäden. Baut Stauungen im unteren Teil des Rückens und in den Hüften ab. Formt und festigt die Unterleibsorgane. Massiert die Leber, Bauchspeicheldrüse, Milz und die anderen Bauchorgane und fördert ihre Funktion. Festigt und durchblutet die Brustmuskulatur und die Brüste der Frau. Entlastet das Herz.

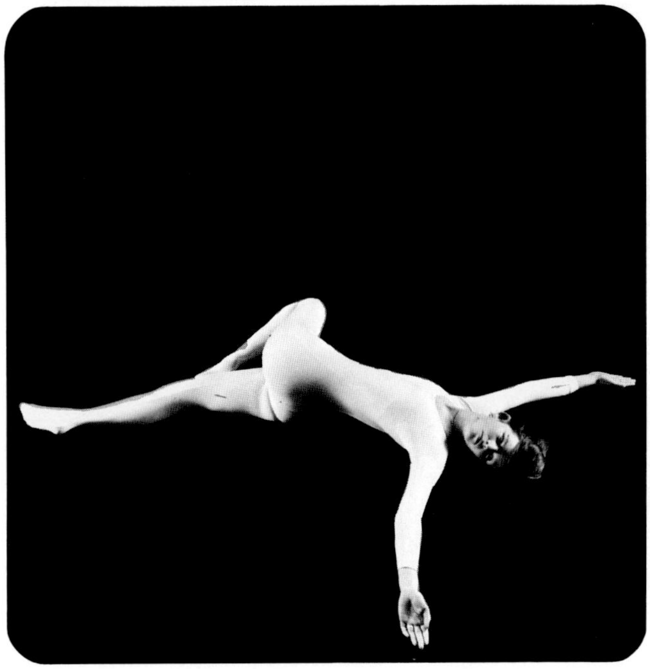

Krokodilübung VII (Nakrasana)

Auf die rechte Körperseite legen. Den rechten Arm strecken und den Kopf darauf legen. Das linke Bein anwinkeln, das Knie möglichst weit nach oben ziehen und auf den Boden legen. Den linken Arm senkrecht nach oben strecken, ausbalancieren und die Mitte finden. Den gestreckten linken Arm dehnend nach links auf den Boden ablegen, so daß eine starke Dehnung in der Brustmuskulatur entsteht. Dabei gleitet der Kopf vom rechten Oberarm und dreht sich mit der Schulter nach links. Beide Schultern liegen jetzt locker auf dem Boden. Das linke Knie bleibt unverändert liegen.
Die Haltung langsam auflösen und die Übung wechselseitig wiederholen.

Streckt die Wirbelsäule. Kräftigt die Rückenmuskeln. Strafft Hüften, Oberschenkel und Bauch. Befreit von Verspannungen und Kopfschmerzen. Schafft Erleichterung bei Rückenschmerzen. Kräftigt das Nervensystem. Fördert die Durchblutung des Kopfes. Verbessert den Teint. Massiert die Bauchorgane. Regt Magen, Darm und Bauchspeicheldrüse an. Bekämpft Darmverstopfung. Fördert die Funktion der Leber. Hilft bei Diabetes, bei Nieren-, Blasen- und Prostataleiden. Beeinflußt Fettleibigkeit und Cellulitis. Normalisiert die Schilddrüsentätigkeit. Erfrischt den Körper und beseitigt Müdigkeit.

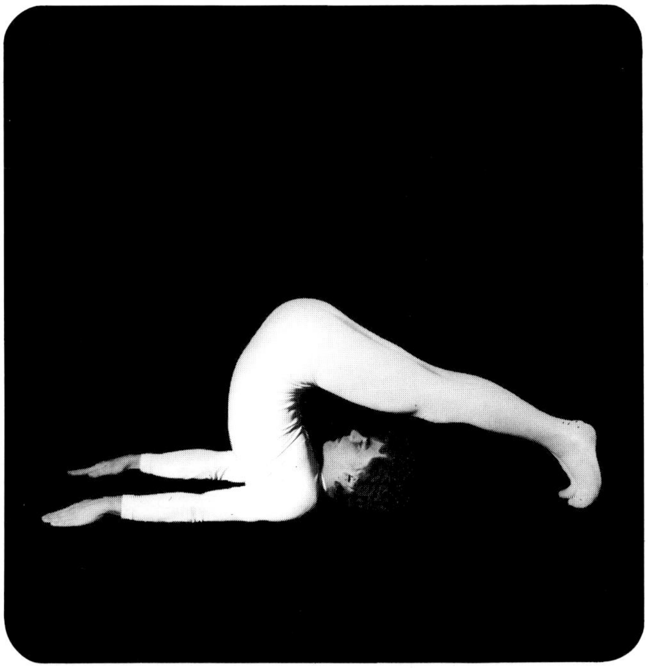

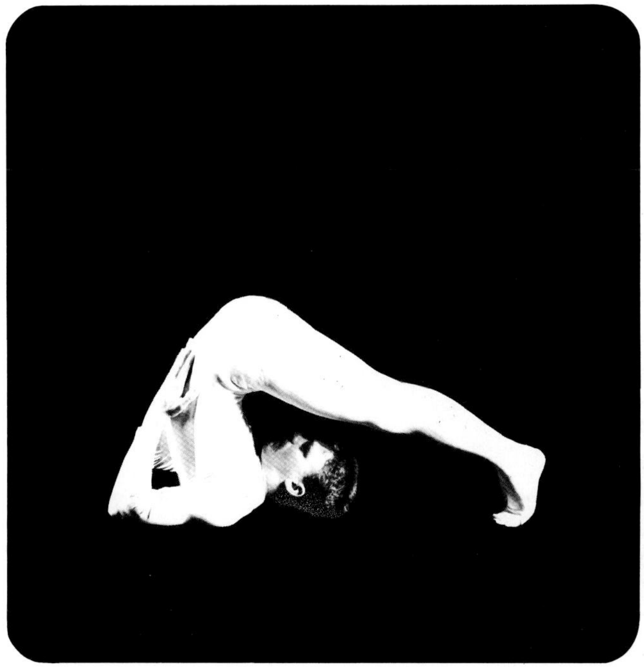

Pflug (Halasana)

Die Rückenlage einnehmen. Die Arme mit den Handflächen nach unten neben den Körper legen. Unter Anspannung der Bauch- und Beinmuskulatur die Beine mit angezogenen Fußspitzen und gedehnten Fersen bis zur Senkrechten heben. Durch Zug der Bauchmuskulatur die Schenkel so nah wie möglich an die Brust heranbringen. Dabei hebt sich das Becken und der untere Teil des Rückens Wirbel um Wirbel vom Boden ab. Die leicht angewinkelten Knie zum Gesicht führen und dadurch die Abrollung der Wirbelsäule fortsetzen. Die Beine strecken, die Füße zum Boden senken und sie weit vom Kopf wegziehen, um eine weitere Beugung der Wirbelsäule zu erreichen. Das Brustbein nach vorne bringen. Die Atembewegung bis in das Becken hinauf spüren. Weich im Nacken bleiben. Die Zehen in Richtung Kopf führen, die Fersen nach unten schieben und die Dehnung der Rückseite des Körpers verstärken.

Möglichkeiten der Armposition:

a) Die beiden Arme bleiben neben dem Körper liegen.
b) Die Arme und Hände können wie bei der Kerze den Rumpf stützen.
c) Die beiden Arme können verschränkt oder gestreckt über dem Kopf auf dem Boden liegen.

Langsam die Stellung wieder auflösen, dabei die Beine möglichst nahe am Gesicht entlanggleiten lassen und Wirbel um Wirbel abrollen. Von der Senkrechten an die Beine gestreckt senken. Den Kopf dabei nicht heben.

Stärkt die Hüft- und Bauchmuskulatur. Befreit das Hüftgelenk von Schlacken. Regt den Kreislauf an. Fördert die Funktion des auf- und absteigenden Dickdarms.

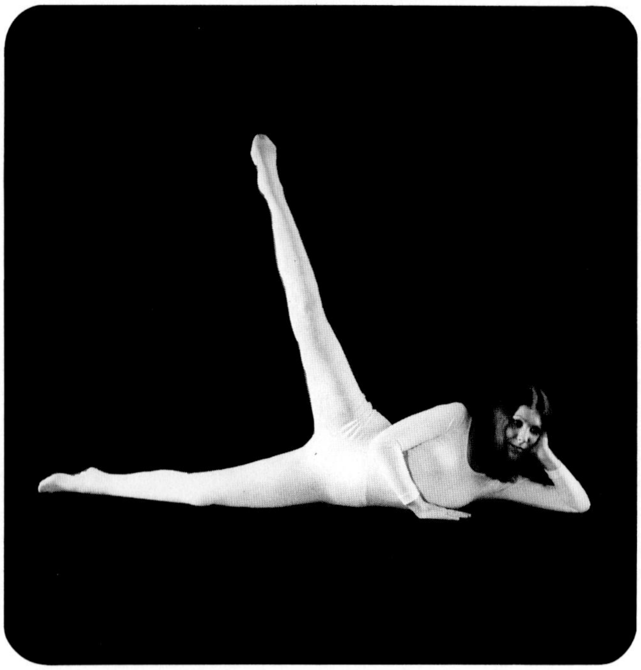

Seitliche Beinhebeübung I (Anantasana)

Auf die linke Körperseite legen. Den Kopf mit der linken Hand stützen. Die rechte Hand in Brusthöhe vor den Oberkörper legen, fest auf den Boden stützen, und das rechte Bein gestreckt so hoch wie möglich heben und nach oben dehnen. Das Bein mehrere Male langsam heben und senken.
Die Übung auf der anderen Seite wiederholen.

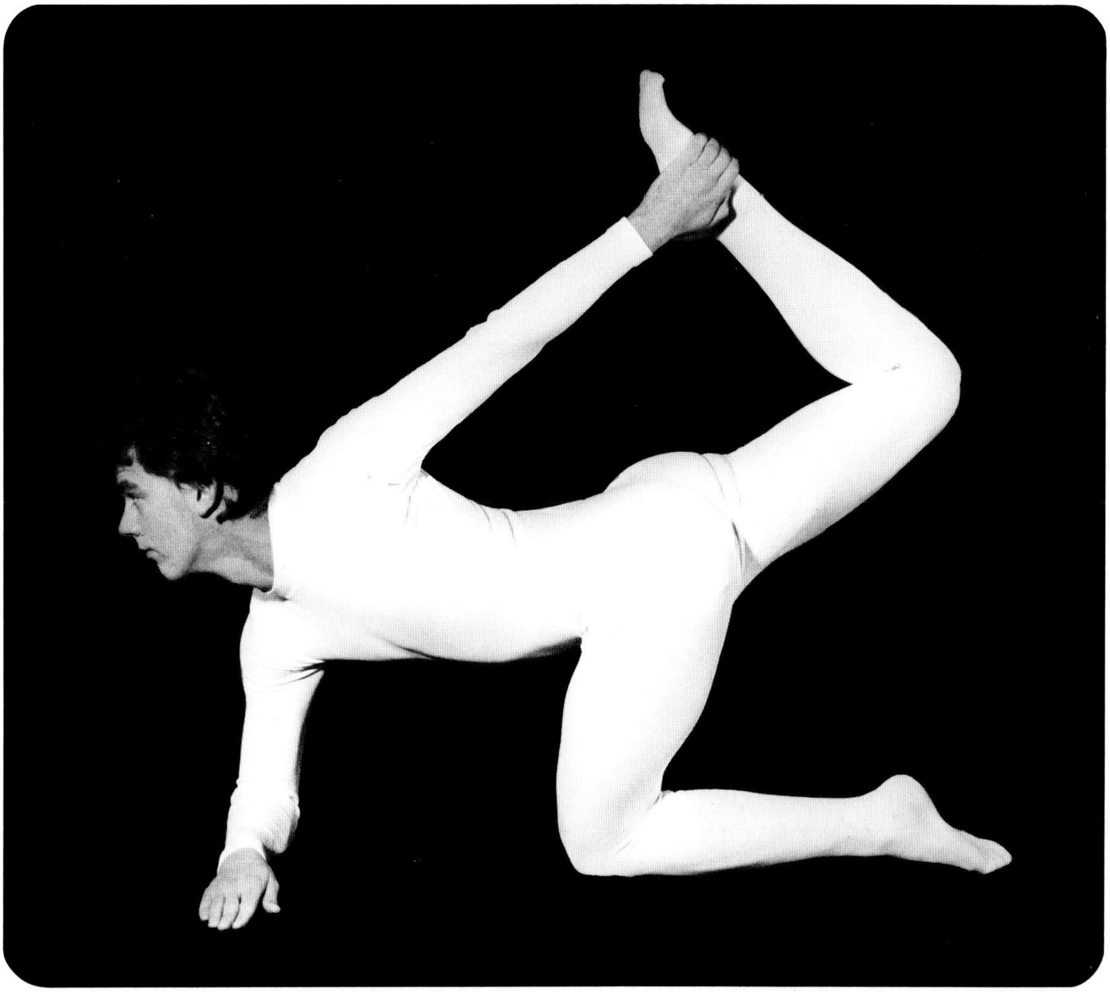

9. Lektion

Das Einzige, worauf es ankommt, ist,
daß wir darum ringen, daß Licht in uns sei.
Das Ringen fühlt einer dem anderen an,
und wo Licht im Menschen ist,
scheint es aus ihm heraus.

Albert Schweitzer

Kräftigt die Standbeinmuskulatur. Dehnt die Schultermuskeln. Verbessert die Beweglichkeit wichtiger Gelenke. Fördert die Blutzirkulation im Unterleib und normalisiert die Drüsentätigkeit. Hilft bei kalten Füßen.

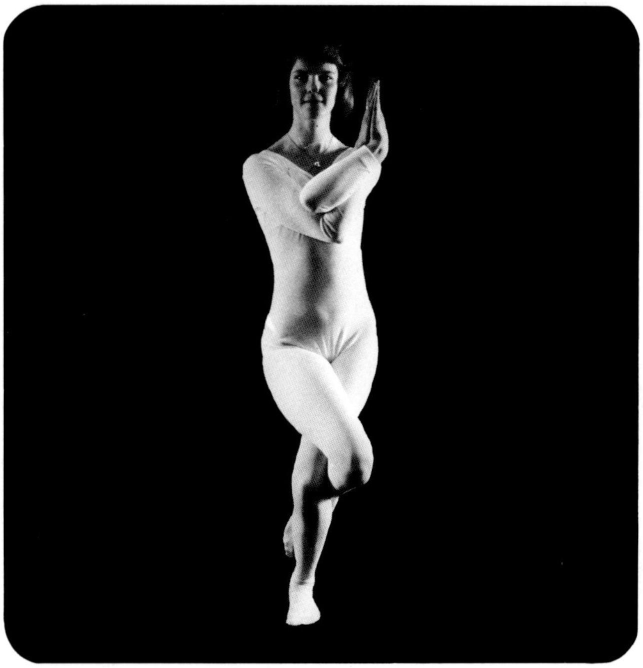

Vogelhaltung (Garudasana)

Sich aufrecht hinstellen. Das Gewicht auf das linke Bein verlagern und das Knie leicht einbeugen. Das rechte Bein von vorn um das linke herumwinden. Den Fußrücken fest gegen die Wade anlegen. Die Arme über den Ellenbogen kreuzen und die angewinkelten Unterarme so herumwinden, daß die Handflächen möglichst deckungsgleich gegeneinander liegen. Die Daumen sind zum Gesicht gewandt.
Die Bein- und Armstellung wechseln und die Haltung wiederholen.

Kräftigt die Beinmuskulatur und die Fuß- und Kniegelenke. Stärkt die Hüft- und Rückenmuskeln. Regt den Stoffwechsel an. Durchblutet den Unterleib.

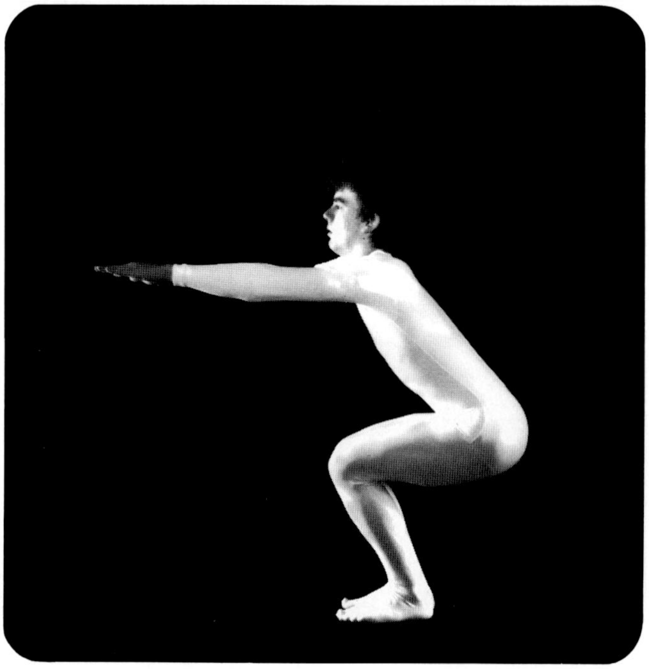

Stuhlsitzhaltung (Utkatasana)

Sich aufrecht hinstellen. Die Arme in Schulterhöhe nach vorn strecken, die Knie beugen, den Rumpf senken, bis die Oberschenkel parallel zur Erde stehen (so als ob man sich setzen würde). Der Rumpf bleibt aufgerichtet. Die Brust nach vorne wölben. Die Arme nach vorne dehnen. Die Fingerspitzen übernehmen die Führung. Gleichzeitig den Oberkörper nach hinten neigen, so daß ein Dehnzug zwischen Fingerspitzen und Schultern entsteht.
Möglichst lange in der Haltung verharren und dann wieder aufrichten und die Arme senken.

Stärkt die Hüft- und Bauchmuskulatur. Kräftigt Hüft-, Knie- und Fußgelenke. Hält die Wirbelsäule geschmeidig. Sorgt für eine schlanke Taille. Fördert die Verdauung.

Stärkt und dehnt die Schultermuskeln, die Oberschenkel- und die langen Rückenmuskeln. Durchblutet den großen Brustmuskel. Fördert die Durchblutung der Unterleibsorgane. Hilft bei Schlaflosigkeit und Rheumatismus.

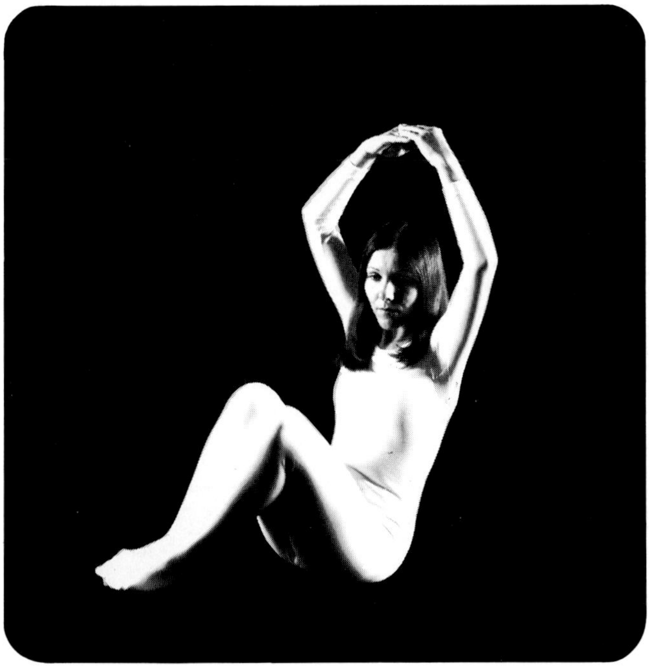

Seitenschwung II

In den Kniestand gehen und sich links neben die Unterschenkel setzen. Dann die Knie hochheben und die Beine auf den Füßen drehend auf die andere Seite legen. Das Gesäß heben und sich wieder auf die andere Seite der Unterschenkel setzen. Die Knie wieder heben — die Füße bewegen sich auf der gleichen Stelle — und auf der anderen Seite auf den Boden legen. Sich wieder auf die andere Seite setzen und die Übung in ruhig fließender Bewegung wiederholen. Die Füße drehen sich jeweils auf der gleichen Stelle. Der Körper beschreibt einen Kreis.

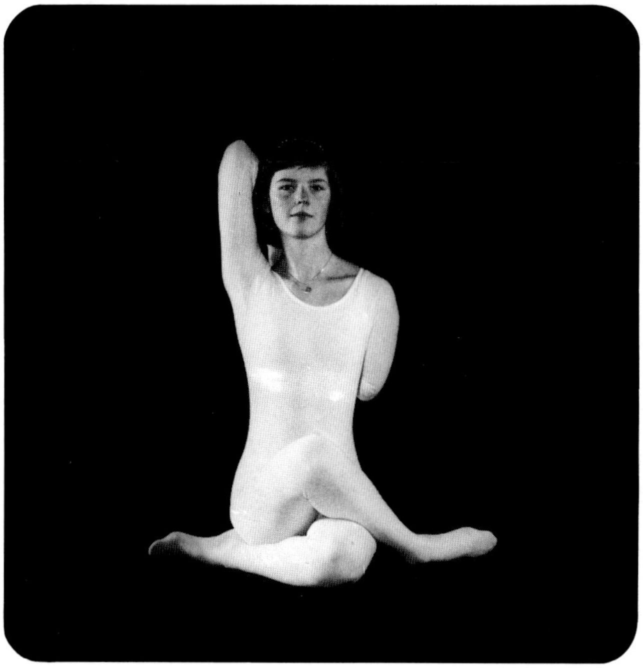

Kuhmaul III (Gomukhasana)

Kuhmaul I (siehe Seite 86) einnehmen. Den linken Arm auf den Rücken legen und den Handrücken zwischen den Schulterblättern möglichst weit nach oben schieben. Den rechten Arm heben, von oben die linke Hand ergreifen und die Finger ineinanderhaken. Den Ellenbogen nach oben aufrichten und gerade sitzen.
Die Haltung wechselseitig wiederholen.

Kräftigt die schrägen Muskeln des Rückens. Macht die Wirbelsäule biegsam und elastisch. Strafft den ganzen Körper, besonders die Oberarme, die Hüften, die Brust, das Gesäß und die Oberschenkel. Löst Verspannungen. Wirkt belebend auf die Nerven und befreiend auf Bandscheiben. Fördert die Verdauung. Verbessert die Haltung. Durchblutet und reinigt die Nieren.

Stärkt die Armmuskeln. Dehnt die Rücken- und Gesäßmuskeln. Hält die Hüftgelenke beweglich. Regt die Verdauung an. Fördert das Gleichgewicht.

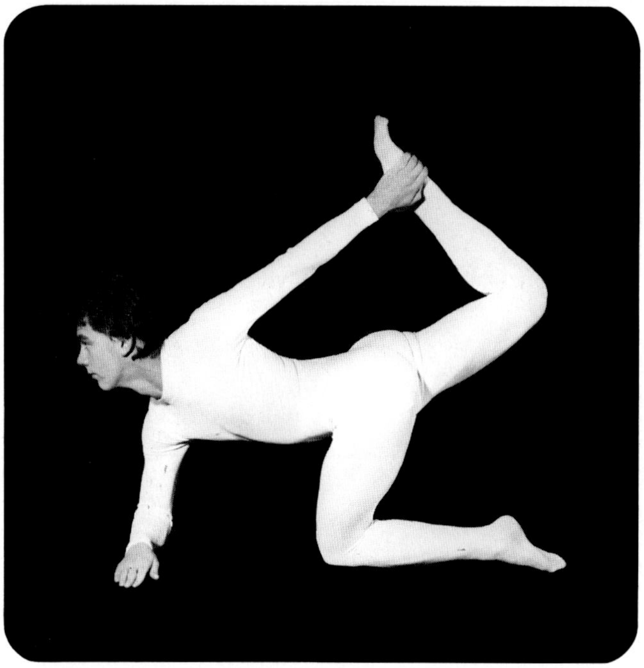

Erhobener Bogen (Uttytha-Dhanurasana)

Den Kniestand einnehmen. Den Oberkörper nach vorn beugen und den rechten Unterarm parallel zur Schulter auf den Boden legen. Das rechte Bein heben und mit der linken Hand das rechte Fußgelenk von innen umfassen. Der Körper wird jetzt nur vom rechten Unterarm und vom linken Bein gestützt. Das Hauptgewicht liegt aber mehr auf dem rechten Ellenbogen. Durch Anspannen der Beinmuskeln den rechten Fuß gleichzeitig nach hinten und nach oben strecken, so daß die Wirbelsäule durchgebogen wird. Den Blick zur Decke richten. Der linke Arm bleibt gestreckt. Die linke Hand vom Fuß lösen, das Bein senken, auf die Fersen setzen, mit den Händen einen Fäusteturm bilden, die Stirn darauf legen und entspannen.
Die Haltung wechselseitig wiederholen.

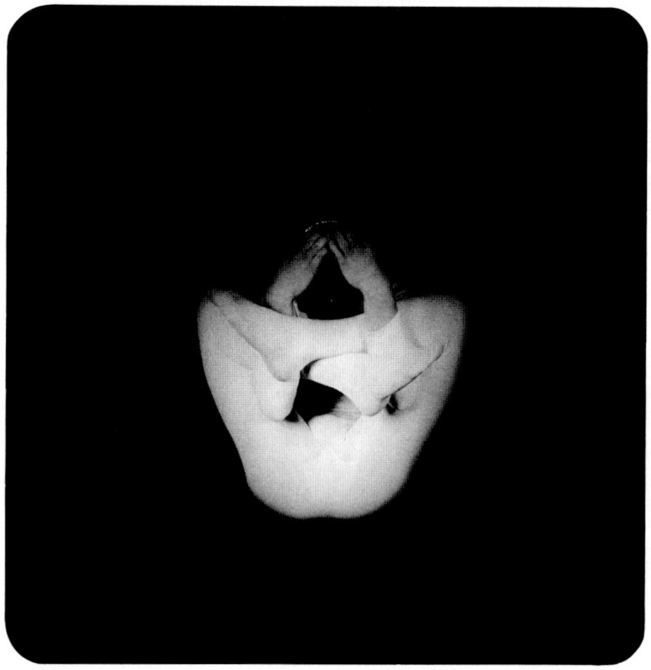

Embryohaltung (Garbhasana)

Sich aufrecht hinsetzen. Beide Beine einbeugen und an den Körper heranziehen. Die Füße übereinanderschlagen und sie vom Boden abheben. Das Gleichgewicht nach hinten verlagern. Die Arme zwischen den Knien mit den Handflächen nach oben unter die Unterschenkel schieben, so daß jeweils die Wade in die Ellenbogenbeuge zu liegen kommt. Mit Hilfe der Arme die Beine in Richtung Kopf drücken, den Kopf senken, die Handinnenflächen auf den Kopf legen und das Gleichgewicht halten.
Die Hände wieder lösen, den Kopf aufrichten, die Füße aufsetzen und in der Rückenlage entspannen.

Stärkt die Rücken- und Bauchmuskulatur. Macht die Wirbelsäule biegsam und elastisch und kräftigt ihre Muskulatur. Entspannt die Nackenpartie und den oberen Teil des Rückens. Hilft bei Rundrücken und Rückgratverkrümmung. Weitet den Brustkorb und belüftet die Lungenspitzen. Hilft bei Asthma und Bronchitis. Fördert die Funktionen der Verdauungsorgane, vor allem der Leber, Milz und Bauchspeicheldrüse. Regt die Geschlechtsorgane an (Eierstöcke). Hilft bei Hämorrhoiden. Stärkt die Nebennieren. Regt die Hirnanhangdrüse, die Zirbeldrüse und die Schilddrüse an. Entspannt das Sonnengeflecht.

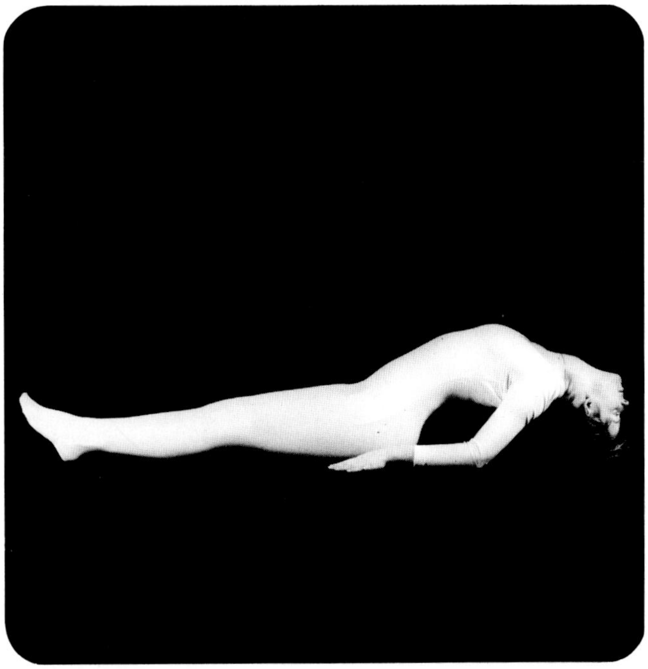

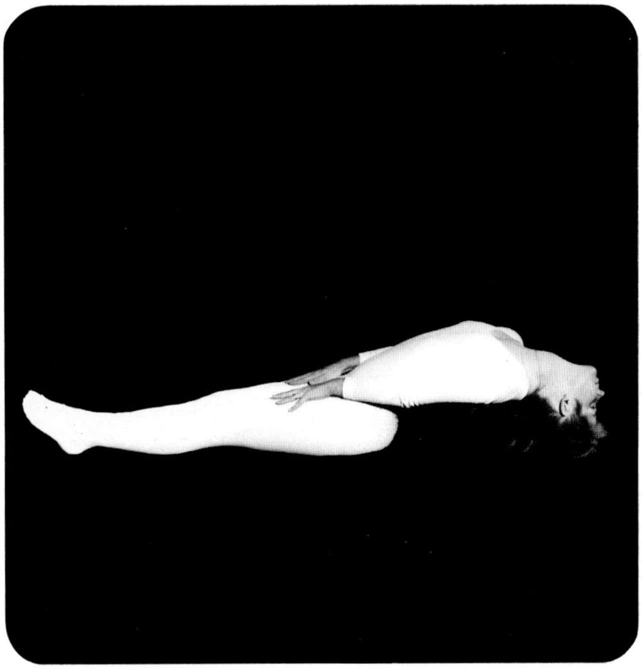

Fisch I
(Matsyasana)

Sich mit ausgestreckten Beinen hinsetzen. Den Rumpf leicht nach hinten neigen. Zuerst den rechten, dann den linken Ellenbogen auf den Boden aufsetzen und das Gewicht darauf verlagern. Den Kopf nach hinten sinken lassen. Die Wirbelsäule so weit wie möglich zu einem Bogen durchdrücken, die Brust nach vorn und oben wölben und sich dabei auf die Ellenbogen stützen. Den Kopf in den Nacken sinken lassen. Den Scheitel aufsetzen, die Brust noch etwas höher wölben und dehnen. Die Ellenbogen vom Boden lösen, die Arme nach vorn strecken und die Hände auf die Oberschenkel legen. Das Gewicht des Körpers ruht auf dem Gesäß und dem Kopf. Je weiter die Brust nach oben gewölbt und gedehnt wird, desto weniger lastet das Gewicht des Rumpfes auf dem Kopf.

Bei der Auflösung die Ellenbogen aufstützen, den Hinterkopf auflegen, den Rücken entspannen und die Rückenlage einnehmen.

Dehnt intensiv die Hüften. Stärkt die Waden, die rückwärtigen Oberschenkelmuskeln und die gesamten Rücken- und Schultermuskeln. Dehnt die Wirbelsäule. Hilft bei Ischias- und Hüftgelenkerkrankung. Entspannt das Sonnengeflecht. Regt die Verdauung an. Fördert die Funktion der Leber und der Bauchspeicheldrüse.

Festigt die Muskeln an der Innenseite der Oberschenkel. Stärkt die Armmuskeln. Lockert die Hüftgelenke. Dehnt die Wirbelsäule. Fördert die Verdauung. Weitet den Beckenraum. Durchblutet den Unterleib. Hilft bei Prostataleiden und Hämorrhoiden. Entspannt das Sonnengeflecht. Durchblutet das Gesicht und verbessert den Teint.

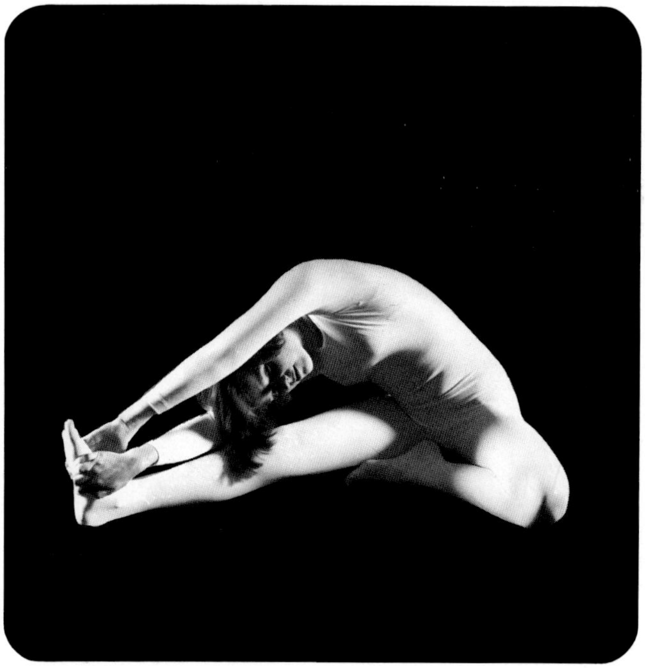

Knie-Stirn-Haltung mit Drehung (Parivrtta-Janu-Sirsasana)

Sich mit ausgestreckten Beinen auf den Boden setzen. Die Beine grätschen. Das linke Bein einbeugen und die Fußsohle des linken Fußes an die Innenseite des rechten Oberschenkels legen, so daß die Ferse vor der Körpermitte liegt. Mit der rechten Hand die Innenseite des rechten Fußes ergreifen. Den linken gestreckten Arm seitlich nach oben führen. Mit gedehnter linker Seite den Oberkörper über das rechte Bein beugen und mit der linken Hand die Außenseite des rechten Fußes umfassen. Dabei drehen sich Oberkörper und Kopf stark nach links. Der Kopf bleibt zwischen den Armen, die Sitzbeinhöcker behalten Kontakt zum Boden, so daß eine intensive Dehnung von der Hüfte aus entsteht.
Die Haltung langsam auflösen und auf der anderen Seite wiederholen.

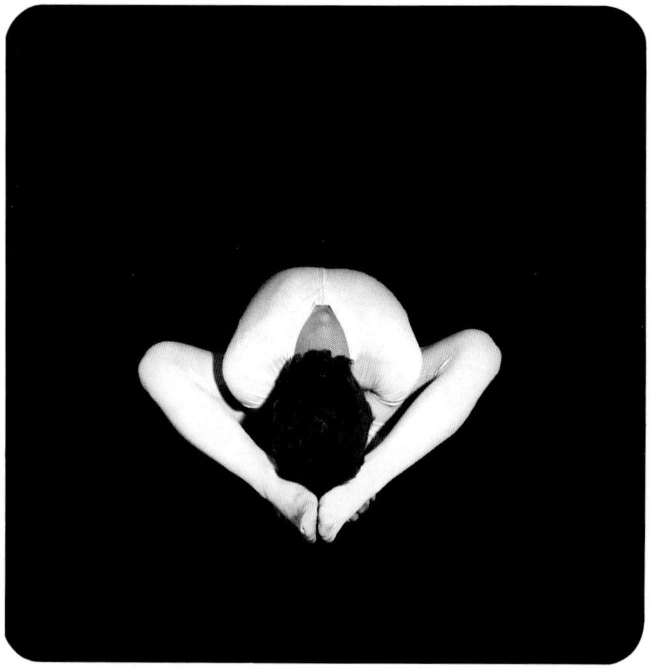

Sternhaltung I (Baddha Konasana)

Sich mit ausgestreckten Beinen auf den Boden setzen. Beide Füße heranziehen und die Fußsohlen aneinanderlegen. Dabei fallen die Knie auseinander. Die Außenknöchel berühren den Boden. Die Hände mit den Handflächen nach oben zwischen den Knien unter die Knöchel schieben. Die Sitzbeinhöcker erspüren, sich aufrichten und den Rücken nach oben dehnen. Langsam den Rumpf nach vorne neigen bis die Ellenbogen den Boden berühren. Die Stirn auf die Fersen legen. Gleichzeitig die Knie seitwärts in Richtung Boden drücken und die Innenseiten der Oberschenkel dehnen.
Beim Auflösen der Übung zuerst den Kopf heben und dann den Oberkörper mit gedehntem Nacken wieder aufrichten.

Kräftigt die Oberschenkel-, Hüft- und Rückenmuskulatur. Macht Hüft-, Knie- und Fußgelenke gelenkig. Wirkt gegen Rheumatismus und Gicht in den Fuß- und Kniegelenken. Kräftigt durch die aufrechte Haltung die Wirbelsäule. Alle inneren Organe kommen in eine normale Lage. Durchblutet den Unterleib und regt dadurch die Ausscheidungsorgane wie Blase, Niere und Dickdarm an. Hält die Geschlechtsorgane gesund. Beruhigt das Nervensystem.

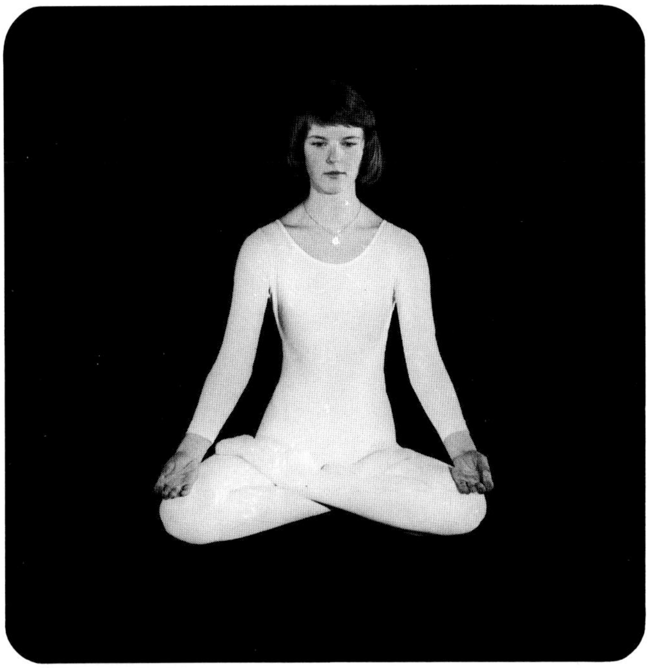

Lotossitz (Padmasana)

Sich mit ausgestreckten Beinen hinsetzen. Die Beine weit grätschen. Das rechte Bein einbeugen und den Fuß mit nach oben gedrehter Fußsohle in die linke Leistenbeuge legen. Das linke Bein einbeugen und den Fuß vor das rechte Bein legen, er darf nicht unter das rechte Bein kommen. Mit der rechten Hand flach unter den linken Vorfuß fassen, dabei den Daumen auf den großen Zehenballen setzen, damit man auf diese Weise die Fußsohle nach oben drehen kann. Die linke Hand faßt gleichzeitig von hinten die Ferse an, zieht diese nach oben, um die Aufwärtsdrehung der Fußsohle zu vervollkommnen. Dann den Fuß mit nach oben gedrehter Fußsohle hochheben und in die rechte Leistenbeuge legen. Das Becken und die Wirbelsäule aufrichten. Die Handstellung ist wie bei den anderen Sitzhaltungen.
Die Sitzhaltung auflösen und die Beine wechseln.

Stärkt die Hüft- und Bauchmuskulatur. Befreit das Hüftgelenk von Schlacken. Regt den Kreislauf an. Fördert die Funktion des auf- und absteigenden Dickdarms.

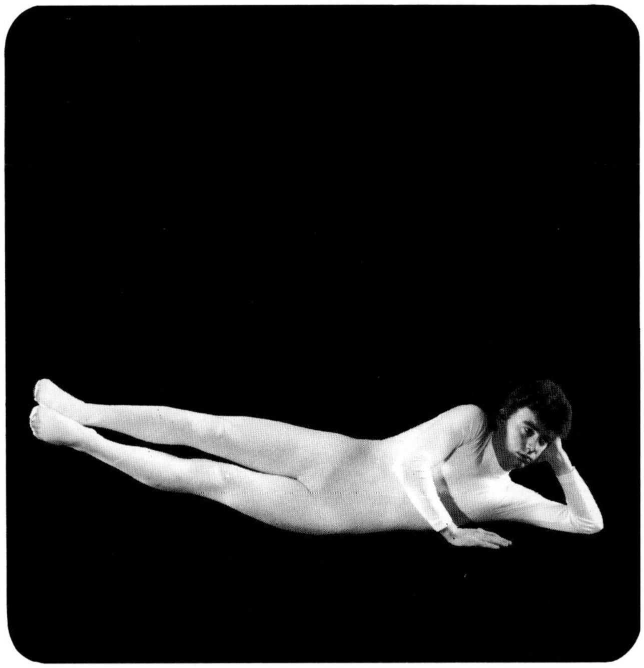

Seitliche Beinhebeübung II (Anantasana)

Auf die linke Körperseite legen. Den Kopf mit der linken Hand stützen. Die rechte Hand in Brusthöhe vor den Oberkörper legen, fest auf den Boden stützen und beide Beine gleichzeitig aus der Taille heraus so hoch wie möglich heben und senken.
Die Beine mehrere Male langsam heben und senken und die Übung auf der anderen Seite wiederholen.

Streckt die Wirbelsäule. Kräftigt die Rückenmuskeln. Strafft Hüften, Oberschenkel und Bauch. Befreit von Verspannungen und Kopfschmerzen. Schafft Erleichterung bei Rückenschmerzen. Kräftigt das Nervensystem. Fördert die Durchblutung des Kopfes. Verbessert den Teint. Massiert die Bauchorgane. Regt Magen, Darm und Bauchspeicheldrüse an. Bekämpft Darmverstopfung. Fördert die Funktion der Leber. Hilft bei Diabetes, bei Nieren-, Blasen- und Prostataleiden. Beeinflußt Fettleibigkeit und Cellulitis. Normalisiert die Schilddrüsentätigkeit. Erfrischt den Körper und beseitigt Müdigkeit.

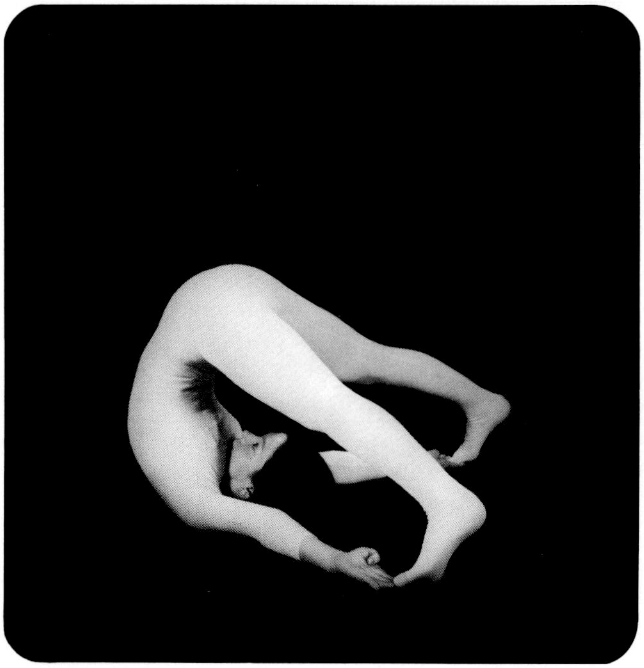

Giraffe (Suta-Konasana)

In die Halbkerze gehen. Die Beine weit grätschen und langsam über den Kopf sinken lassen, bis die Zehen den Boden berühren. Mit den Händen die Unterschenkel oder die Füße fassen und die Beine möglichst weit nach außen drücken.
Die Beine wieder schließen, die Arme nach vorn nehmen und Wirbel um Wirbel abrollen.

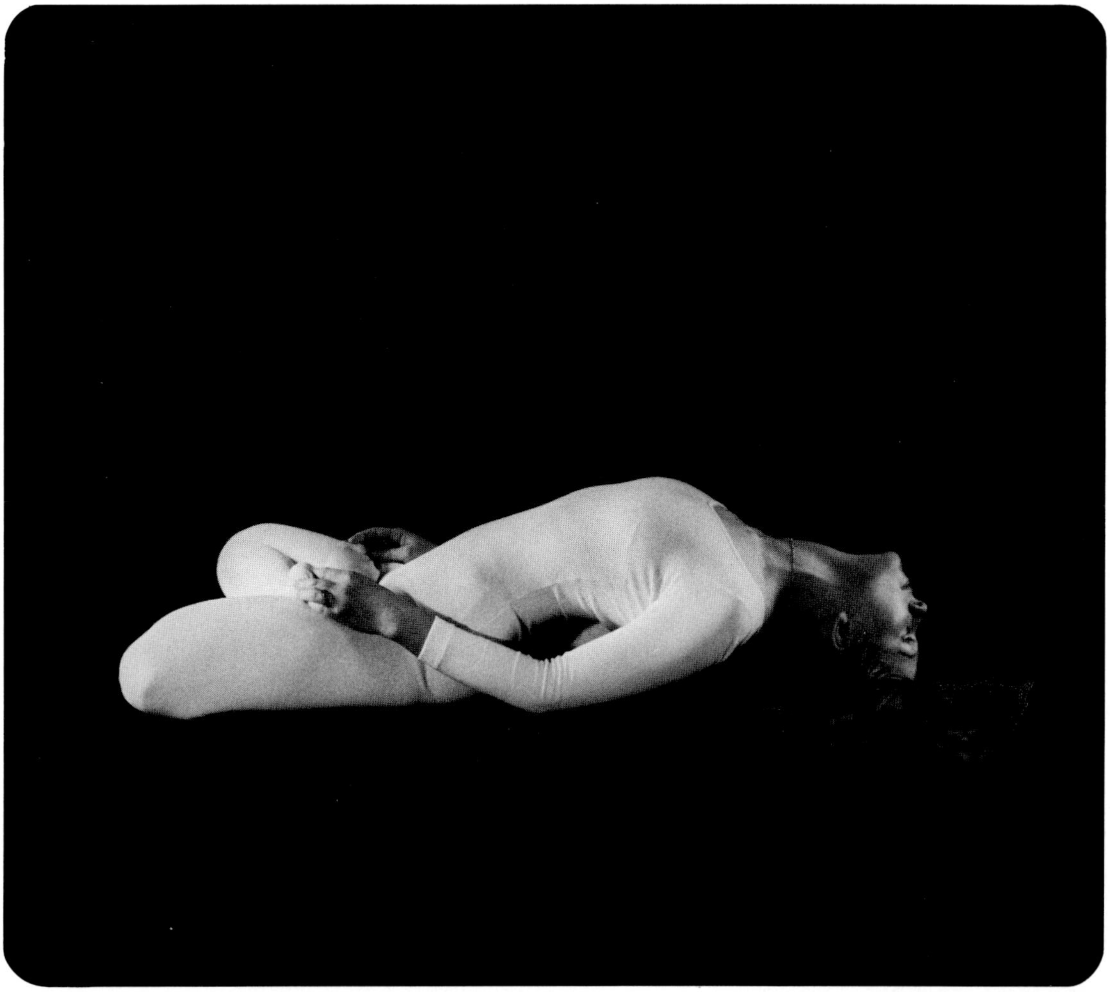

10. Lektion

Wenn Dein Ziel groß ist und Deine Mittel klein,
handle trotzdem. Durch Dein Handeln allein werden
auch Deine Mittel wachsen.

Aurobindo

Stärkt die Bauch- und Oberschenkelmuskulatur. Dehnt die rückwärtigen Bein-, Rücken- und Schultermuskeln. Kräftigt die Bänder in Rücken, Hals, Nacken und Beine. Löst Spannungen im Nacken- und Schulterbereich. Macht die Wirbelsäule gelenkig und biegsam. Dehnt die Brust und entwickelt den Brustkorb. Verhindert Fettansatz an Bauch und Hüften. Durchblutet Kopf-, Hals- und Brustbereich. Regt die Verdauung an.

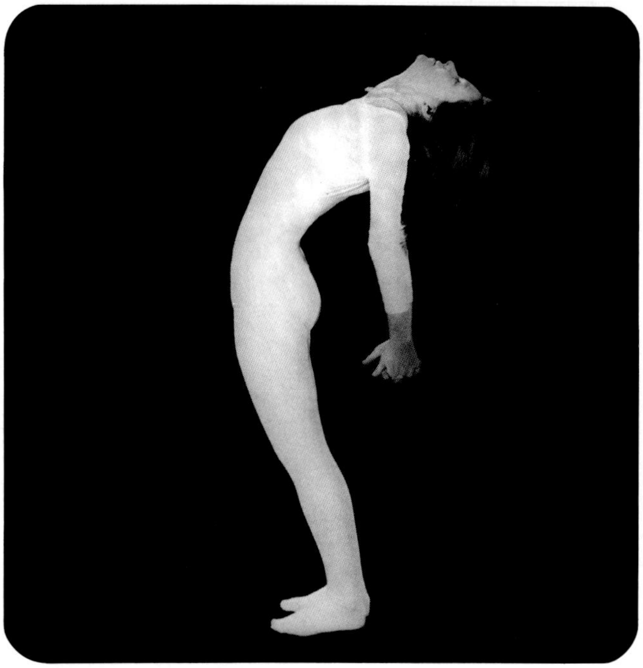

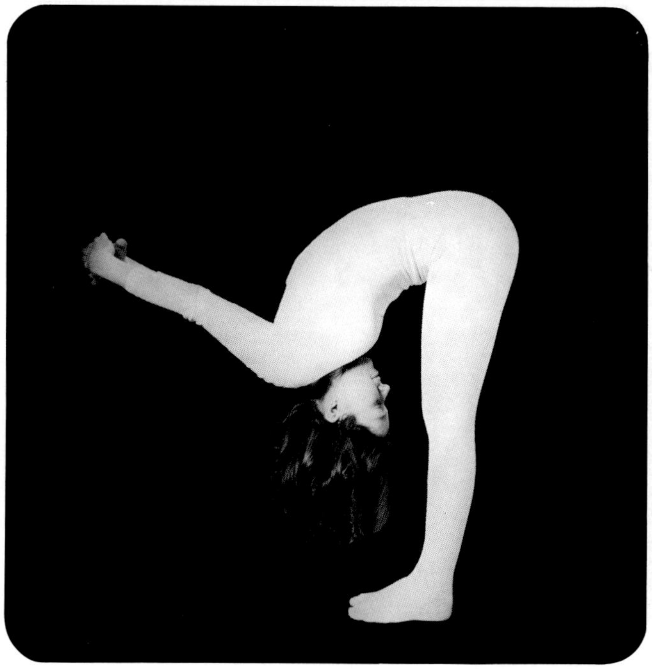

Brustdehnung (Parsvottanasana)

Sich aufrecht hinstellen. Die Beine leicht grätschen. Die Arme in Schulterhöhe nach vorn heben und die Handflächen gegeneinanderlegen. Die Arme in einer weit ausholenden Bewegung nach hinten bringen, die Schulterblätter zusammenführen und die Hände falten. Den Kopf nach hinten fallen lassen und den Oberkörper nach rückwärts beugen, gleichzeitig das Becken nach vorn schieben. Die gestreckten Arme in Richtung Kopf drücken und verharren. Die Arme nach unten dehnen und den Nacken lang machen. Dann langsam aus der Taille heraus den Oberkörper und den Kopf aufrichten. Den Oberkörper zunächst mit geradem Rücken aus dem Hüftgelenk heraus nach vorn beugen und dann Wirbel um Wirbel die Beugung weiterführen. Das Becken verlagert sich dabei nach hinten. Dem Gewicht des Oberkörpers nachgeben und den Kopf zum Knie führen, dabei die gestreckten Arme möglichst weit in Richtung Kopf drücken. Um die Arme noch tiefer in Richtung Kopf sinken zu lassen, die verschränkten Finger kräftig auseinanderziehen, ohne sie jedoch voneinander zu lösen.
Zuerst den Kopf heben und langsam Wirbel um Wirbel wieder aufrichten und die Hände lösen. Die Arme ziehen den Oberkörper gleichsam wieder hoch.

Kräftigt die Arme. Stärkt die Nackenmuskulatur. Durchblutet den gesamten Kopfbereich. Erhöht den Blutdruck. Beugt Erkältungen vor.

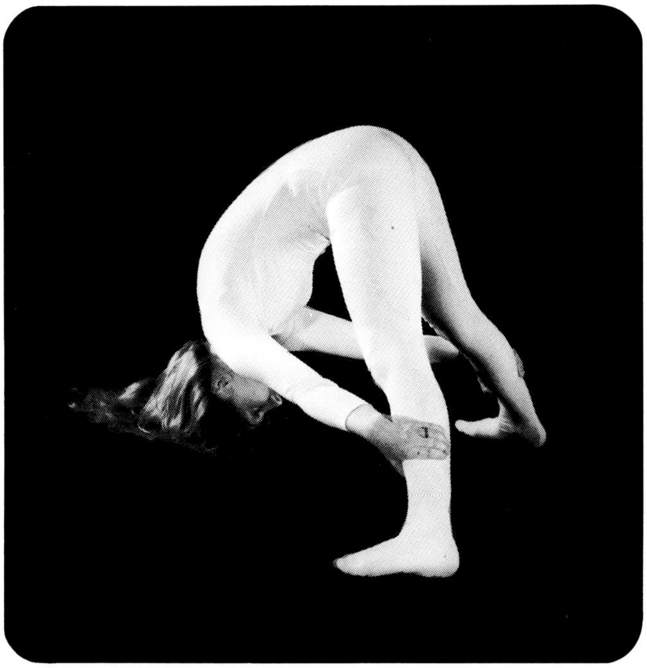

Pyramide

Sich aufrecht hinstellen. Die Beine weit grätschen. Den Rumpf nach vorn neigen und die Hände etwa 1 m von den Füßen entfernt auf den Boden legen. Den Kopf zwischen den Händen auf den Boden aufsetzen, so daß das Gewicht des Oberkörpers auf dem Kopf ruht. Die Knie bleiben gestreckt. Die Hände vom Boden lösen und die Unterschenkel oder Fußgelenke ergreifen. Einige Zeit verharren.
Die Hände wieder neben dem Kopf aufstützen, die Arme strecken und den Rumpf aufrichten.

Kräftigt die Bauch- und Rückenmuskulatur. Dehnt die Muskulatur der Oberschenkel. Hält die Hüftgelenke beweglich. Durchblutet den Lendenwirbelsäulenbereich und den Unterleib. Verbessert die Haltung. Fördert die Verdauung. Hilft bei hohem Blutdruck. Stärkt die Nerven. Verbessert den Gleichgewichtssinn.

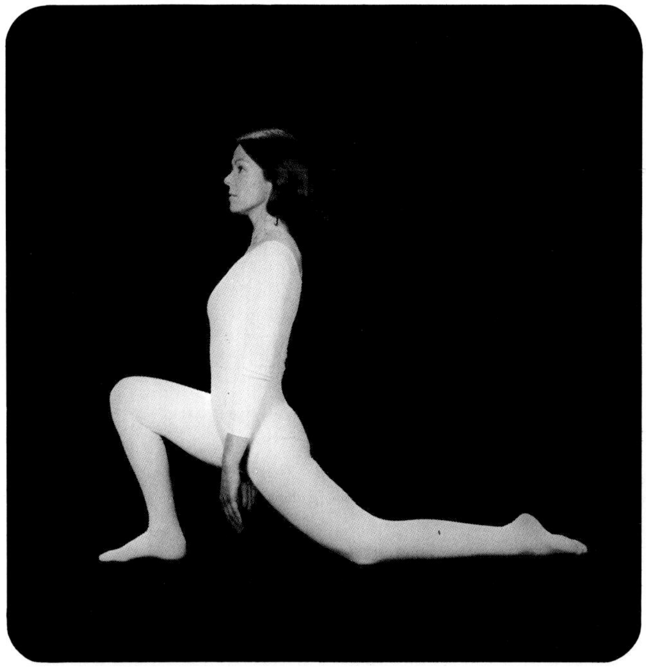

Kobra-Variation I (Ardha-Bhujangasana)

In den Kniestand gehen. Das rechte Bein etwas weiter als im rechten Winkel nach vorn aufsetzen. Die Arme locker an der Seite hängen lassen. Langsam das rechte Knie weit nach vorn schieben, ohne daß sich die Ferse vom Boden abhebt. Dabei geht der Rumpf mit nach vorn und senkt sich etwas nach unten. Den Oberkörper rückwärts beugen. Das Brustbein nach vorne bringen und den Brustkorb weiten. In der linken Beckenhälfte nicht nach hinten ausweichen, sondern das Becken bewußt zum Boden hin senken.
Wieder aufrichten und die Haltung mit dem anderen Bein wiederholen.

Stärkt die Bänder und Muskeln der Arme sowie die Schultermuskulatur. Hält die Handgelenke geschmeidig. Kräftigt die Bauchorgane. Erhöht den Spannungszustand der Gewebe. Durchblutet das Gehirn. Fördert das Gleichgewicht.

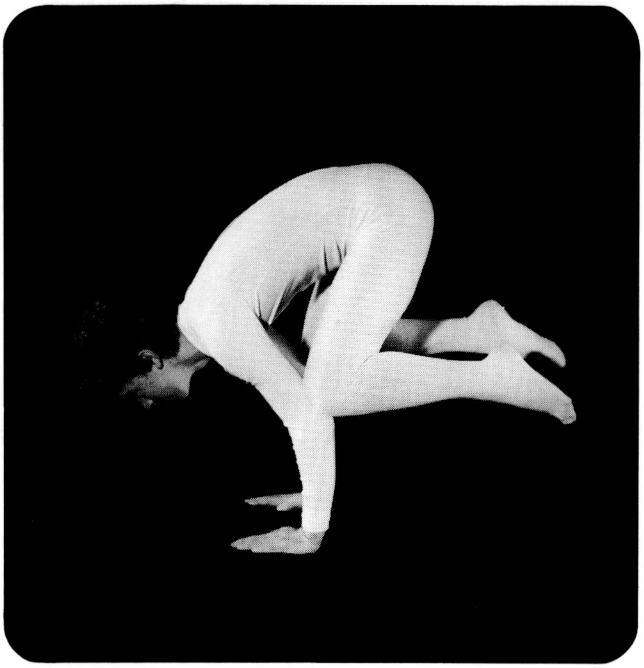

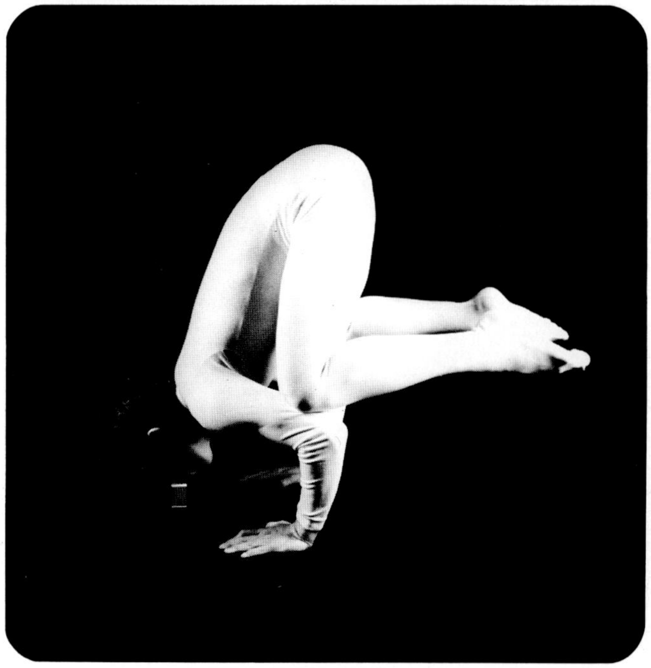

Krähe (Kakasana)

Die Hockstellung einnehmen. Die Hände 30 cm vor den Füßen in Schulterbreite auf den Boden legen. Die Knie befinden sich zwischen den Ellenbogen. Die Arme etwas einbeugen. Das Gesäß langsam heben und sich auf die Zehenspitzen stellen, die Arme dabei leicht angewinkelt lassen, um das Gleichgewicht halten zu können. Die Knie oberhalb der Ellenbogen auf die Oberarme legen. Um den Körper in das Gleichgewicht zu bringen, den Kopf und die Schultern nach vorn verlagern. Dabei heben sich die Zehen vom Boden ab. Das Gewicht des Körpers ruht nur auf den Handwurzeln und den Fingern. Die Hand ist leicht gekrümmt. In der Endstellung können die Unterschenkel an das Gesäß herangezogen werden. Dabei berühren sich die Zehen. Ruhig atmen, das Gleichgewicht halten und möglichst viele Muskeln entspannen.

Fortgeschrittene können die Ellenbogen noch mehr beugen, sich mit dem Gesicht langsam dem Boden nähern, mit den Zähnen einen kleinen dort abgelegten Gegenstand erfassen und langsam zur Ausgangsstellung zurückkehren.

Schönheitsmittel für die Frau. Verbessert den Teint. Glättet die Fältchen. Entspannt das Gesicht und fördert die Durchblutung. Beugt Erkältungen vor. Bringt Erleichterung bei Halsschmerzen und verbessert die Stimme. Hilft bei schlechtem Mundgeruch.

Setzt die schrägen Muskeln des Rückens in Tätigkeit und kräftigt sie. Dehnt alle Muskeln des Rückgrats. Stärkt die Wirbelsäule und macht sie gelenkig. Wirkt befreiend und belebend auf Nerven und Bandscheiben. Baut Stoffwechselschlacken ab.

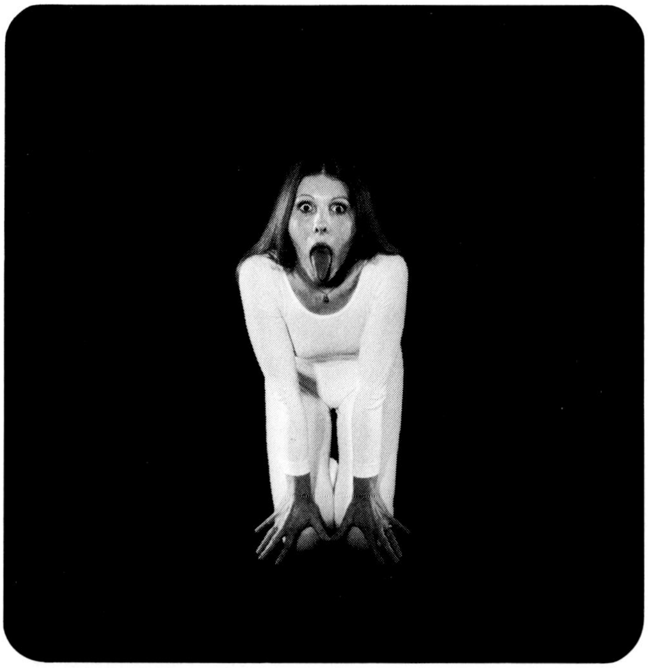

Löwe (Simhasana)

Den Fersensitz einnehmen. Die Zehen aufsetzen. Die Hände mit den Handflächen auf die Knie legen. Die Arme bleiben gestreckt. Gleichzeitig müssen folgende Handlungen ausgeführt werden: Den Mund weit aufreißen, die Oberlippe dabei über die Zähne ziehen, die Zunge so weit wie möglich lang und spitz zum Kinn herausstrecken. Die Augen weit aufreißen, den Blick nach oben (Nasenwurzel) richten. Über das Zwerchfell keuchend ausatmen. Die Finger spreizen und die Hände von den Knien auf den Boden gleiten lassen. Das Gesäß etwas von den Fersen heben. Von den Schultern bis zu den gespreizten Fingern alle Muskeln straff anspannen.

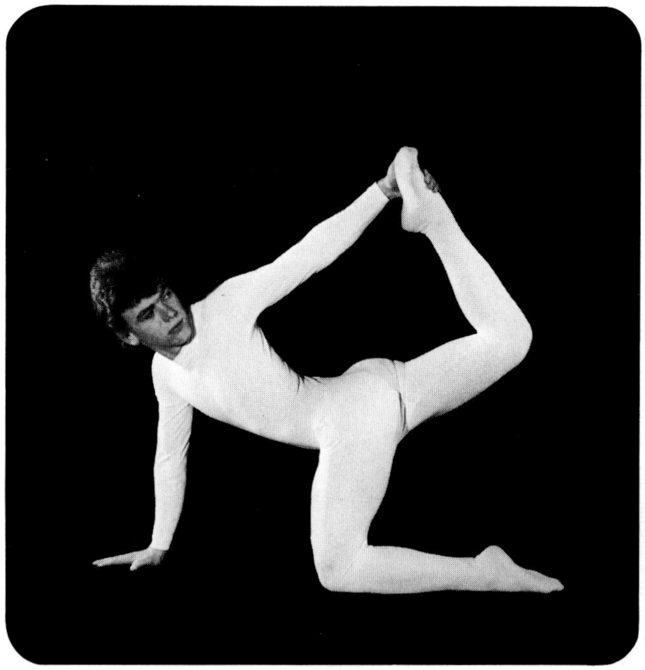

Halbbogen im Vierfüßerstand

In den Vierfüßerstand gehen. Das rechte Bein heben und einbeugen. Mit der linken Hand die Außenseite des rechten Fußes umfassen. Der Körper wird jetzt nur vom rechten Arm und vom linken Bein gestützt. Durch Anspannen der rechten Beinmuskeln den rechten Fuß gleichzeitig nach hinten und nach oben strecken und das Knie so hoch wie möglich dabei heben, so daß eine starke Biegung in der Wirbelsäule entsteht. Den Kopf nach links oben drehen und auf die rechte Fußsohle schauen. Dabei das Gleichgewicht halten. Den Kopf wieder nach vorne drehen, die linke Hand vom rechten Fuß lösen, sich auf die Fersen setzen, ein Fäusteturm bilden, die Stirn darauf legen und entspannen.
Die Haltung wechselseitig wiederholen.

Dehnt die Muskeln und Bänder der Wirbelsäule. Macht die Wirbelsäule geschmeidig. Streckt den gesamten Bereich der Lenden. Regt die Funktionen der Verdauungsorgane an. Ernährt und kräftigt die Nerven im Bereich der Wirbelsäule.

Dehnt und streckt die Brust- und Hüftmuskulatur. Stärkt die Bauchmuskeln. Verhindert Fettansatz an Bauch und Hüften. Fördert die Verdauung. Durchblutet das Becken. Regt die Ausscheidungsorgane an.

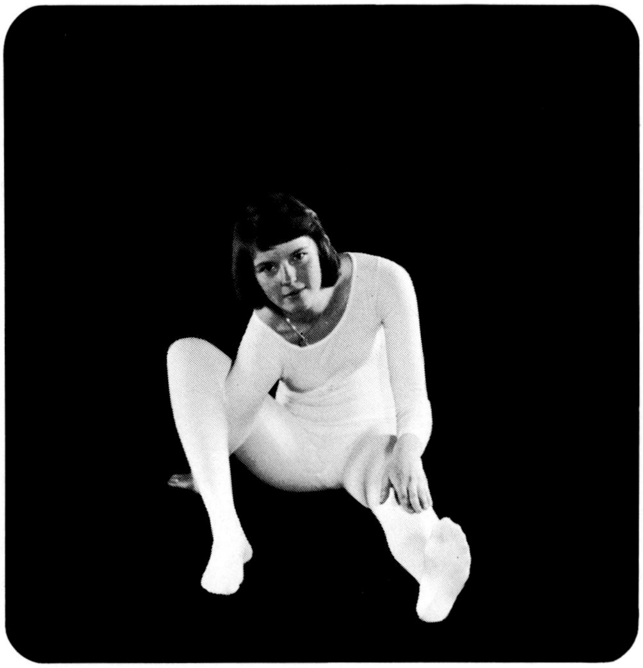

Halbe Schildkröte (Ardha-Kurmasana)

Sich mit gegrätschten Beinen auf den Boden setzen. Das rechte Bein anwinkeln und es an den Körper heranziehen, bis die Fußsohle auf dem Boden ruht. Mit der Handfläche nach oben den rechten Arm unter der rechten Kniekehle durchgleiten lassen, bis die Schulter ganz in die Nähe des Knies kommt. Die Schultern senken und den Rücken runden. Das rechte Bein ausstrecken und die Ferse nach vorn stoßen. In dieser Haltung unbeweglich verharren und versuchen, die Rückenmuskeln zu entspannen.
Die Haltung auf der anderen Seite wiederholen.

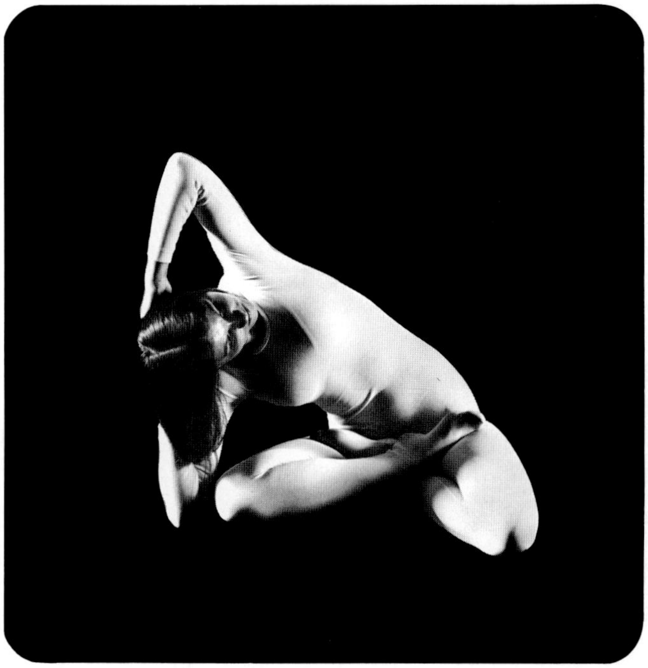

Hüftdehnung I

Den Lotossitz oder den Halblotossitz einnehmen. Die Finger hinter dem Kopf verschränken und die Ellenbogen nach hinten biegen. Den Oberkörper langsam nach rechts beugen und den rechten Ellenbogen neben dem rechten Knie auf den Boden aufsetzen. Den nach oben gerichteten linken Ellenbogen nach hinten drücken und die Brustmuskeln dehnen.
Die Haltung nach der anderen Seite wiederholen.

Siehe Fisch I (9. Lektion, Seite 103). Durchblutet durch das Zusammenpressen der Oberschenkel den Unterleib. Hilft bei Hämorrhoiden. Wirkt regenerierend auf die Geschlechtsorgane. Regt Nieren, Nebennieren und Blase an. Belebt und tonisiert den ganzen Körper.

Hält die Wirbelsäule geschmeidig. Lockert die Hüftgelenke. Festigt die Muskeln an der Innenseite der Oberschenkel. Dehnt die Rückenmuskulatur und regt die Verdauungsorgane an. Durchblutet den Unterleib.

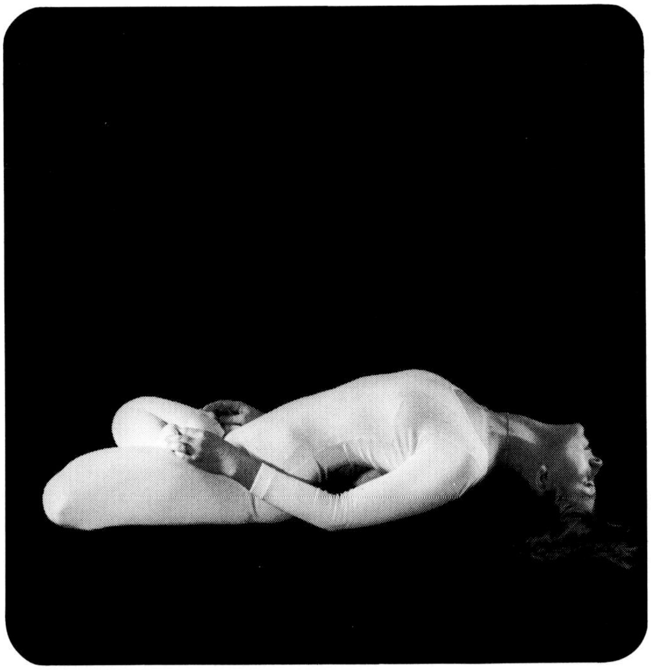

Fisch II (Matsyasana)

In den Lotossitz gehen. Den Rumpf leicht nach hinten neigen. Erst den rechten, dann den linken Ellenbogen auf den Boden aufsetzen und das Gewicht darauf verlagern. Den Kopf nach hinten sinken lassen. Die Wirbelsäule so weit wie möglich zu einem Bogen durchdrücken, die Brust nach vorn und oben wölben und sich dabei auf die Ellenbogen stützen. Den Scheitel aufsetzen, die Brust noch etwas höher wölben und dehnen. Die Ellenbogen vom Boden lösen, die Arme nach vorn strecken und mit den Händen die Fußspitzen anfassen. Das Gewicht des Körpers ruht auf dem Kopf und dem Gesäß.
Bei der Auflösung die Ellenbogen aufstützen, den Hinterkopf auflegen, den Rücken entspannen, die Beine lösen und sich auf den Rücken legen.

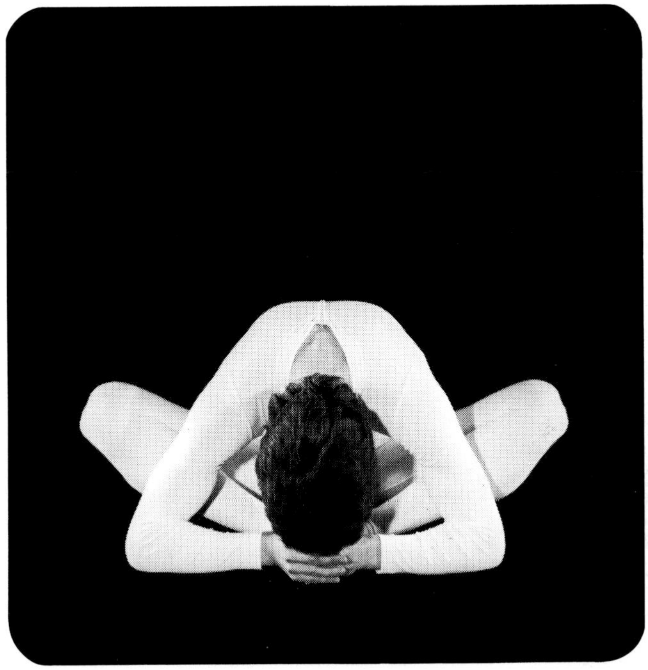

Sternhaltung II (Baddha-Konasana)

Sich mit ausgestreckten Beinen auf den Boden setzen. Die Beine anwinkeln, die Fußsohlen gegeneinanderlegen und möglichst nahe an den Körper heranziehen. Die Knie nach außen fallen lassen, so daß die Außenknöchel den Boden berühren. Mit den Händen die Fußspitzen umfassen. Die Sitzbeinhöcker erspüren. Kontakt zum Boden aufnehmen, sich aufrichten und den Rücken nach oben dehnen. Den Oberkörper zuerst mit geradem Rücken und dann erst Wirbel um Wirbel nach vorn beugen. Mit Hilfe der Armmuskulatur den Oberkörper zum Boden hinziehen und den Kopf auf die Füße legen. Die Ellenbogen vor den Unterschenkeln aufsetzen. Die Knie seitwärts in Richtung Boden drücken und die Innenseiten der Oberschenkel dehnen. Den Rücken dabei lockern.

Lockert die Wirbelsäule und die Gelenke. Verringert den Fettansatz an Hüfte und Bauch. Behebt Verstopfung und Verdauungsstörungen. Kräftigt die Unterleibsorgane.

Stärkt die Hüft- und Bauchmuskulatur. Kräftigt die Beine. Hält die Hüftgelenke beweglich. Regt die Verdauung an.

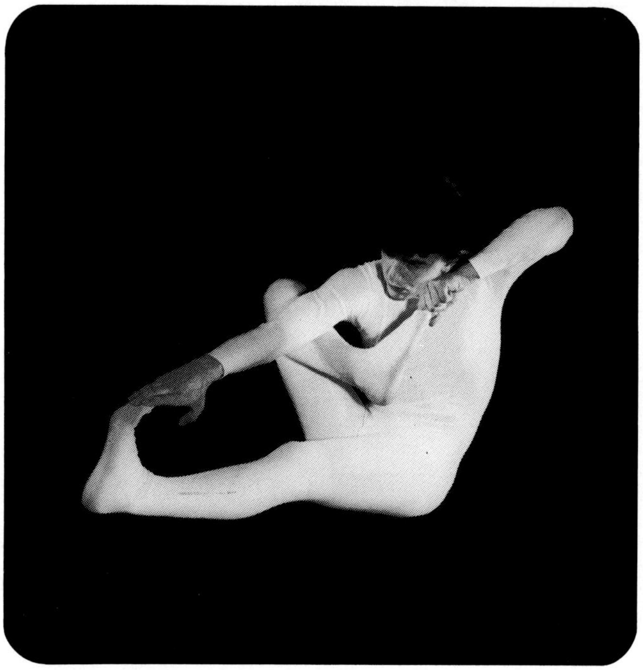

Bogenschütze (Akarna-Dhanurasana)

Sich mit ausgestreckten Beinen hinsetzen. Das rechte Bein einbeugen und den rechten Fuß über das linke Bein setzen. Den Oberkörper etwas nach vorn neigen und die rechte Hand an die Zehen des linken Fußes legen. Die rechte große Zehe mit der linken Hand ergreifen. Diesen Fuß nun heben und bis zum linken Ohr ziehen. Den linken Ellenbogen möglichst weit nach oben strecken. Die Haltung eines Bogenschützen nachahmen, der die Sehne seines Bogens zurückzieht.
Die Haltung wechselseitig wiederholen.

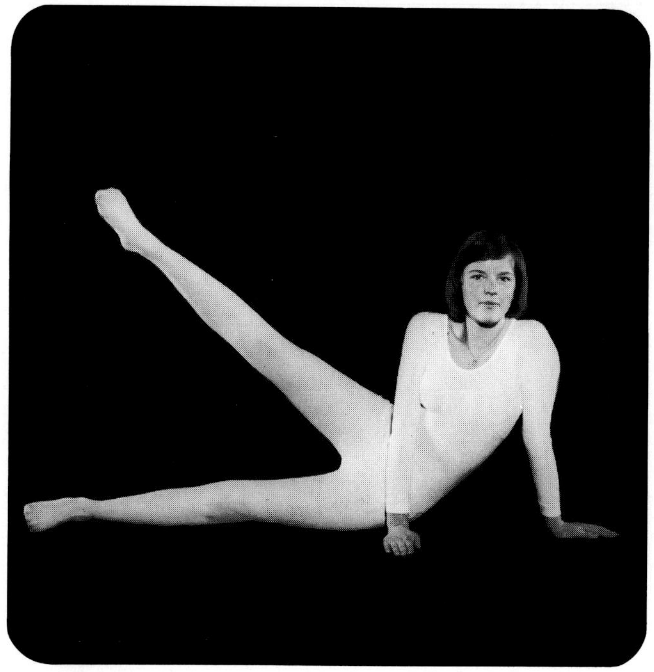

Seitliche Beinhebeübung III (Anantasana)

Sich auf die linke Seite legen. Den Oberkörper aufrichten und ihn mit dem linken gestreckten Arm aufstützen. Die rechte Hand vor dem Körper auf dem Boden aufsetzen. Das rechte Bein mehrere Male langsam heben und senken.
Die Übung auf der anderen Seite wiederholen.

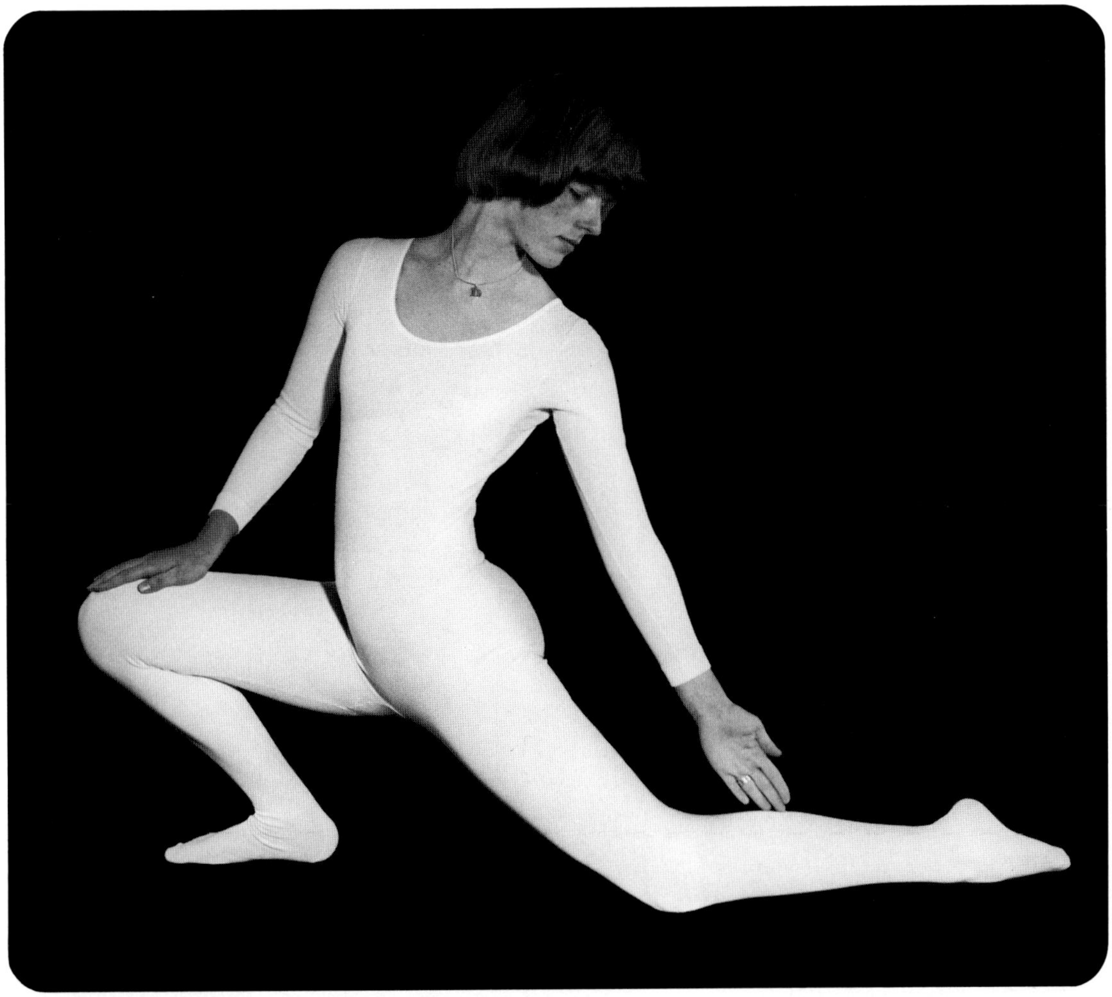

11. Lektion

Über allen Tugenden steht eines: Das beständige Streben nach oben, das Ringen mit sich selbst, das unersättliche Verlangen nach größerer Reinheit, Weisheit, Güte, Liebe.

Goethe

Kräftigt die Beinmuskulatur. Stärkt und festigt die Bauchmuskeln. Massiert die Bauchorgane. Fördert die Verdauung. Stärkt das innere und äußere Gleichgewicht. Fördert die Durchblutung des Kopfes und der Gesichtshaut.

Festigt die Innenseite der Oberschenkel. Entspannt den Rücken. Fördert die Durchblutung der Unterleibsorgane und regt ihre Tätigkeit an. Dehnt die gesamte Beckenregion. Verhindert Fettansatz an Bauch und Hüften und bekämpft Cellulitis an den Oberschenkeln. Strafft die Haut des Bauches. Regt die Peristaltik des Dickdarms an.

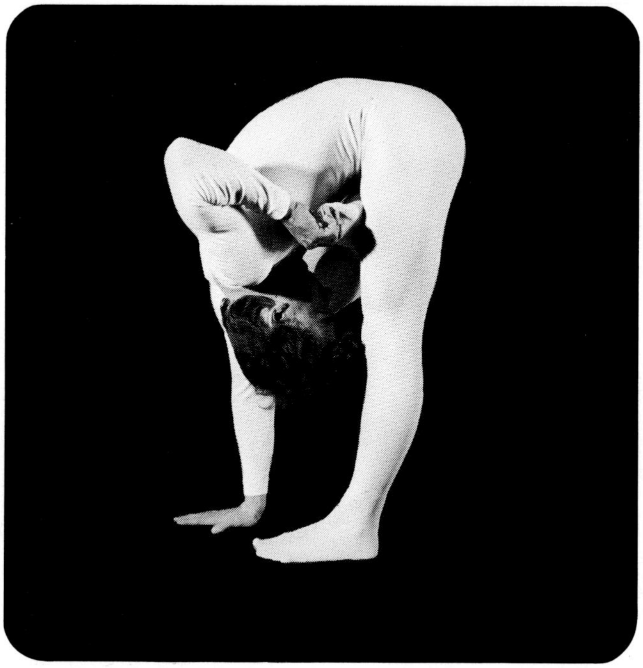

Storch (Ardha-Baddhasana)

Sich aufrecht hinstellen. Den rechten Fuß heben, ihn mit beiden Händen fassen und mit der Fußsohle nach oben drehen. Dann den Fuß so hoch wie möglich auf den linken Oberschenkel legen. Die Fußspitze mit der linken Hand umfassen. Den rechten Oberschenkel möglichst weit nach rechts dehnen. Die Wirbelsäule aufrichten. Den rechten Arm dehnend bis zur Senkrechten hochheben. Die Dehnung beibehaltend den Rumpf langsam aus dem Hüftgelenk heraus nach vorn beugen, bis die rechte Hand den Boden berührt. Den Blick zur Taille richten und den Kopf möglichst nahe zum Knie führen.
Die Übung wechselseitig wiederholen.

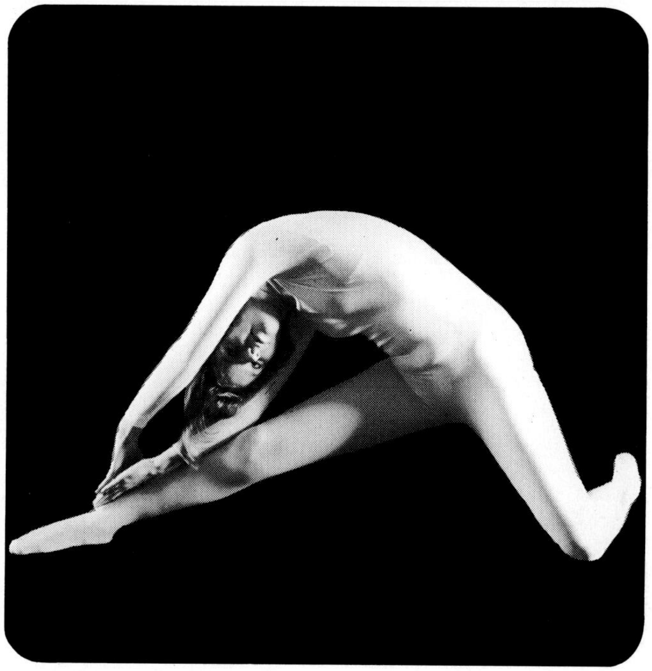

Querbalken (Parighasana)

In den Kniestand gehen. Das rechte Bein nach rechts ausstrecken, den Fuß nach rechts drehen und bis zur Fußspitze dehnen. Die Arme seitlich bis zur Schulterhöhe hochführen, den rechten Arm mit der Handfläche nach oben auf das rechte Bein legen, den Oberkörper nach rechts beugen, bis das rechte Ohr auf dem rechten Arm ruht. Dabei schiebt sich der rechte Arm auf dem rechten Bein weit nach vorn. Den linken Arm langsam dehnend über den Kopf führen und versuchen, mit der linken Hand die rechte Handfläche zu berühren. Zwischen den Armen nach vorn geradeaus hindurchschauen. Im Becken nicht nach hinten ausweichen, sondern die rechte Beckenseite bewußt nach vorne schieben.
Langsam wieder aufrichten und die Übung nach der anderen Seite wiederholen.

Kräftigt und dehnt alle kleinen, schrägen und queren Rückgratmuskeln. Hält die Hüftgelenke beweglich und dehnt die Oberschenkelmuskeln. Belebt die Wirbelsäule. Wirkt befreiend auf Nerven und Bandscheiben. Scheidet durch die bessere Durchblutung Stoffwechselschlacken aus. Regt die Verdauung an.

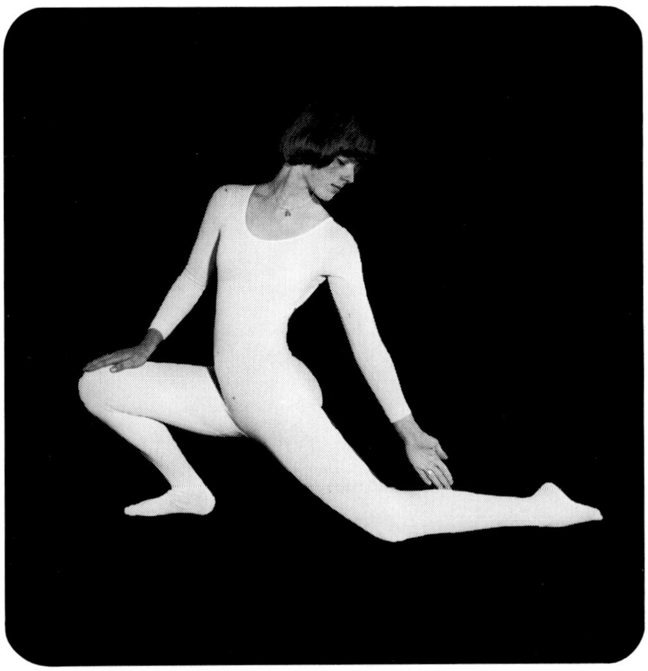

Kobra-Variation II (Ardha-Bhujangasana)

Den Kniestand einnehmen. Das rechte Bein etwas weiter als im rechten Winkel nach vorn aufsetzen. Die rechte Hand auf das rechte Knie legen. Das rechte Knie nach vorn schieben und gleichzeitig den linken Arm dehnend nach vorn führen, einen weiten Kreis beschreiben, bis die Hand die linke Wade berührt. Dabei den Oberkörper nach links drehen, dehnend nach rückwärts beugen und in die linke Handfläche schauen. Die linke Beckenhälfte bewußt nach vorne, zum Boden hin schieben und die Dehnung des Beckenbereichs verstärken. Den gestreckten Arm wieder nach vorn nehmen und in die Grundstellung zurückkommen.
Die Übung mehrere Male in fließender Bewegung durchführen.
Dann die Beinstellung wechseln und die Übung auf der anderen Seite wiederholen.

Dehnt und kräftigt die hinteren Bein- und Gesäßmuskeln. Hilft bei Rückenschmerzen im Bereich der Lendenwirbelsäule. Hält Hüft- und Kniegelenke beweglich. Vermindert den Fettansatz an Bauch und Hüften. Regt die Verdauung an.

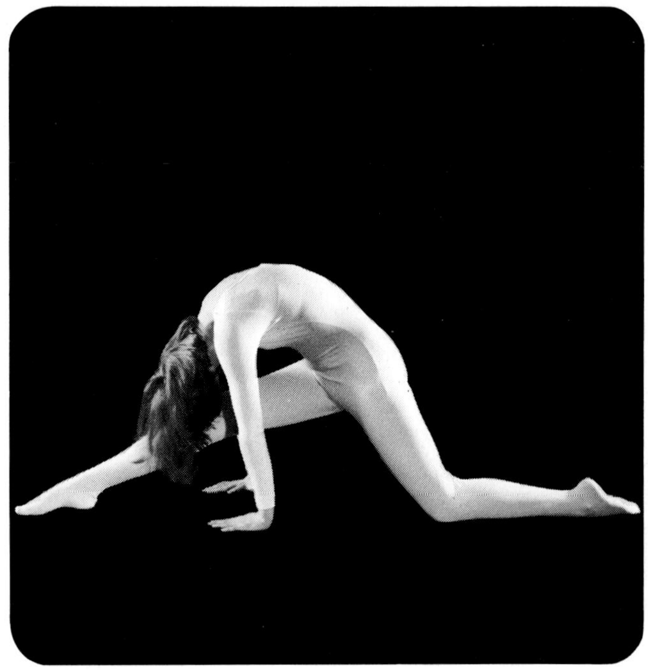

Spinne

In den Vierfüßerstand gehen. Das rechte Bein zwischen den Armen hindurch auf der Fußsohle nach vorn schieben, bis er gestreckt ist. Dann die Stirn auf das Knie legen. Die Fußzehen nach vorne dehnen und das Knie durchdrücken. Das Bein wieder zur Ausgangsstellung zurückführen.
Die Übung mit dem anderen Bein wiederholen.

Stärkt die Rücken- und Bauchmuskulatur. Entwickelt die Armmuskeln. Kräftigt die Hände, die Handgelenke und die Ellenbogengelenke. Regt durch Zusammenpressen der Aorta des Bauches die Blutzirkulation zum Magen, zur Leber und zur Milz an. Behebt Blutstauungen in der Milz und in der Leber. Entlastet die Gallenblase. Beseitigt Blähungen. Bekämpft Verstopfung. Stimuliert die Nieren und Nebennieren. Kräftigt Herz und Lunge. Beeinflußt günstig die Wirbelsäule. Regt das Sonnengeflecht an.

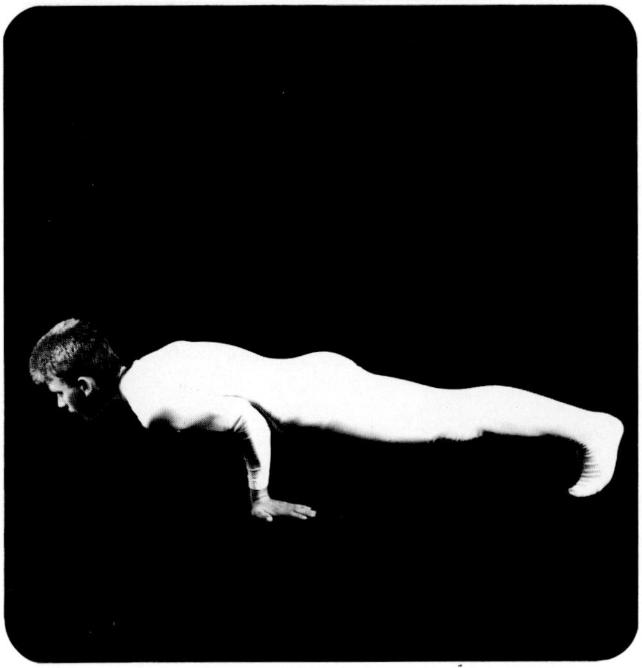

Schwan (Hangsasana)

Den Fersensitz einnehmen und die Beine spreizen. Die Hände mit nach hinten gerichteten Fingern auf den Boden legen. Die Handwurzeln bilden eine Linie mit den gespreizten Knien. Die kleinen Finger und die Handkanten berühren einander. Den Oberkörper nach vorn beugen, die Arme etwas anwinkeln und die Ellenbogen so nah wie möglich zusammenführen. Der Blick bleibt nach vorn gerichtet. Den Nabelbereich gegen die Ellenbogen drücken. Die Stirn auf den Boden auflegen. Die Beine nacheinander ausstrecken und die Füße mit den Zehen aufsetzen. Die Knie- und Fußgelenke berühren sich. Nun den Kopf wieder heben und einen Punkt vor sich fixieren.

Bei der Auflösung den Kopf wieder senken und die Stirn auf dem Boden aufstützen, die Beine anziehen, die Knie spreizen und auf den Boden aufsetzen.

Dehnt und streckt alle Rumpfmuskeln. Stärkt die Bauch-, Brust-, Rücken- und Armmuskeln. Aktiviert die Brust- und Bauchorgane. Fördert die Verdauung. Hilft bei Rheuma in den Kniegelenken.

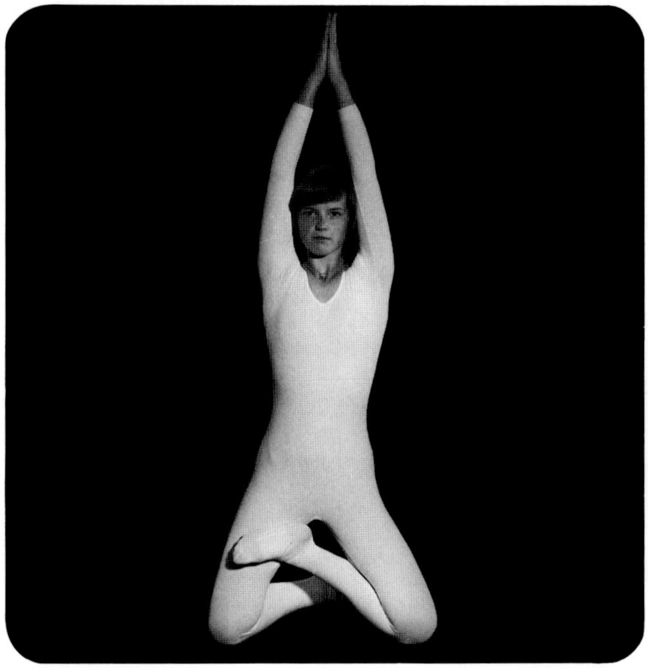

Berg (Parbatasana)

Den Halblotossitz einnehmen. Die Handflächen vor der Brust zusammenlegen. Das Gewicht nach vorn verlagern, das Gesäß heben und sich auf den Knien aufrichten. Die Arme über den Kopf führen und den ganzen Rumpf aus dem Becken heraus nach oben dehnen. Die Handflächen gegeneinanderdrücken.

Die Arme wieder senken und langsam in den Halblotossitz zurückkehren.

Macht die ganze Wirbelsäule geschmeidig und gibt ihr Spannkraft, dehnt vor allem die Muskeln und Bänder der Wirbelsäule. Hilft bei Ischias. Regt die Tätigkeit der Verdauungsorgane an. Bekämpft wirkungsvoll Stuhlverstopfung. Stärkt die Nieren und Nebennieren. Erhöht die Harnausscheidung. Kräftigt das Sonnengeflecht.

Siehe Hüftdehnung I (10. Lektion, Seite 112). Dehnt und kräftigt die schrägen und queren Rückenmuskeln. Stärkt die Schultermuskeln. Hilft bei Rheumatismus in den Schultergelenken. Macht die Wirbelsäule beweglich und lockert sie. Regt die Funktion der Verdauungsorgane an.

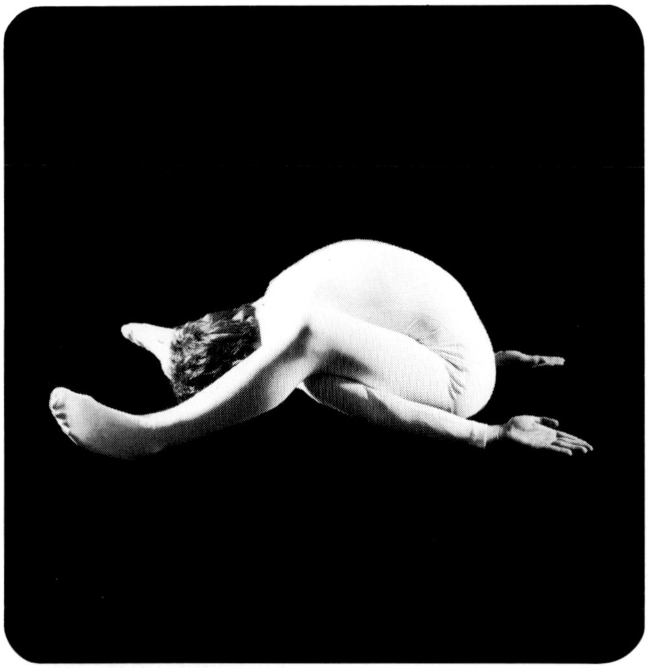

Schildkröte (Kurmasana)

Sich mit ausgestreckten Beinen auf den Boden setzen. Die Beine ca. 50 cm gegrätscht auf den Fußsohlen an den Körper heranziehen. Den Rumpf nach vorn beugen und beide Arme mit den Handflächen nach oben unter den angewinkelten Beinen hindurchschieben, bis die Schultern in die Nähe der Knie kommen. Die Beine strecken und die Fersen nach vorn stoßen. Der Rücken gibt dem Stoß passiv nach und der Rumpf senkt sich noch tiefer zum Boden. Ruhig atmen. Bei jedem Ausatmen nähert sich die Stirn noch mehr dem Boden, bis sie ihn schließlich berührt. In dieser Stellung möglichst alle Muskeln entspannen.
Fortgeschrittene können schließlich das Kinn auf dem Boden aufsetzen und so weit wie möglich nach vorn schieben.

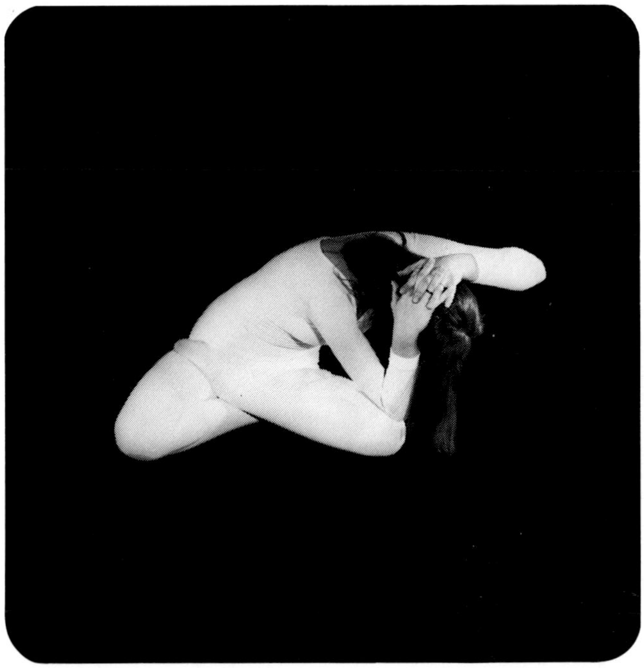

Hüftdehnung II

Den Lotos- oder Halblotossitz einnehmen. Die Finger hinter dem Kopf verschränken und die Ellenbogen nach hinten biegen. Sich langsam aus der Taille heraus nach links drehen, den Rumpf nach vorn beugen und den rechten Ellenbogen zum linken Knie führen und – wenn möglich – das linke Knie berühren. Den anderen Ellenbogen nach oben und hinten führen.
Langsam aufrichten und die Übung nach der anderen Seite wiederholen.

Dehnt alle Muskeln des Rückens, des Schultergürtels, der Arme, der Brust und des Bauches. Festigt die Muskeln der Unter- und Oberschenkel. Dehnt die innere Seite der Wirbelsäule. Verhindert eine frühzeitige Verkalkung der Wirbelsäule. Gleicht einen runden Rücken aus. Bringt Erleichterung bei Bandscheibenschäden. Stärkt das Rückgrat. Entwickelt den Brustkorb. Hilft bei Verdauungsstörungen und Leberschäden. Bekämpft Verstopfung. Normalisiert die Tätigkeit der Bauchspeicheldrüse. Durchblutet und reinigt die Nieren. Wirkt anregend auf die Nebennieren. Beseitigt Fettansatz an Bauch, Hüften und Oberschenkeln. Regt das sympathische Nervensystem an und massiert das Sonnengeflecht.

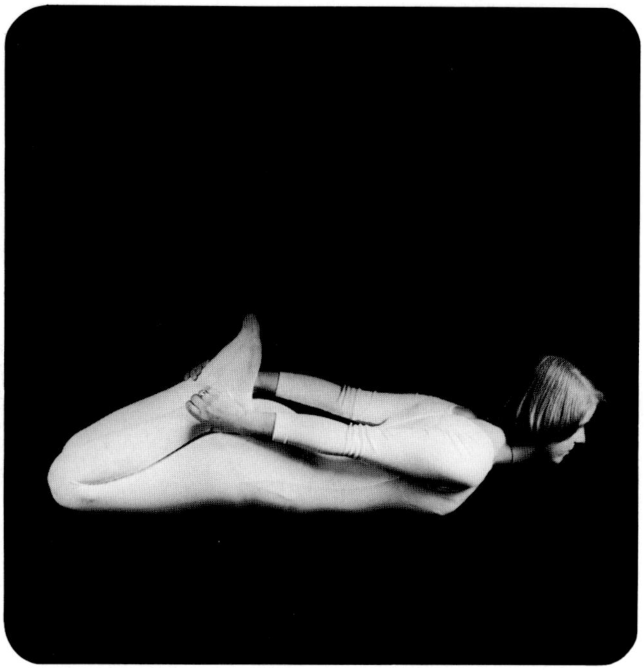

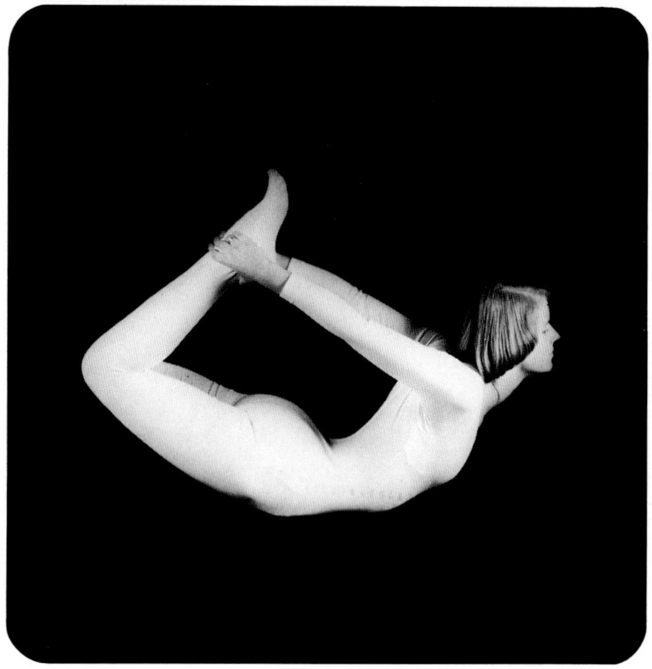

Bogen (Dhanurasana)

Sich entspannt auf den Bauch legen. Die Arme liegen locker neben dem Körper. Die Beine einbeugen und die Fersen nahe an das Gesäß bringen. Die Zehen berühren sich, die Knie sind leicht gespreizt. Mit den Händen die Knöchel umfassen und die Füße durch eine kräftige Kontraktion der Schenkel- und Wadenmuskulatur kraftvoll nach hinten und oben strecken, so daß sich der Oberkörper aufrichtet und nach rückwärts biegt. Gleichzeitig heben sich auch die Knie vom Boden. Den Brustkorb gleichzeitig nach vorne wölben und dehnen. Alle Muskeln des Körpers, außer der Beinmuskulatur und den Fingern, bleiben passiv. Das Körpergewicht ruht auf dem Bauch. Normal weiteratmen.

Die Hände wieder von den Füßen lösen und in der Bauchlage ruhen.

Dehnt den Schultergürtel und kräftigt Arme und Hände. Fördert das Gleichgewicht im Sitzen, wirkt beruhigend und ausgleichend auf das Nervensystem.

Dehnt die Rückenmuskeln, besonders im Lendenwirbelbereich. Stärkt die zum Oberarm ziehenden Schultermuskeln. Steigert die Beweglichkeit des Hüftgelenks und der Wirbelsäule. Kräftigt die Nerven des Kreuzbein- und Lendenwirbelsäulenbereichs. Lindert Ischiasbeschwerden. Entspannt den ganzen Körper. Durchblutet die gesamte Beckengegend. Verbessert die Blutzirkulation in den Gefäßen der Eingeweide, der Leber und der Milz. Regt die Darmperistaltik an. Baut überschüssiges Fett ab.

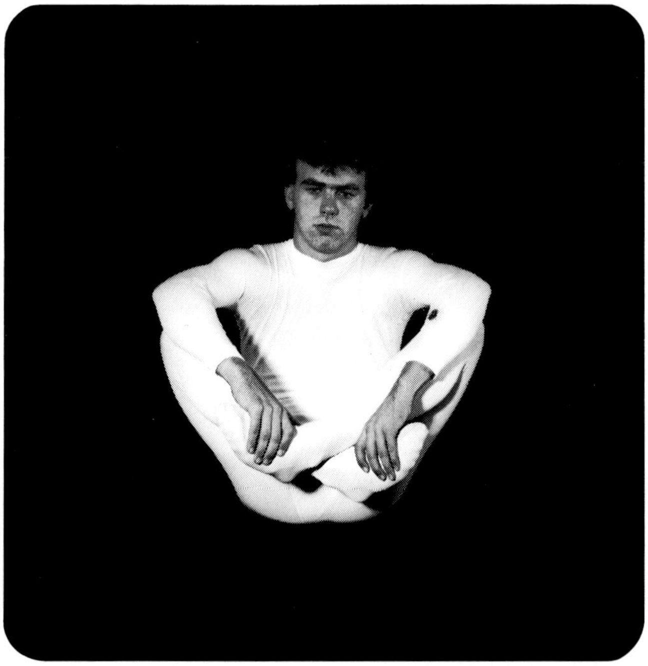

Vorübung zur Winkelhaltung

Sich mit ausgestreckten Beinen hinsetzen. Die Beine an den Körper heranziehen. Die Fußgelenke kreuzen, das Gewicht des Körpers nach hinten verlagern und die Füße vom Boden abheben. Mit den Händen die Füße so am Spann umfassen, daß die Daumen unter den Fußsohlen liegen. Beide Ellenbogenbeugen auf die Knie legen und auf dem Steißbein sitzend das Gleichgewicht halten. Über die gekreuzten Füße hinweg auf den Boden schauen. Bewußt das Gleichgewicht erleben. Die Haltung längere Zeit einhalten, dann die Füße loslassen und die Beine strecken.

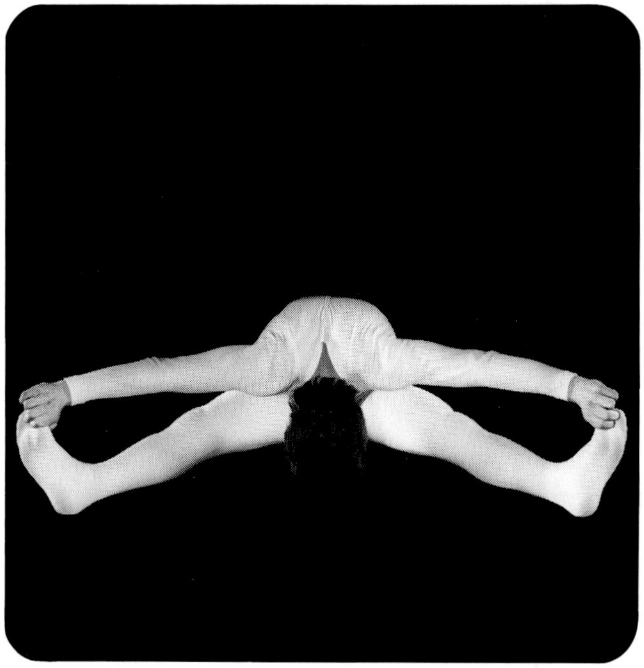

Gespreizte Kreuzdehnungshaltung (Biwaktapada-Paschimottanasana)

Sich mit ausgestreckten Beinen hinsetzen. Die Beine weit grätschen. Die Arme seitwärts bis zur Senkrechten hochführen. Den Rumpf aus dem Becken heraus bis zu den Fingerspitzen dehnen. Die Dehnung beibehaltend den Rumpf aus den Hüftgelenken heraus nach vorn beugen. Mit den Händen die Zehen oder die Fußgelenke fassen und sich sanft noch weiter zum Boden ziehen, bis der Kopf den Boden berührt. Sich langsam wieder aufrichten und sich Wirbel um Wirbel abrollend auf den Rücken legen. Die Hände gleiten dabei an den Beinen entlang.

Stärkt die Hüften, Oberschenkel- und Gesäßmuskeln. Kräftigt die Arme, Schultern und Rückenmuskeln. Löst Verspannungen im Rücken und im Nacken.

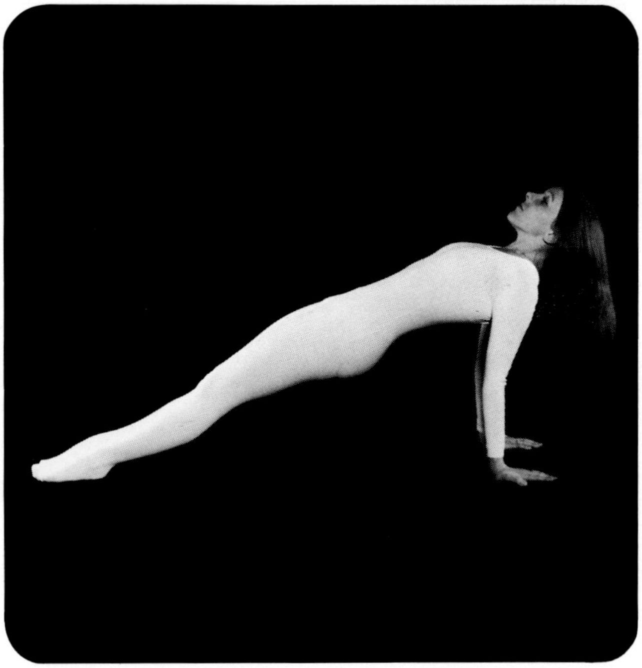

Beckenhebeübung (Katikasana)

Sich mit ausgestreckten Beinen auf den Boden setzen. Die flachen Hände etwa 30 cm mit den Fingerspitzen nach rückwärts hinter das Gesäß legen. Die gestreckten Arme und die Fersen gegen den Boden stemmen und den Körper langsam vom Boden abheben, bis er eine gerade Linie bildet. Das ganze Gewicht des Körpers wird nur von den Händen und den Füßen getragen.
Langsam das Becken wieder senken.

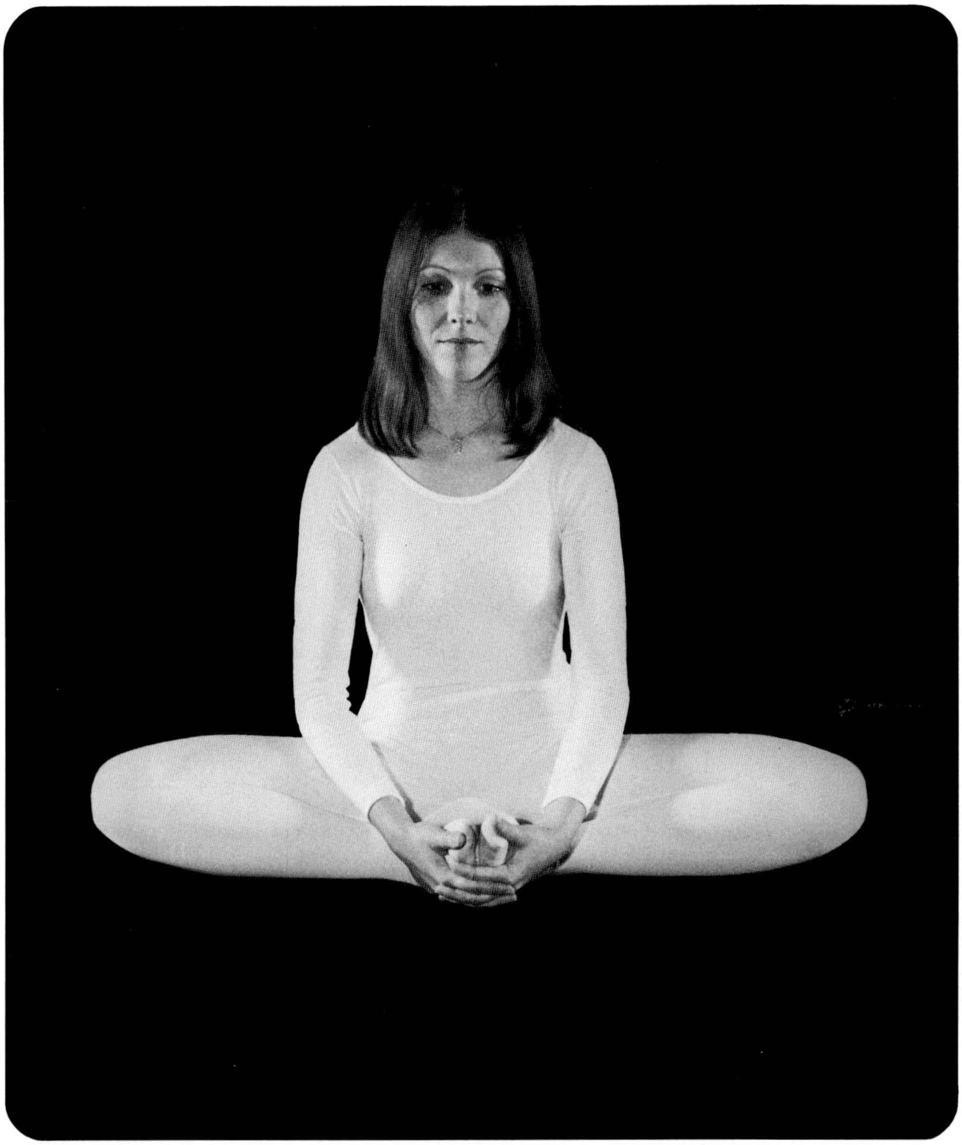

12. Lektion

Ich schlief und träumte: Das Leben war Freude.
Ich erwachte und sah: Das Leben war Pflicht.
Ich handelte und sah: Die Pflicht war Freude.

Tagore

Kräftigt die Bein- und Armmuskeln. Fördert das Gleichgewicht. Strafft den Körper.

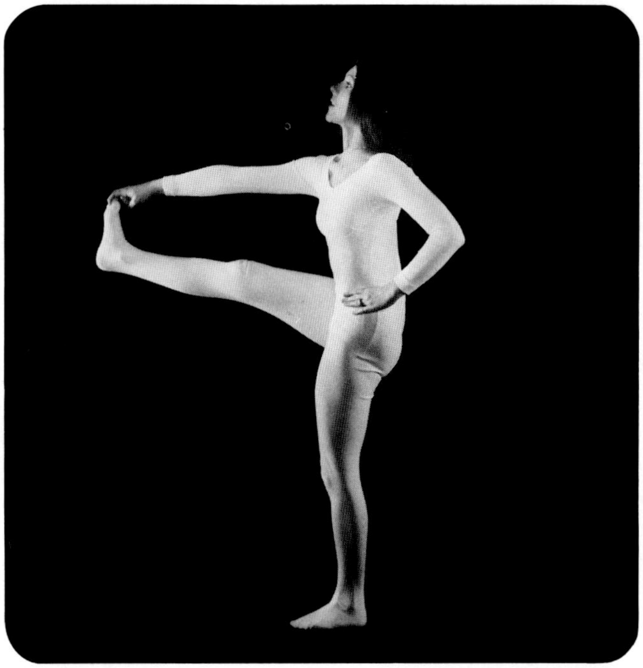

Vorübung für ein-Fuß-stehende Knie-Stirn-Haltung (Ekapada-Dandajamana-Dschanuschirasana)

Sich aufrecht hinstellen. Die linke Hand in die Hüfte stützen. Das rechte Bein nach vorn hochheben, die Zehen mit der rechten Hand ergreifen. Das Bein durchstrecken und heben, bis es parallel zum Boden steht. Dabei den Rumpf aus dem Becken heraus dehnend aufrichten. Beide Beine durchgestreckt halten.
Die Übung wechselseitig wiederholen.

Stärkt die Hüften, die Bauch- und Beinmuskulatur. Verleiht eine schöne Körperform. Durchblutet das Becken und regt die Funktionen der Unterleibsorgane an. Fördert die Verdauung. Sorgt für eine bessere Durchblutung des Gehirns und verbessert die Denkfähigkeit. Hilft bei Hämorrhoiden.

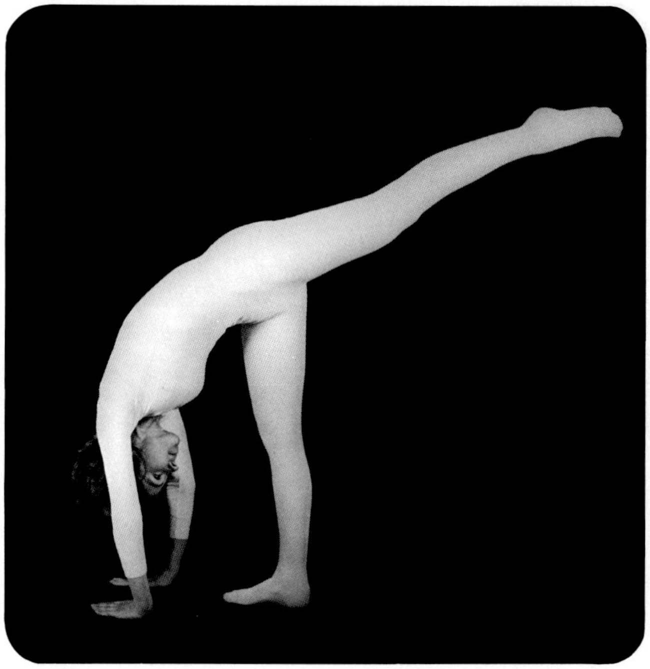

Hock-Streck-Haltung (Ekapada-Hastasana)

Mit geschlossenen Knien in die Hockstellung gehen. Die Handflächen in Schulterbreite vor den Füßen aufsetzen. Langsam das Gesäß heben und die Beine strecken. Das linke Bein gestreckt so weit wie möglich nach hinten hochheben und dehnen. Das Bein wieder senken. Anschließend das rechte Bein dehnend heben und es in die Grundstellung zurückbringen.
Die Beine mehrere Male wechselseitig heben und senken.

Kräftigt die Bein-, Rumpf- und Bauchmuskeln. Dehnt die Brustmuskulatur und formt die Büste. Stärkt die Wirbelsäule. Baut Fettpolster an Bauch und Hüfte ab. Hilft bei Fettsucht und Verstopfung. Regt die Verdauungsorgane und die Nieren an.

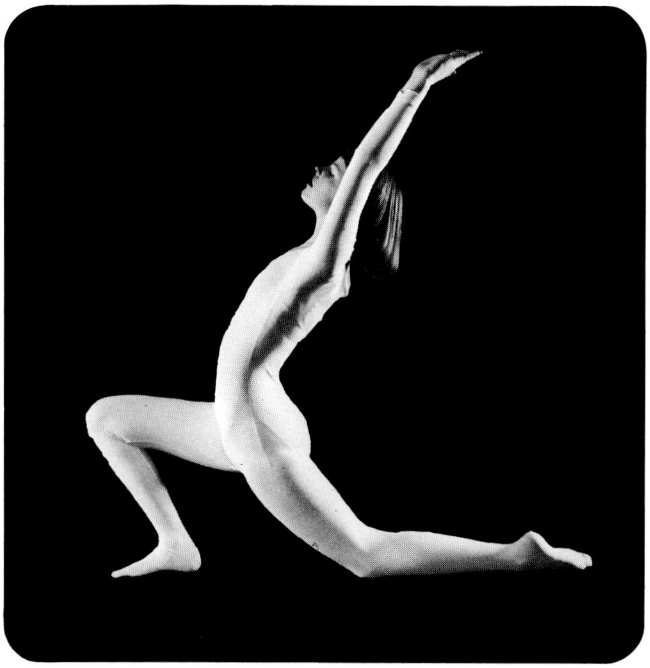

Kobra-Variation III (Ardha-Bhujangasana)

Sich aufrecht hinknien. Das rechte Bein etwas weiter als im rechten Winkel nach vorn aufsetzen. Beide Arme heben und das rechte Knie nach vorn schieben und das Becken zum Boden hin drücken. Gleichzeitig den Oberkörper aus dem Becken heraus nach oben über die Fingerspitzen dehnend rückwärts beugen. Den Brustkorb dabei weiten. Zwischen Fingerspitzen und Becken soll ein intensives Dehnungsfeld entstehen. Die rechte Ferse bleibt am Boden. Die Arme senken und in die Ausgangsstellung zurückkehren. Bei der Wiederholung die Beine wechseln.

Dehnt die rückwärtigen Beinmuskeln. Stärkt die Rücken- und Schultermuskeln. Erhöht die Beweglichkeit im Beckengürtel. Verbessert die Beweglichkeit und die Proportionen des Körpers. Drückt alle inneren Organe des Bauches zusammen und regt dadurch ihre Tätigkeit an. Verbessert die Blutzirkulation im Kopf.

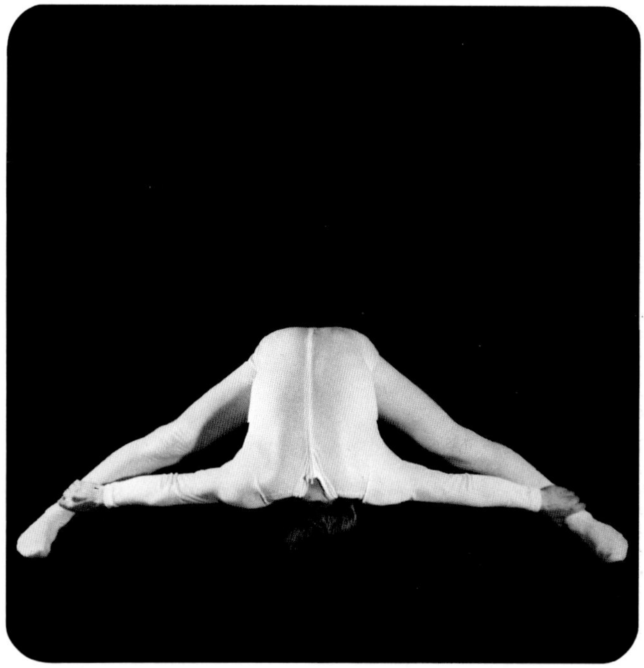

Gespreizte Rumpfbeuge (Biwaktapada-Padahastasana)

Sich aufrecht hinstellen. Die Beine weit grätschen. Die Arme seitlich bis zur Senkrechten heben und den Rumpf aus dem Becken heraus bis zu den Fingerspitzen dehnen. Die Dehnung beibehaltend den Rumpf aus dem Hüftgelenk langsam zunächst mit gedehntem Nacken und geradem Rücken, dann Wirbel um Wirbel nach vorn neigen. Das Becken verschiebt sich dabei etwas nach hinten. Mit den Händen bei gestreckten Beinen die Fußgelenke umfassen. Mit Hilfe der Armmuskulatur den Rumpf weit nach unten ziehen, bis der Kopf möglichst den Boden berührt. Den Brustkorb zum Boden hin weiten.
Langsam Wirbel um Wirbel wieder aufrichten.

Stärkt die Rücken- und Bauchmuskulatur. Entwickelt die Armmuskeln. Kräftigt die Hände, die Handgelenke und die Ellenbogengelenke. Regt durch Zusammenpressen der Aorta des Bauches die Blutzirkulation zum Magen, zur Leber und zur Milz an. Behebt Blutstauungen in der Milz und in der Leber. Entlastet die Gallenblase. Beseitigt Blähungen. Bekämpft Verstopfung. Stimuliert die Nieren und Nebennieren. Kräftigt Herz und Lunge. Beeinflußt günstig die Wirbelsäule. Regt das Sonnengeflecht an.

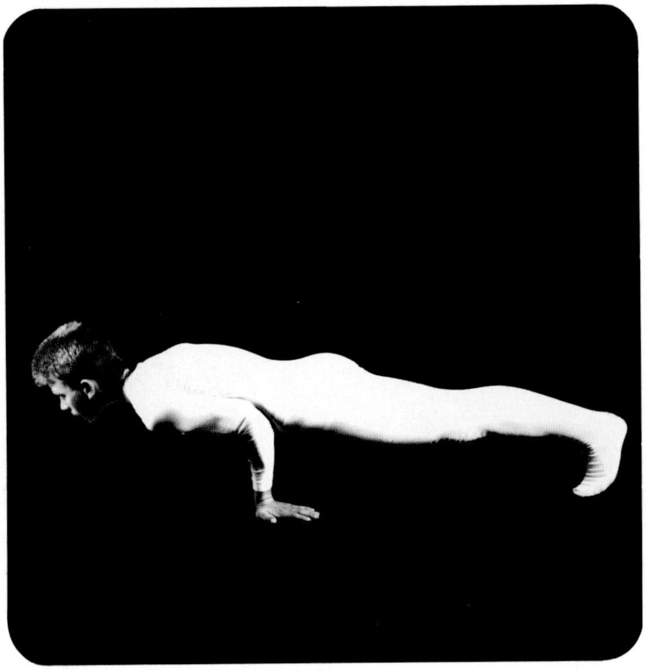

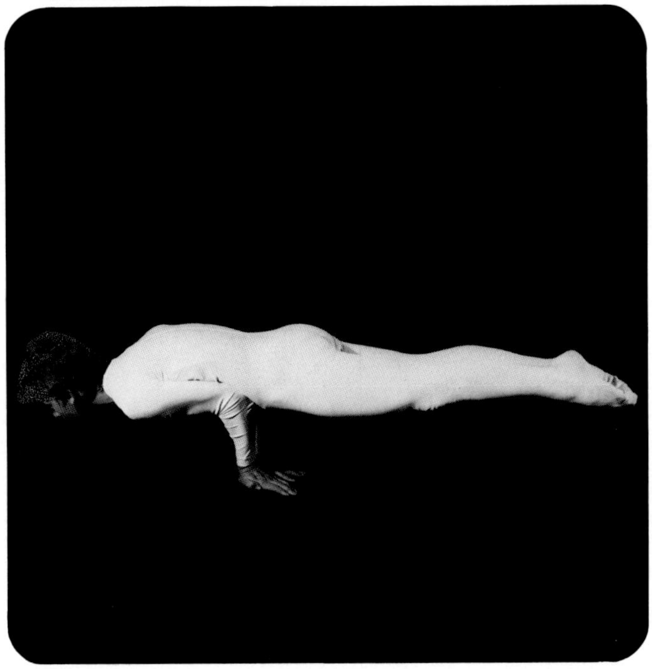

Pfau (Mayurasana)

Die Haltung des Schwans (siehe Seite 118) einnehmen. Nach dem Heben des Kopfes mit den Zehen den Körper leicht nach vorn drücken, um den Schwerpunkt zu verlagern. Das Gewicht ruht jetzt mehr auf den Handwurzeln. Die vorher senkrecht stehenden Unterarme neigen sich etwas nach vorn dem Boden zu. Sobald der Gleichgewichtszustand erreicht ist, genügt ein leichtes Abstoßen mit den Zehenspitzen, um die Füße vom Boden zu heben. Die Beine müssen gestreckt bleiben. Durch Anspannen der Rückenmuskulatur die Beine in der Waagrechten halten, so daß der ganze Körper eine gerade Linie zum Boden bildet. Der Blick ist dabei nach vorn gerichtet.

Der Anfänger wird den Atem bei dieser Haltung anhalten. Fortgeschrittene sollen normal weiteratmen.

Bei der Auflösung die Beine anziehen, die Knie spreizen und auf den Boden aufsetzen.

Fortgeschrittene können auch, ohne die Zwischenstellung des Schwans einzunehmen, sofort in die Endstellung des Pfaus gehen. Dabei den Körper von Anfang an mit noch angewinkelten und gespreizten Beinen ins Gleichgewicht bringen. Anschließend langsam den Rumpf nach vorn verlagern und gleichzeitig die angewinkelten Beine nach hinten ausstrecken.

Kräftigt alle Rumpf-, Bauch-, Arm- und Oberschenkelmuskeln. Stärkt die Finger- und Handkraft.

Kräftigt die schlaffen Innenseiten der Schenkel. Lindert Prostataleiden und Blasenbeschwerden. Hält die Unterleibsorgane gesund. Behebt Unregelmäßigkeiten der Menstruation. Regt die Tätigkeit der Nieren an.

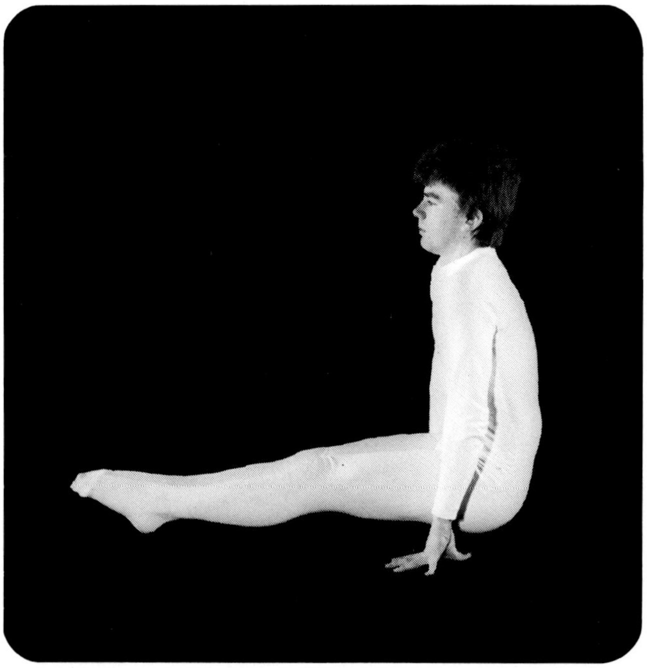

Fingerhaltung (Angusthasana)

Sich mit ausgestreckten Beinen hinsetzen. Die Hände spreizen und mit den Fingerspitzen auf den Boden neben den Hüftgelenken aufsetzen. Das Gesäß und die ausgestreckten Beine mit Hilfe der aufgestützten Finger durch Streckung der Arme und Kontraktion der Bauchmuskeln vom Boden abheben.

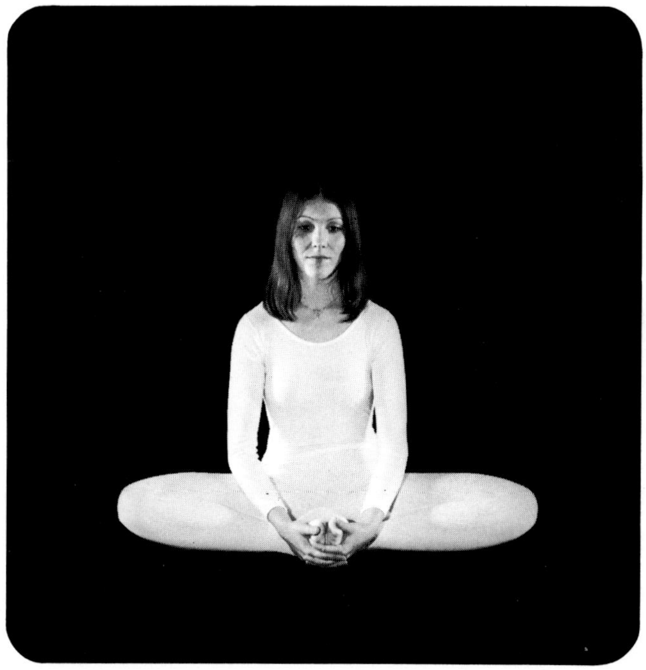

Knie-Schenkel-Streckung (Baddha-Konasana)

Sich aufrecht hinsetzen. Die Beine anwinkeln und die Füße auf den Fußsohlen an den Körper heranziehen. Die Fußsohlen aneinanderlegen und die Knie nach außen fallen lassen. Die Fußspitzen mit gefalteten Händen umfassen und die Füße noch näher, möglichst bis zum Damm heranziehen. Die Schenkel noch weiter öffnen und versuchen, durch Anspannen der Gesäß- und Oberschenkelmuskulatur die Knie seitwärts auf den Boden zu bringen.

Dehnt und stärkt die schrägen Muskeln und Bänder der Wirbelsäule. Stimuliert die Nerven, die aus der Wirbelsäule hervortreten, besonders im Brustbereich. Regt durch den Druck der Schenkel den auf- und absteigenen Dickdarm an. Bekämpft dadurch die Verstopfung. Massiert und kräftigt alle wichtigen Bauchorgane wie Leber, Niere, Milz, Bauchspeicheldrüse.

Kräftigt die Beinmuskeln. Übt die Bauchmuskulatur und stärkt die darunter liegenden Organe. Fördert das Gleichgewicht.

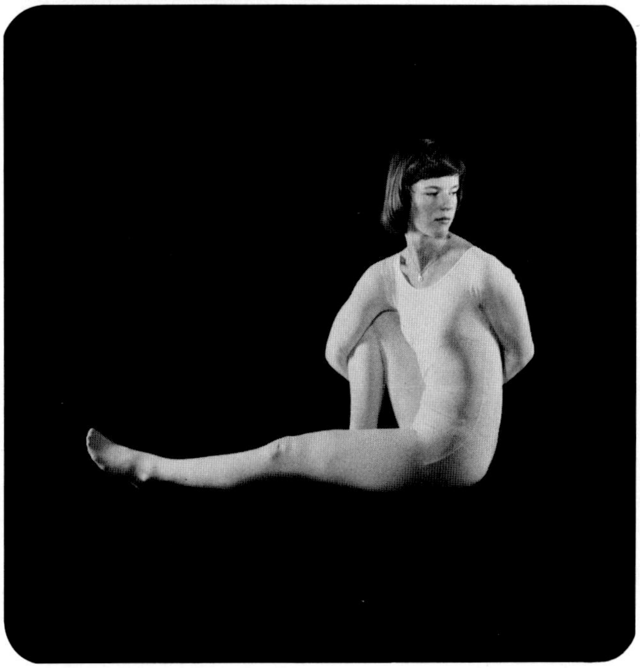

Knieumarmung I (Marichyasana)

Sich mit ausgestreckten Beinen hinsetzen. Das rechte Bein einbeugen, das Knie an die Brust und die rechte Ferse bis an den Damm heranführen. Den rechten Arm über das Knie nehmen, den Oberkörper nach vorn beugen und die Achselhöhle so nah wie möglich an das Knie bringen. Die linke Hand mit dem Handrücken etwas oberhalb der Taille auf den Rücken legen, dabei dreht sich der Oberkörper nach links. Nun den rechten Arm beugen, das rechte Knie umarmen und mit der rechten Hand die linke Hand ergreifen. Den Oberkörper aufrichten und so weit wie möglich nach links drehen. Mit geradem Kopf über die linke Schulter nach hinten schauen.
Fortgeschrittene können sich nach vorn beugen, bis das Kinn das linke Knie berührt.
Die Übung wechselseitig wiederholen.

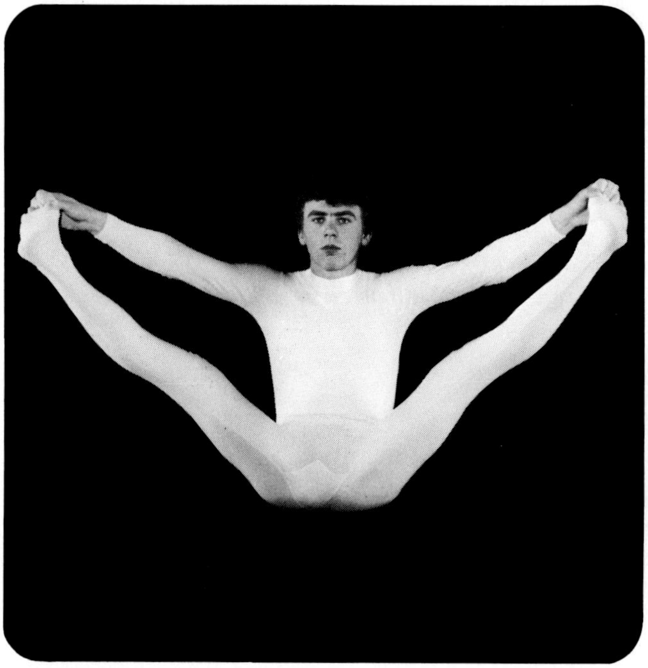

Winkelhaltung (Ubhaya-Padangustasana)

Sich aufrecht hinsetzen. Die Beine anwinkeln und die Füße auf dem Fußboden an den Körper heranziehen. Mit den Fingern die Zehen ergreifen, das Körpergewicht nach hinten auf das Steißbein verlagern und die Füße vom Boden abheben. Das Gleichgewicht finden und die Beine seitwärts weit grätschend nach oben durchstrecken. In dieser Gleichgewichtshaltung den Rumpf strecken und nach oben dehnen. Die Brust nach vorne weiten. Die Fersen nach oben schieben.

Stärkt die Arm- und Beinmuskulatur. Kräftigt Rumpf- und Hüftmuskeln. Regt die Verdauung an.

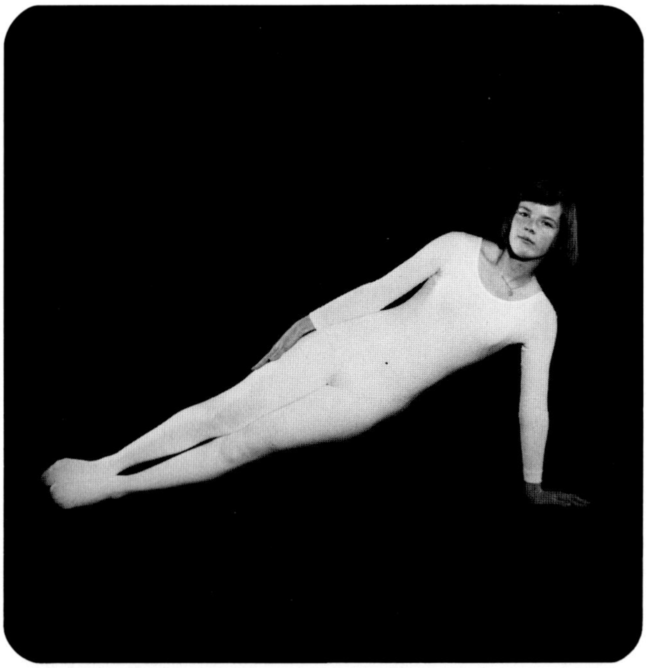

Seitliche Beckenhebeübung (Vasistasana)

Sich auf die linke Körperseite legen. Mit der rechten Hand sich vor dem Körper aufstützen. Den Oberkörper aufrichten und auf den linken gestreckten Arm stützen. Die rechte Hand auf den rechten Oberschenkel legen. Langsam das Becken heben, bis der ganze Körper eine gerade Linie bildet. Das Becken senken, der linke Arm bleibt dabei gestreckt.
Die Übung auf der rechten Körperseite wiederholen.

Stärkt die Arm-, Schulter- und Rückenmuskulatur. Löst Muskelverspannungen in den Schultern. Lindert Schmerzen in den Fuß- und Kniegelenken. Kräftigt die Wirbelsäule. Regt die Nierentätigkeit an. Fördert die Verdauung.

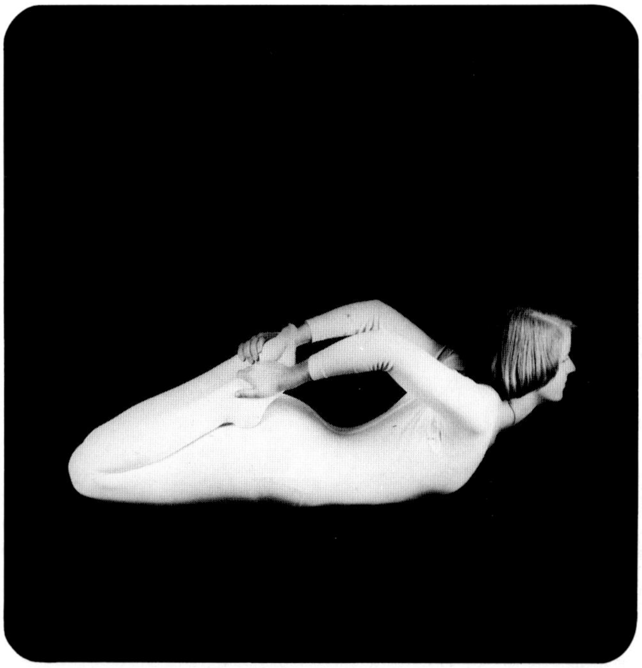

Kamel im Liegen (Bhekasana)

Sich entspannt auf den Bauch legen. Die Beine einbeugen, die Fußgelenke mit den Händen umfassen und die Fersen auf das Gesäß drücken. Den Oberkörper mit Hilfe der Rücken- und Armmuskulatur aufrichten und dabei die auf das Gesäß gesetzten Fersen als Stütze benutzen. Die Ellenbogen richten sich dabei nach oben, so daß die Form eines Kamelhöckers entsteht. Die Beinmuskeln sind – im Gegensatz zum Bogen – entspannt. Die Kraft liegt nur in den Schulter-, Arm- und Rückenmuskeln.
Die Hände von den Füßen lösen und in die Bauchlage zurückkehren.

Streckt die Wirbelsäule. Kräftigt die Rückenmuskeln. Strafft Hüften, Oberschenkel und Bauch. Befreit von Verspannungen und Kopfschmerzen. Schafft Erleichterung bei Rückenschmerzen. Kräftigt das Nervensystem. Fördert die Durchblutung des Kopfes. Verbessert den Teint. Massiert die Bauchorgane. Regt Magen, Darm und Bauchspeicheldrüse an. Bekämpft Darmverstopfung. Fördert die Funktion der Leber. Hilft bei Diabetes, bei Nieren-, Blasen- und Prostataleiden. Beeinflußt Fettleibigkeit und Cellulitis. Normalisiert die Schilddrüsentätigkeit. Erfrischt den Körper und beseitigt Müdigkeit.

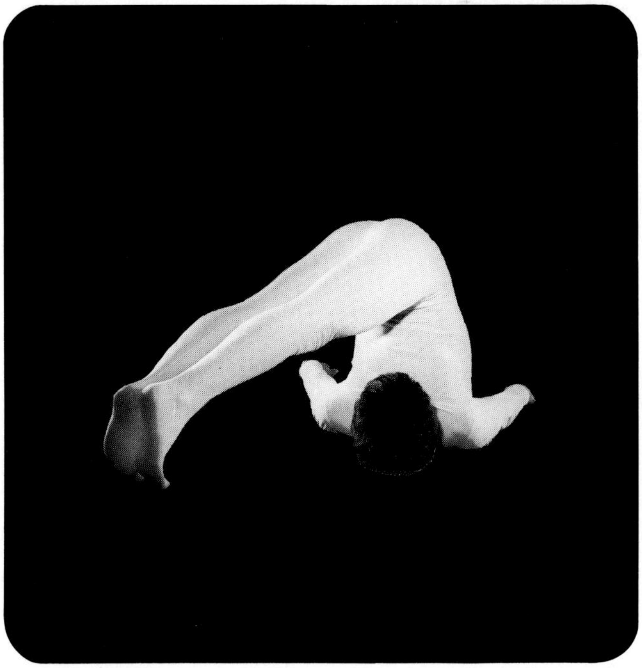

Seitlicher Pflug (Parsva-Halasana)

In die Halbkerze gehen. Die gestreckten Beine über die linke Schulter seitlich zum Boden führen, bis die Füße den Boden berühren. Zur Halbkerze wieder zurückkehren und die Beine seitlich weit über die rechte Schulter zum Boden führen, bis die Füße den Boden berühren.

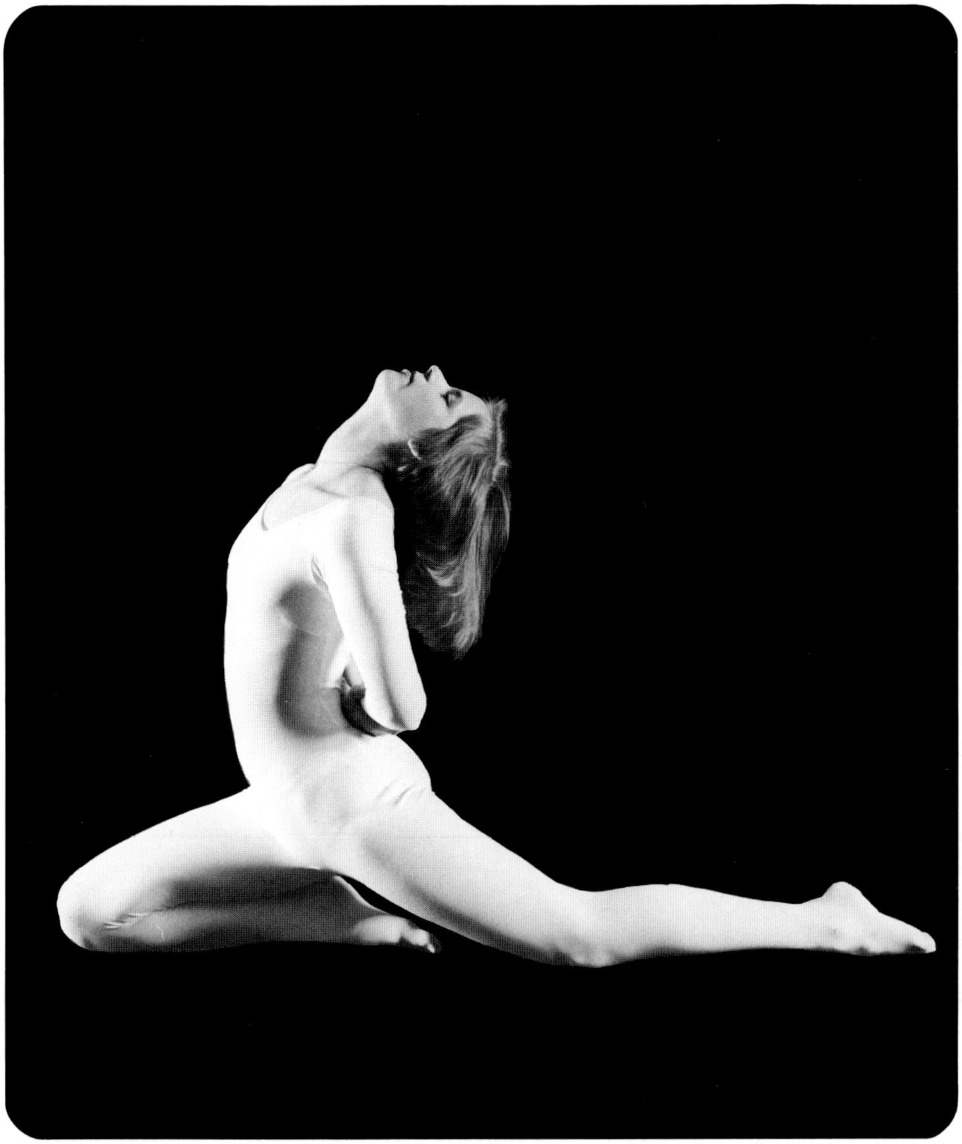

13. Lektion

Wenn ich einen Satz auswählen sollte, um meine ganze Lehre zusammenzufassen, würde ich sagen: Laß nichts Böses in deinen Gedanken sein!

Konfuzius

Stärkt die Muskeln des Standbeins und die Bauchmuskulatur. Dehnt die Rückenmuskeln. Bildet das Gleichgewichtsgefühl des Körpers aus. Dehnt die Wirbelsäule und den Ischiasnerv. Regt die Verdauung an.

Stärkt die Hüft-, Bauch- und Beinmuskulatur. Verleiht eine schöne Körperform. Durchblutet das Becken und regt die Funktionen der Unterleibsorgane an. Fördert die Verdauung. Sorgt für eine bessere Durchblutung des Gehirns und verbessert die Denkfähigkeit. Hilft bei Hämorrhoiden.

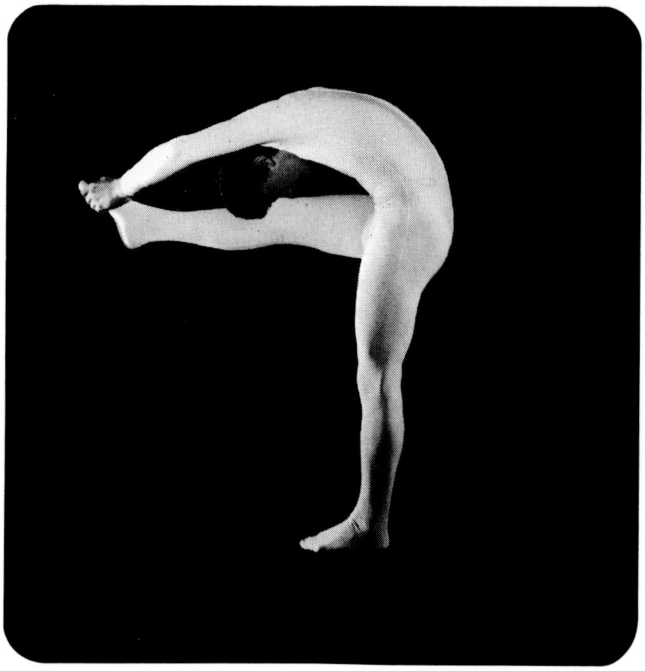

Ein-Fuß-stehende Knie-Stirn-Haltung (Ekapada-Dandajamana-Dschanuschirasana)

Sich aufrecht hinstellen. Das rechte Bein nach vorn hochheben. Das Knie dabei einbeugen. Mit den Händen die Fußspitzen ergreifen, das Bein durchstrecken und so weit heben, bis es parallel zum Boden steht. Den Rumpf nach vorn beugen und mit der Stirn das Knie berühren.
Bei der Wiederholung das Bein wechseln.

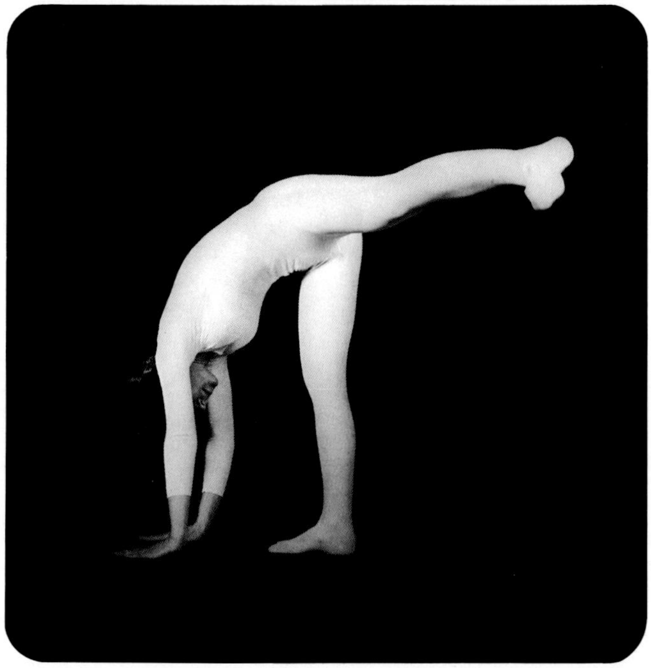

Hock-Streck-Haltung seitlich (Ekapada-Hastasana)

Mit geschlossenen Knien in die Hockstellung gehen. Die Handflächen in Schulterbreite vor den Füßen aufsetzen. Langsam das Gesäß heben und die Beine strecken. Das linke Bein seitwärts gestreckt möglichst weit nach links oben führen und dehnen. Das linke Bein wieder senken. Das rechte Bein seitwärts gestreckt möglichst weit nach rechts oben führen, dehnen und in die Grundstellung zurückbringen.
Die Beine mehrere Male wechselweise heben und senken.

Siehe Baucheinziehen im Stehen (7. Lektion, Seite 85). Übt alle Muskeln der vorderen und seitlichen Bauchwand. Beseitigt Darmträgheit und Verstopfung. Hilft bei Leber-, Darm- und Magenerkrankungen. Scheidet die angesammelten Schlacken in den Eingeweiden aus. Behebt Magen-, Darm- und Gebärmuttersenkungen. Massiert sämtliche Organe der Bauchhöhle.

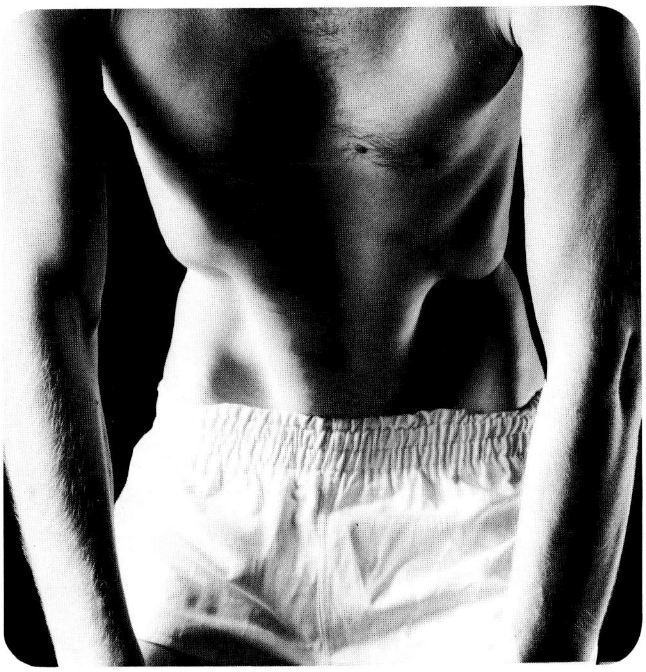

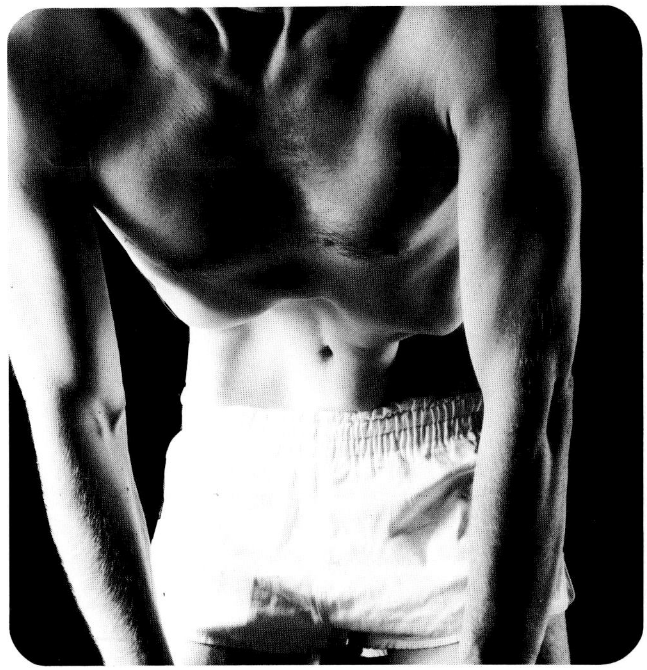

Welle (Nauli)

Als Ausgangsstellung die Haltung Baucheinziehen im Stehen (7. Lektion, Seite 85) einnehmen. Ausatmen und den Bauch wie bei Uddiyana einziehen. Die Mitte des eingezogenen Bauches anspannen, so daß die beiden langen, geraden Bauchmuskeln isoliert hervortreten. Die beiden Seiten des Bauches bleiben eingezogen. Die linke Hand etwas nach unten schieben und den Druck der rechten Hand zurücknehmen. Dadurch wölbt sich der linke lange Bauchmuskel noch weiter vor, der rechte tritt zurück. Jetzt die rechte Hand nach unten schieben und den Druck der linken zurücknehmen. Dadurch kommt der rechte lange Bauchmuskel mehr hervor und der linke tritt zurück. Durch rhythmisches Vor- und Zurückziehen der Hände und durch langsames Kreisen der Hüften entsteht eine Wellenbewegung der Bauchmuskeln.

Fortgeschrittene halten Hände und Hüften unbewegt. Die kreisende Bewegung der Bauchmuskeln entsteht durch leichte wechselseitige Druckverlagerung der Hände auf den Oberschenkeln.

Stärkt die Bein-, Rücken- und Bauchmuskeln. Kräftigt die Fußgelenke. Hält die Wirbelsäule beweglich. Regt die Verdauung an. Verbessert die Haltung des Körpers und fördert das Gleichgewicht. Durchblutet den Beckenraum. Hilft bei Blasen-, Prostata- und Unterleibsbeschwerden. Vertreibt Müdigkeit.

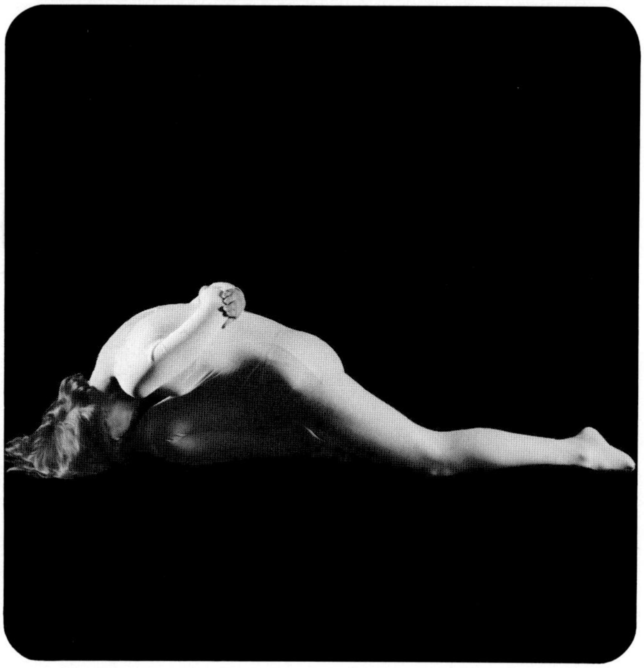

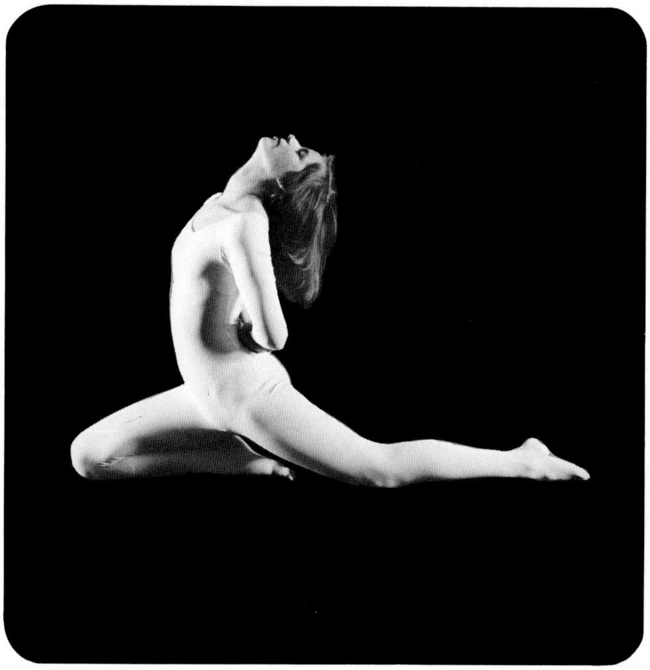

Taube
(Fakthasana)

Sich aufrecht hinknien. Die Arme auf dem Rücken verschränken. Das Gewicht auf das rechte Knie verlagern und das linke Bein weit nach hinten strecken, bis das Gesäß auf der rechten Ferse aufsitzt. Den Rumpf langsam mit geradem Rücken und gedehntem Nacken – das Gleichgewicht haltend – nach vorn beugen und mit der Stirn das rechte Knie berühren. Den Rumpf langsam wieder aufrichten und den Oberkörper dehnend weit nach hinten beugen. Das Brustbein weit nach vorn bringen und die Dehnung wahrnehmen, die im Brustraum entsteht. Das Becken zum Boden senken, Kopf und Oberkörper wieder aufrichten, das linke Knie wieder heranziehen und zum Kniestand kommen.
Bei der Wiederholung die Beine wechseln.

Kräftigt die Schulter- und Nackenmuskeln. Durchblutet den Kopf- und den Brustbereich. Beseitigt Migräne und Kopfschmerzen. Verbessert die Leistungsfähigkeit der Sinnesorgane. Beugt Senkungserscheinungen der Bauchorgane vor. Regt durch Entstauung des Unterleibs die Verdauung an und beeinflußt günstig Verstopfung.

Stärkt die Oberschenkel- und alle Hüftmuskeln. Schafft Erleichterung bei Ischiasschmerzen. Erhält die verschiedenen Gelenke des Körpers wie Schultern, Hüften, Knie, Füße und Ellenbogen beweglich. Durchblutet und regeneriert die Unterleibsorgane.

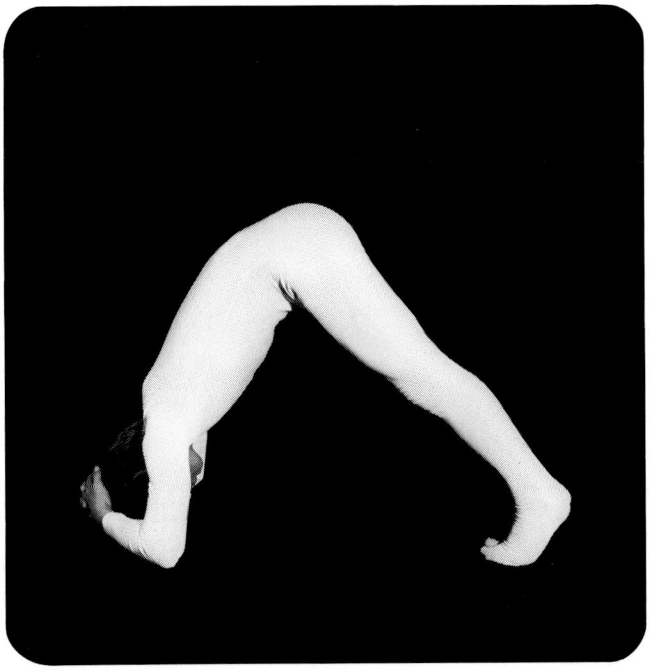

Dachstellung — Vorübung zum Kopfstand —

In den Fersensitz gehen. Die Finger ineinander verschränken und die Unterarme in Form eines gleichseitigen Dreiecks auf den Boden aufsetzen. Die Hände bilden eine Schale für den Kopf. Den Scheitel auf den Boden legen und den Hinterkopf mit den Händen umfassen. Langsam das Gesäß heben, das Gewicht auf die Unterarme verlagern und die Beine strecken. Dabei die Ellenbogen gegen die Erde stemmen und den Rumpf mit der Schulter- und Nackenmuskulatur vom Boden wegdrücken. Der Kopf muß sich jetzt locker drehen lassen. Gleichzeitig den Brustkorb nach vorne dehnen, um die Dehnung der Rückseite des Körpers zu verstärken.
Beim Auflösen der Haltung wieder auf die Knie zurückkommen, den Fersensitz einnehmen, die Fäuste übereinandersetzen, die Stirn darauf legen und ruhen.

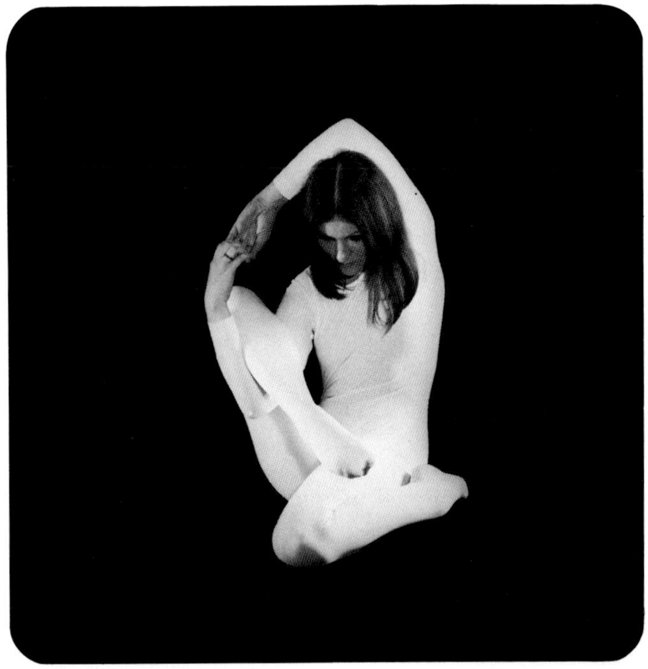

Viereckhaltung (Tschatuskonasana)

Sich aufrecht hinsetzen. Das linke Bein nach hinten abwinkeln und den Fuß neben das linke Gesäß legen. Das rechte Bein anwinkeln und vom Boden abheben. Den rechten Arm unter dem rechten Knie durchschieben, bis die rechte Armbeuge unter der rechten Kniekehle liegt. Den linken Arm über den Kopf heben, die rechte Hand ergreifen und das rechte Bein weit nach oben ziehen. Den Rumpf dabei aufrichten.
Die Haltung wechselseitig wiederholen.

Kräftigt die Bein-, Gesäß- und Hüftmuskulatur. Dehnt und trainiert die Hüftgelenke. Durchblutet den Unterleib.

Dehnt und stärkt die schrägen Muskeln und Bänder der Wirbelsäule. Stimuliert die Nerven, die aus der Wirbelsäule hervortreten, besonders im Brustbereich. Regt durch den Druck der Schenkel den auf- und absteigenden Dickdarm an. Bekämpft dadurch die Verstopfung. Massiert und kräftigt alle wichtigen Bauchorgane wie Leber, Niere, Milz, Bauchspeicheldrüse.

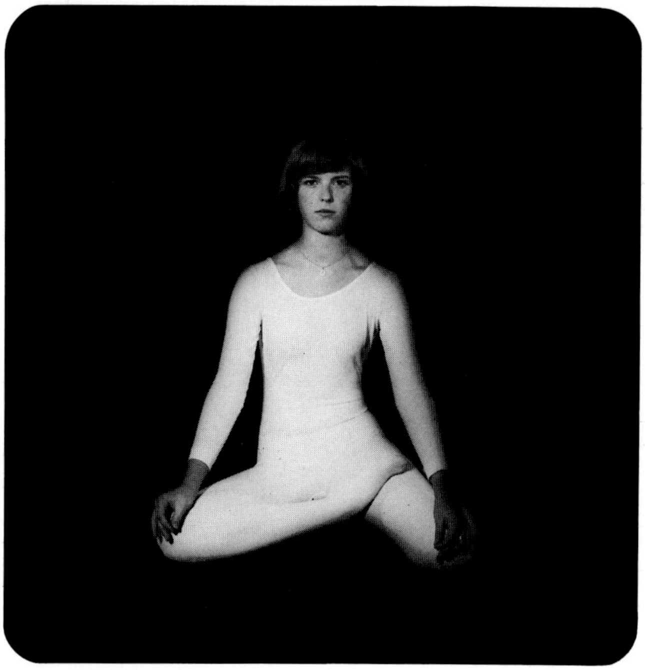

Heldensitz II (Virasana)

Sich aufrecht hinsetzen. Das linke Bein nach hinten abwinkeln und den Fuß neben das linke Gesäß legen. Das rechte Bein einbeugen und den rechten Fuß in die linke Leistenbeuge legen. Das rechte Knie berührt den Boden. Die Hände auf die Knie legen. Daumen und Zeigefinger bilden einen Ring. Das Becken und die Wirbelsäule aufrichten.
Die Sitzhaltung wechselseitig wiederholen.

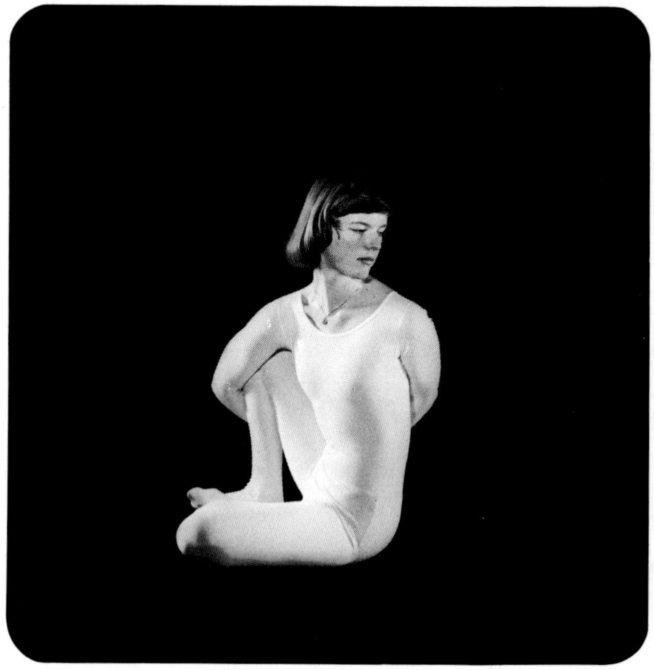

Knieumarmung II (Marichyasana)

Sich mit ausgestreckten Beinen hinsetzen. Das rechte Bein einbeugen, das Knie an die Brust und die rechte Ferse bis an den Damm heranführen. Das linke Bein seitwärts beugen und den linken Fuß an den rechten Fuß legen. Der linke Unterschenkel liegt flach am Boden. Dabei verlagert sich das Gewicht auf das linke Gesäß. Den rechten Arm über das Knie nehmen, den Oberkörper nach vorn beugen und die Achselhöhle so nah wie möglich an das Knie bringen. Die linke Hand mit dem Handrücken etwas oberhalb der Taille auf den Rücken legen. Dabei dreht sich der Oberkörper nach links. Nun mit dem rechten Arm das Knie umarmen und mit der rechten Hand die linke Hand ergreifen. Den Oberkörper so weit wie möglich nach links drehen. Mit geradem Kopf über die linke Schulter nach hinten schauen.

Dehnt die Brust- und Beinmuskulatur. Kräftigt die Bein-, Arm-, Hand- und Hüftgelenke. Beugt Wirbelsäulenversteifung vor. Belebt die Wirbelsäule und hält den Körper geschmeidig. Durchblutet den Kopf. Beseitigt Fettansatz an Bauch und Hüfte. Vermittelt Vitalität und Energie.

Siehe Kreuzdehnungshaltung (6. Lektion, Seite 78). Dehnt die rückwärtige Beinmuskulatur und alle Rückenmuskeln. Stärkt die Beweglichkeit des Hüftgelenks und der Lendenwirbelsäule. Regt die lebenswichtigen Nerven des Rückenteils der Wirbelsäule an und kräftigt sie. Verbessert die Durchblutung in den Eingeweiden, im Darm, der Leber und der Milz. Regt die Tätigkeit des aufsteigenden und absteigenden Dickdarms an.

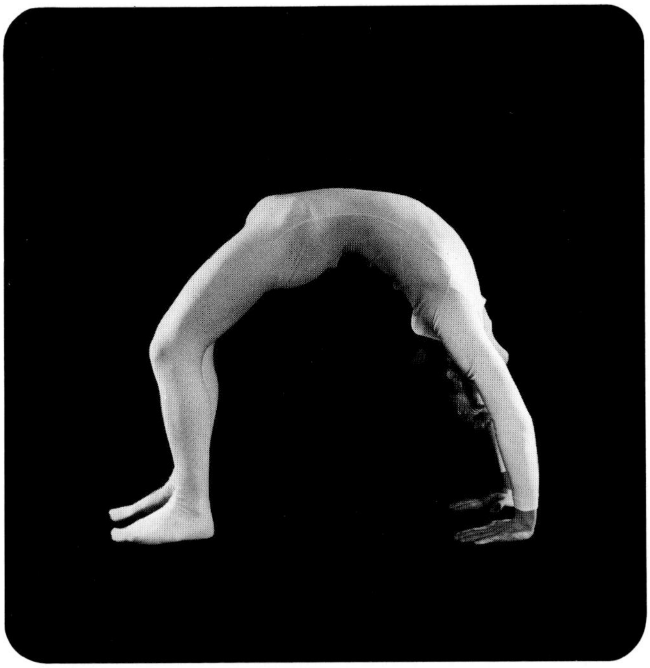

Radhaltung (Tschakrasana)

Sich entspannt auf den Rücken legen. Die Beine leicht gegrätscht anwinkeln und auf den Fußsohlen an den Körper heranziehen. Die Hände über den Schultern rückwärts auf den Boden aufsetzen, die Arme strecken, den ganzen Körper heben und eine Brücke bilden. Den Kopf nach unten hängen lassen und möglichst viele Muskeln entspannen. Die Arme wieder einbeugen, den Rumpf senken und sich wieder entspannt auf den Rücken legen.

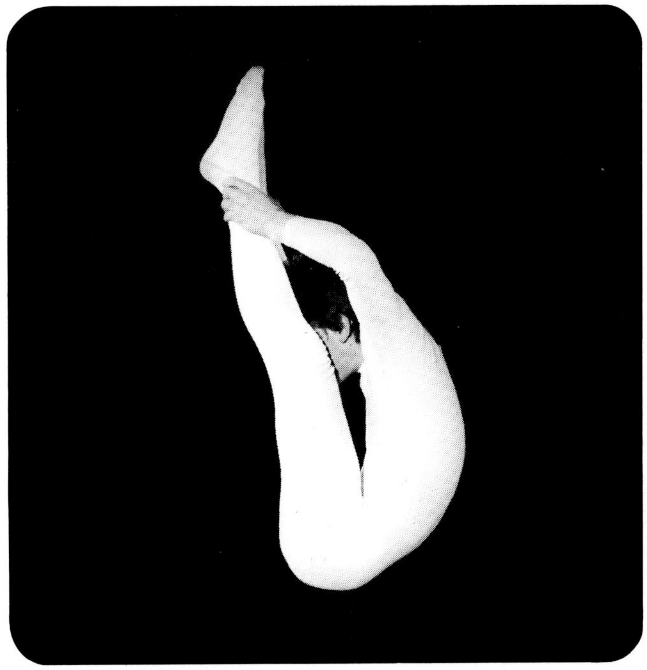

Erhobene Kreuzdehnungshaltung (Urdhva-Mukha-Paschimottanasana)

Sich mit ausgestreckten Beinen auf den Boden setzen. Die geschlossenen Beine anwinkeln und auf den Fußsohlen an den Körper heranziehen. Mit den Händen die großen Zehen ergreifen oder die Fußgelenke umfassen. Das Gewicht etwas nach hinten verlagern, die Füße vom Boden heben und die Beine nach oben strecken. Kopf und Rumpf mit den Armen an die erhobenen Beine heranziehen, dabei die Wirbelsäule strecken und die Stirn oberhalb der Knie auflegen. Der Körper ruht nur auf dem Kreuzbein im Gleichgewicht.

Den Kopf und Oberkörper wieder leicht heben, die Beine einbeugen und in der Rückenlage nachspüren und entspannen.

Siehe Kobra (4. Lektion, Seite 63). Die Wirkung auf die Nerven und Nieren wird noch verstärkt. Durch stärkere Durchblutung der Wirbelsäule verschwindet Müdigkeit. Regt die Funktion der innersekretorischen Drüsen an. Vermittelt Energie und Vitalität.

Strafft Hüften, Oberschenkel und Bauch. Löst Verspannungen der Muskeln. Übt auf die Bauchorgane einen heilsamen, kräftigenden Druck aus. Streckt und dehnt die Wirbelsäule und vermittelt allmählich ein hohes Maß an Flexibilität. Verbessert die Blutzirkulation im Kopf- und Hüftbereich.

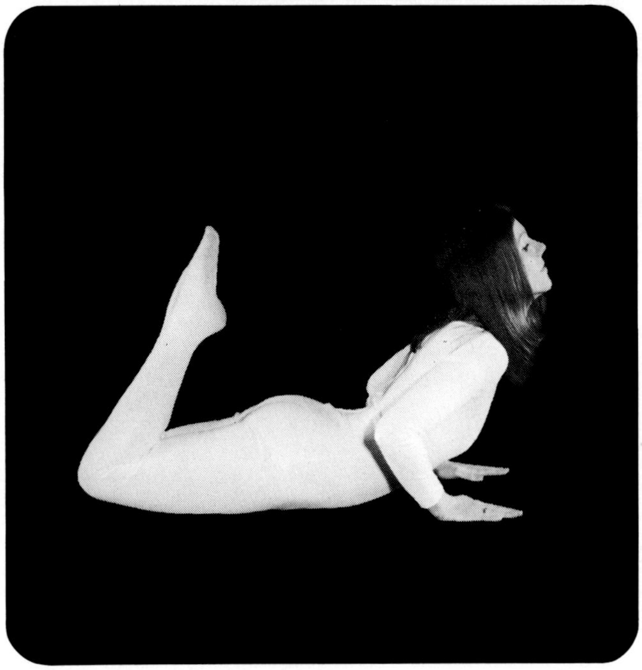

Königsschlange (Bhujangendrasana)

Sich entspannt auf den Bauch legen. Wie bei der Kobra den Kopf in die Mitte drehen. Die Hände in Brusthöhe aufsetzen. Die Wirbelsäule dehnen. Kopf und Brustkorb langsam Wirbel um Wirbel heben, den Oberkörper zurückbeugen und die Brust nach vorn dehnen. Gleichzeitig die Beine einbeugen und die Füße in Richtung Kopf strecken, die Füße dem Hinterkopf nähern.
Die Beine wieder senken, den Oberkörper Wirbel um Wirbel abrollen und in die Bauchlage zurückkehren.

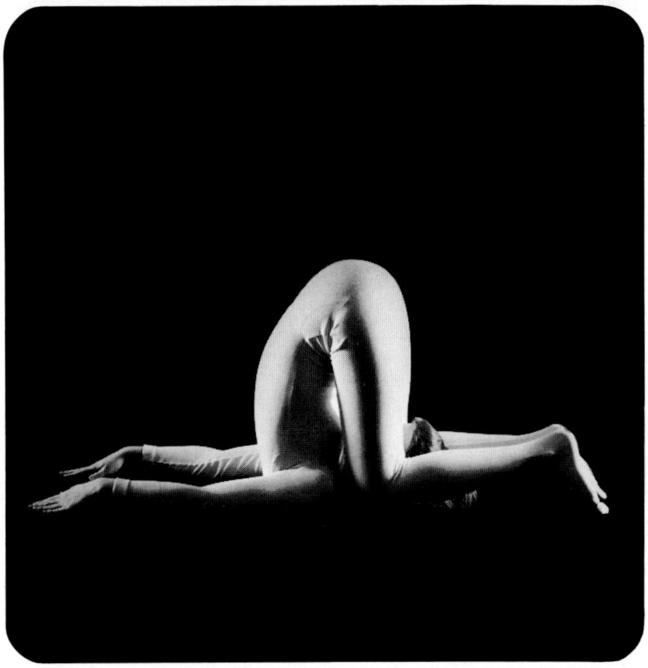

Ohr-Knie-Haltung (Karnapidasana)

Sich entspannt auf den Rücken legen. Langsam die Beine heben, über den Kopf führen und die Pflugstellung einnehmen. Die Arme liegen ausgestreckt mit den Handflächen nach unten neben dem Körper. Die Beine öffnen und die Knie beiderseits beugen und so weit senken, bis sie den Boden, die Ohren und die Schultern berühren. Die Beine wieder strecken, Wirbel um Wirbel abrollen und in die Rückenlage zurückkehren.

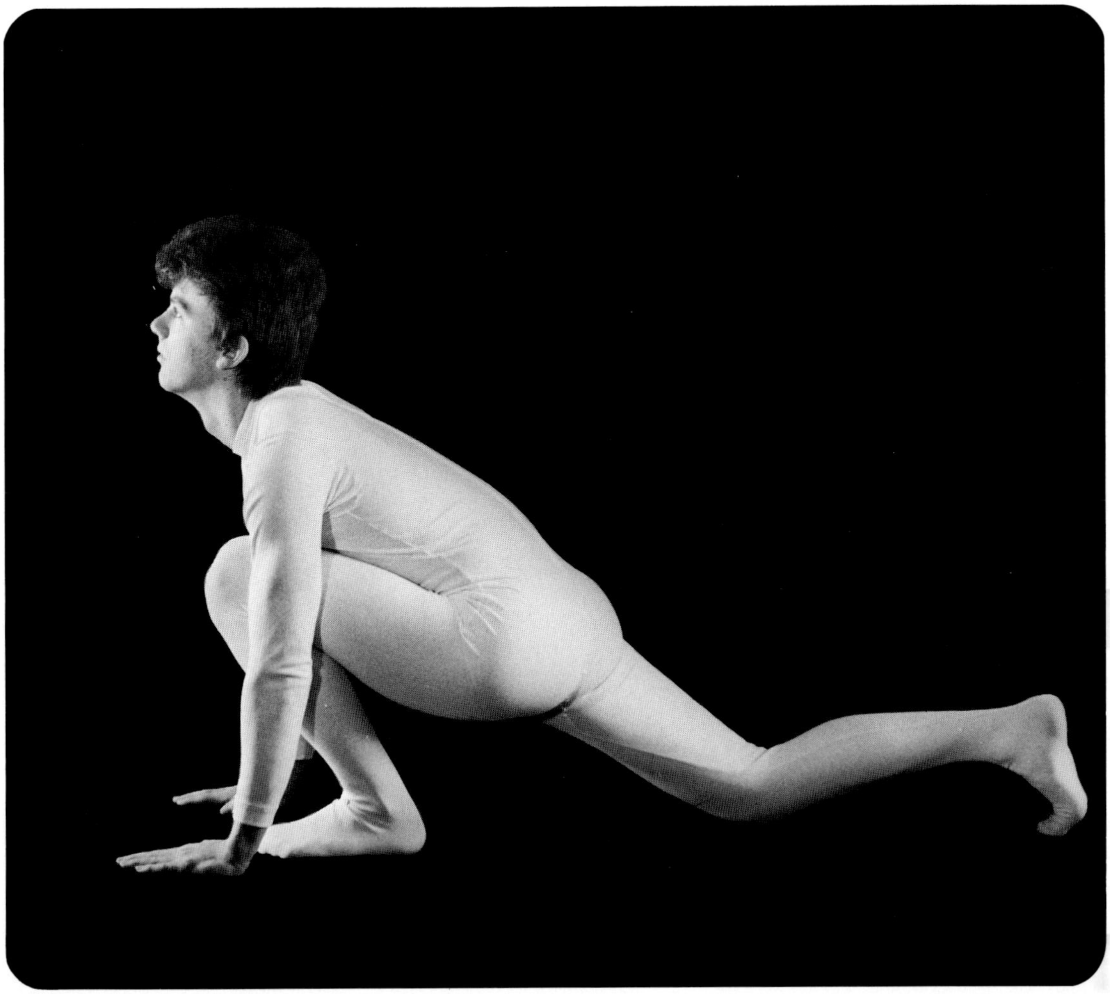

14. Lektion

Wisset Ihr nicht, daß Ihr Gottes Tempel seid
und daß der Geist Gottes in Euch wohnt.

1. Kor. 3, 16

Sonnengruß (Surya Namaskar)

Diese Übung ist innerhalb des Yoga einzig in ihrer Art. Sie ist eine uralte Methode, mehrere Yogahaltungen in einem Fluß einander folgen zu lassen, verbunden mit einem geregelten Atemrhythmus. Durch Surya Namaskar wird der Körper in kurzer Zeit mit Energie aufgeladen, seine inneren Organe werden angeregt und seine Muskeln gestärkt.

Stärkt durch das Anspannen alle Muskeln. Bekämpft Fettleibigkeit. Regt Magen und Darm in ihrer Funktion an. Dehnt die Wirbelsäule.

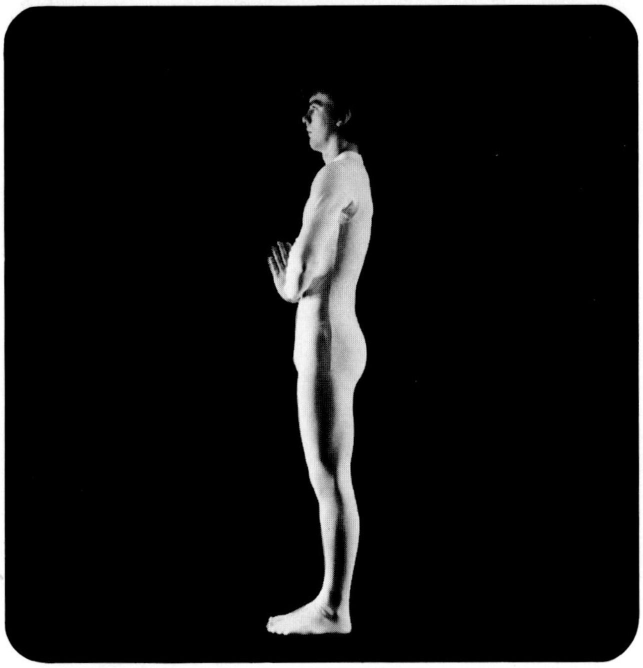

Stellung I

Sich aufrecht mit geschlossenen Füßen hinstellen. Die Hände vor der Brust zusammenlegen und sich sammeln. Den Körper aus dem Becken heraus von den Füßen bis zum Nacken nach oben dehnen. Dann alle Muskeln des Körpers langsam steigend anspannen. Mit den Füßen beginnen. Die Spannung geht langsam über Beine, Gesäß, Rücken, Schultern, Nacken, Arme, Brust und Bauch, den man **ausatmend** tief einzieht. Die Spannung wieder lösen.

Dehnt die Bauchmuskeln. Stärkt die Rückenmuskeln. Fördert die Verdauung. Regt die Peristaltik des Darms an. Vermindert Fettansatz an Bauch und Hüfte.

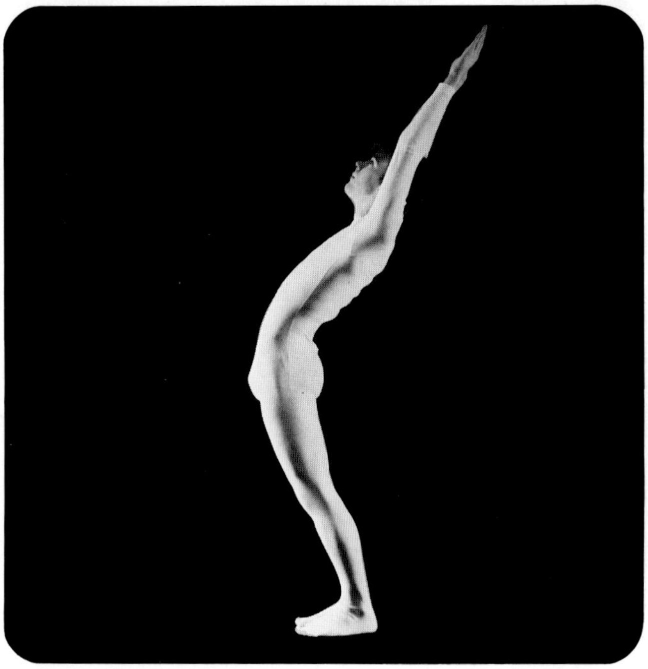

Stellung II

Einatmend die Arme über den Kopf heben und sich dehnend nach hinten beugen, dabei das Becken vorschieben.

Strafft den ganzen Körper. Dehnt die ganze rückwärtige Körpermuskulatur. Macht die Hüften schlanker. Streckt und stärkt die Bänder im Rücken, Hals, Nacken und in den Beinen. Dehnt die Wirbelsäule und macht sie gelenkig und biegsam. Entspannt den Rücken und die Schultern. Regt Leber, Milz, Magen und Nieren an. Fördert die Verdauung und hilft gegen Fettleibigkeit. Durchblutet den Kopf und verbessert die Denkfähigkeit. Verhindert Faltenbildung und schenkt einen gesunden Teint.

Regt durch den Schenkeldruck des rechten Beines auf der rechten Seite die Leber und den aufsteigenden Dickdarm an.

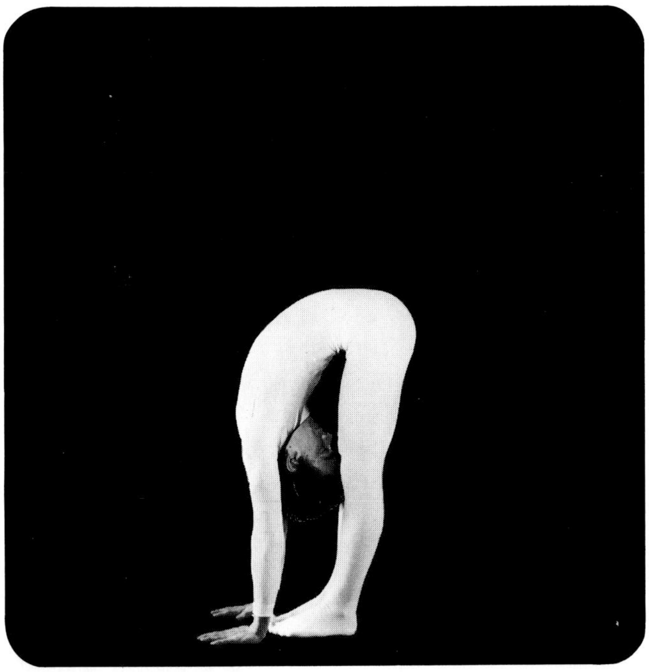

Stellung III

Sich aus dem Becken heraus dehnen und **ausatmend** den Rumpf und beide Arme nach vorn und nach unten neigen. Die Hände bei gestreckten Knien flach auf den Boden legen. Anfänger können die Knie etwas einbeugen. Die Daumenballen sollen eine Linie mit den kleinen Zehen bilden. Die Stellung wird erleichtert, wenn der Bauch eingezogen wird. Den Kopf nahe an die Beine bringen, den Blick zur Taille richten und den Nacken dehnen.

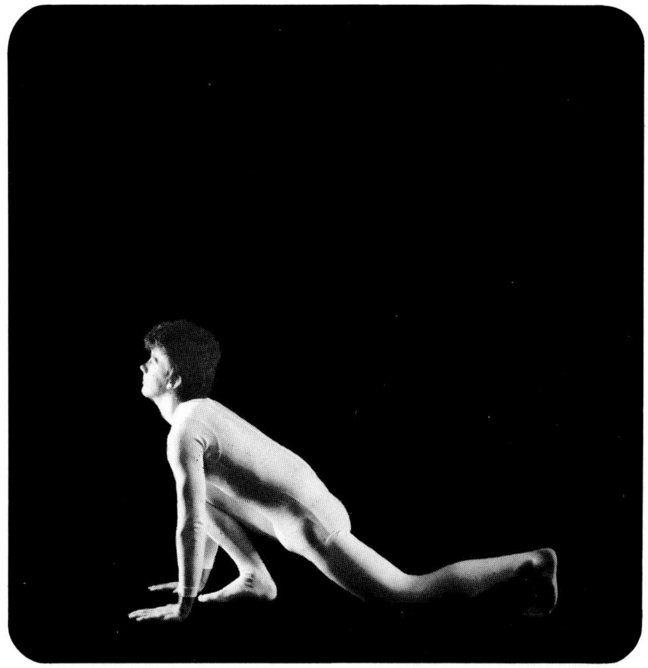

Stellung IV

Die Hände bleiben auf der Unterlage bis Stellung X liegen. **Tief einatmen.** Ohne die Arme zu beugen, das linke Bein weit nach hinten strecken. Das linke Knie und den linken Fuß mit den Zehen aufstellen. Den rechten Fuß vorn stehen lassen und das rechte Knie einbeugen. Die rechte Rumpfhälfte liegt auf dem rechten Oberschenkel. Das Gesicht nach oben richten.

Dehnt intensiv die rückwärtigen Beinmuskeln. Kräftigt die Arme. Macht die Fesseln leicht und geschmeidig in der Bewegung. Durchblutet den Kopf- und Brustbereich. Verbessert den Teint.

Stärkt die Rückenmuskeln und die Lendenwirbelsäule. Kräftigt durch das Beugen des Kopfes die Muskeln des Halses und der Kehle. Lockert und stärkt die Arm- und Kniegelenke. Verhindert Runzelbildung in der Halsgegend. Belebt die Organe des Unterleibs.

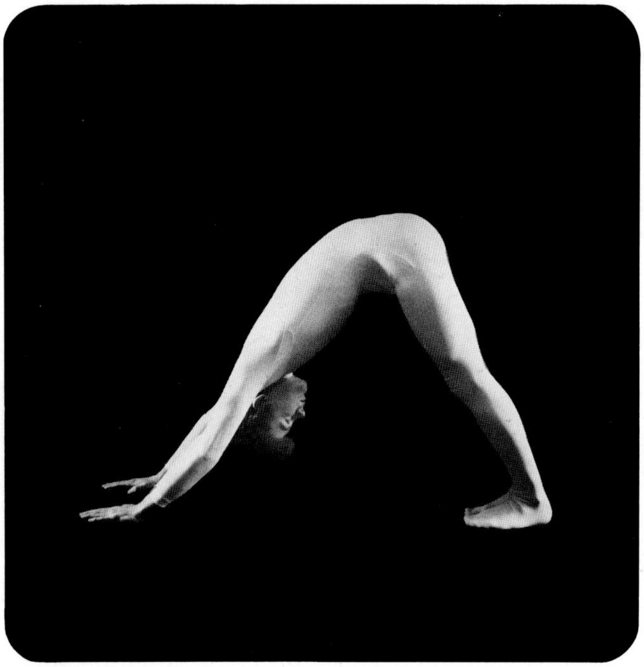

Stellung V

Den Atem **anhaltend** das Becken heben und gleichzeitig den rechten Fuß zurück neben den linken Fuß stellen. Den Blick zur Taille richten. Die Fersen am Boden halten. Der Körper bildet die Form eines umgekehrten „V".

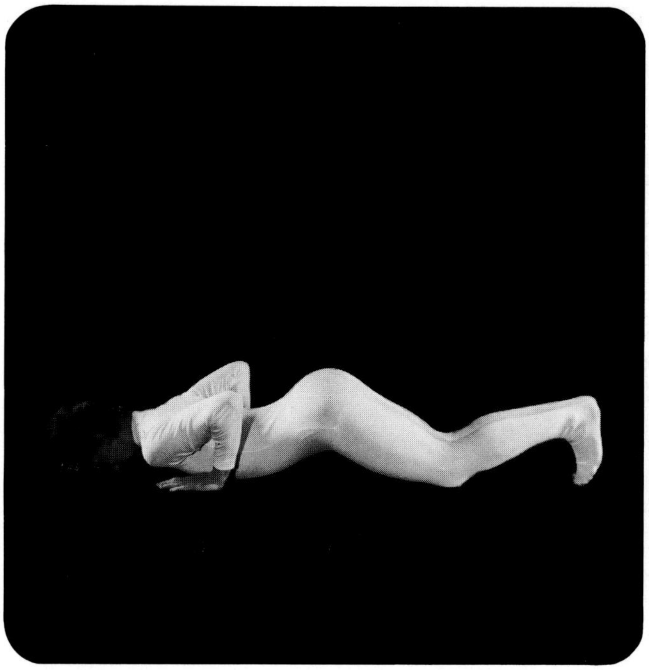

Stellung VI

Ausatmend sich auf den Boden legen. Die Stirn, die Brust, die Knie und die Zehen — nicht aber die Hüften — haben Kontakt mit dem Boden. Das Kinn zum Schlüsselbein drücken. Den Bauch einziehen. Das Becken weit vom Boden abheben.

Formt und stärkt die Arme. Strafft, festigt und entwickelt die Büste der Frau. Mildert Neigung zu Mandelentzündung und anderen Halsleiden. Regt die Schilddrüse an. Fördert die Verdauung. Regt die Nieren an. Kräftigt die Schilddrüse und die Nebennieren. Fördert durch die Kompression und Dehnung des Bauches die Funktion der Leber, der Gallenblase, der Milz, der Bauchspeicheldrüse, des Magens und des Darms.

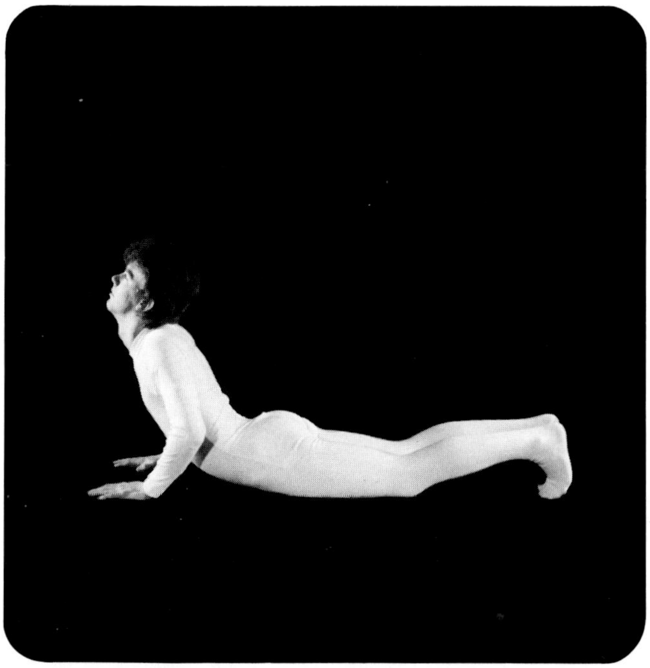

Stellung VII

Die Hände, Zehen und Knie bleiben in derselben Lage wie bei Stellung VI. Die Arme strecken, so daß der Oberkörper aufgerichtet wird, dabei **einatmen** (3. Atemzug). Stark die Brust nach vorn dehnen, den Rücken zurückbiegen und das Becken am Boden liegen lassen. Den Blick nach oben richten und den Kopf zurückbeugen. Vorsicht bei Schilddrüsenüberfunktion.

Dehnt intensiv die rückwärtigen Beinmuskeln. Kräftigt die Arme. Macht die Fesseln leicht und geschmeidig in der Bewegung. Durchblutet den Kopf- und Brustbereich. Verbessert den Teint.

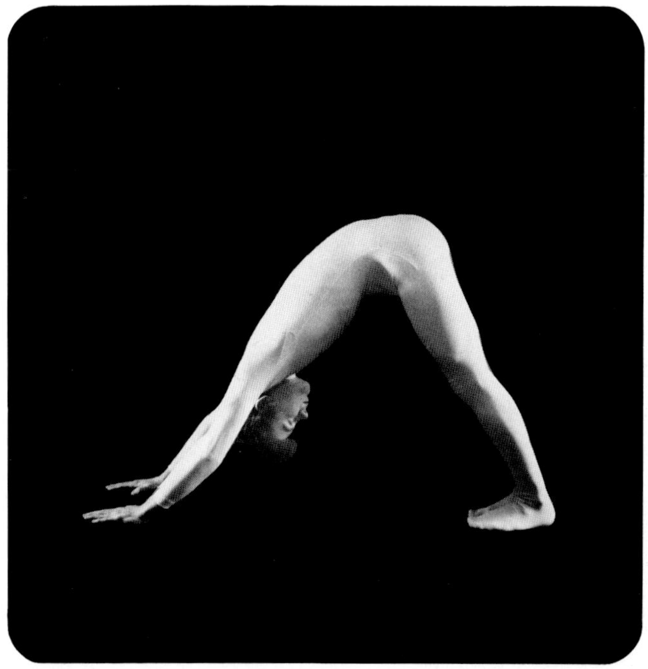

Stellung VIII

Der Atem wird noch **gehalten.** Mit der 8. Stellung beginnt sich der Kreis wieder zu schließen. Die ersten 4 Übungen werden in umgekehrter Reihenfolge wiederholt. Also den Kopf wieder senken, das Becken heben und den Blick zur Taille richten. Die Fersen am Boden halten. Der Körper bildet wieder ein umgekehrtes „V".

Massiert und belebt durch den Schenkeldruck des linken Beines die Organe in der linken Bauchhälfte.

Strafft den ganzen Körper. Dehnt die ganze rückwärtige Körpermuskulatur. Macht die Hüften schlanker. Streckt und stärkt die Bänder im Rücken, Hals, Nacken und in den Beinen. Dehnt die Wirbelsäule und macht sie gelenkig und biegsam. Entspannt den Rücken und die Schultern. Regt Leber, Milz, Magen und Nieren an. Fördert die Verdauung und hilft gegen Fettleibigkeit. Durchblutet den Kopf und verbessert die Denkfähigkeit. Verhindert Faltenbildung und schenkt einen gesunden Teint.

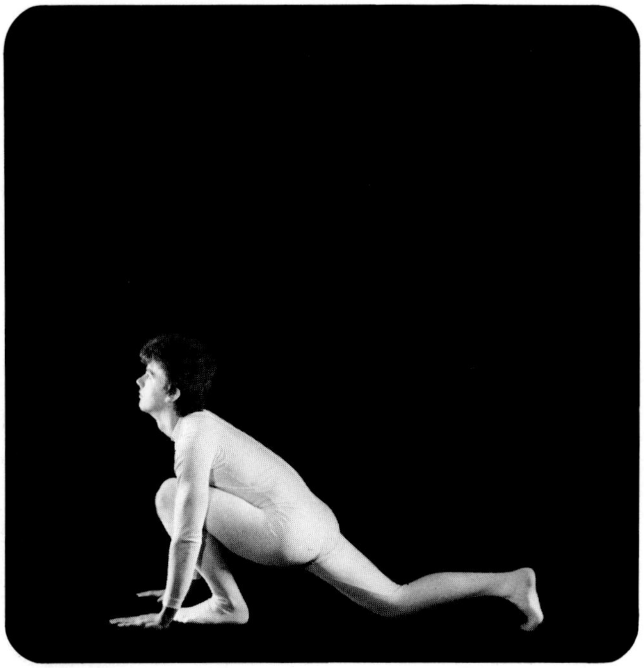

Stellung IX

Ausatmend den Körper nach vorn schieben, bis die Arme senkrecht zum Boden stehen und gleichzeitig den linken Fuß in schwungvoller Bewegung nach vorn neben den linken Daumenballen stellen. Das Becken wieder senken und das rechte Knie zum Boden führen. Der linke Schenkel drückt gegen die linke Seite des Rumpfes. Den Kopf heben und den Blick nach oben richten.

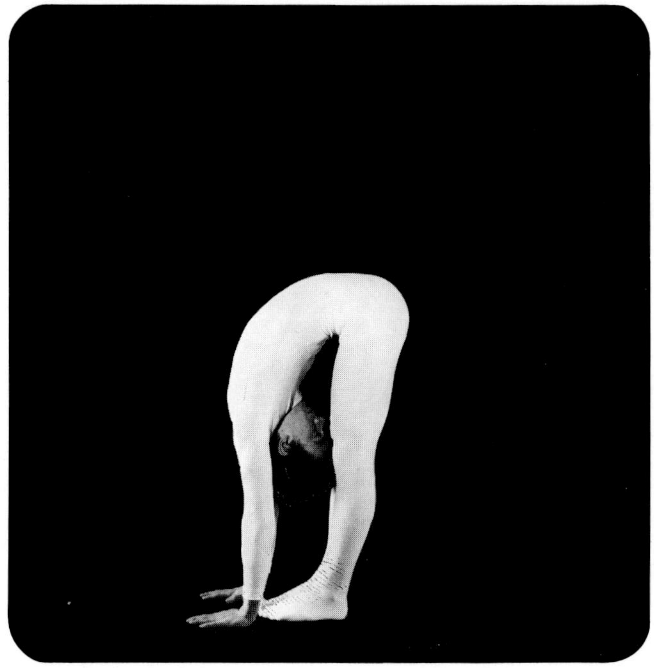

Stellung X

Im verlängerten **Ausatmen** das Becken heben und den rechten Fuß nach vorn neben den linken stellen. Die Knie durchdrücken und den Kopf nahe an die Beine bringen. Den Nacken dehnen und den Blick zur Taille richten.

Dehnt die Bauchmuskeln. Stärkt die Rückenmuskeln. Fördert die Verdauung. Regt die Peristaltik des Darmes an. Vermindert Fettansatz an Bauch und Hüften.

Stärkt durch das Anspannen alle Muskeln. Bekämpft Fettleibigkeit. Regt Magen und Darm in ihrer Funktion an. Dehnt die Wirbelsäule.

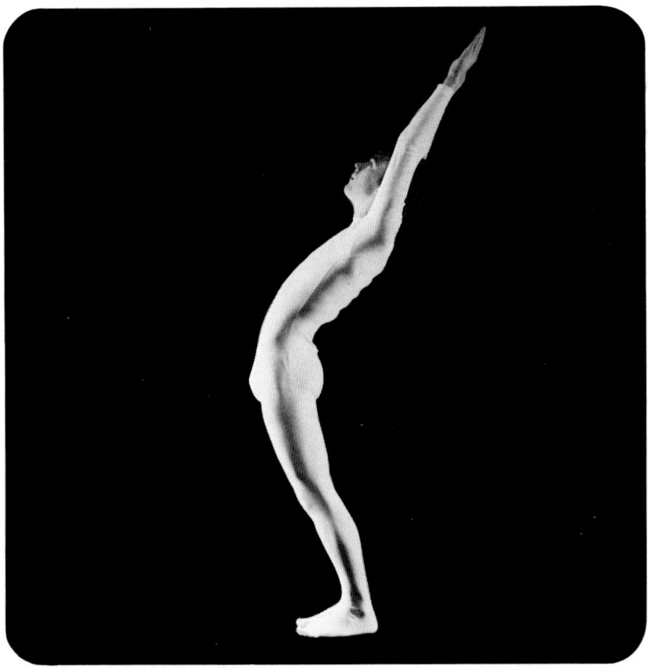

Stellung XI

Einatmend sich wieder aufrichten, die Arme über den Kopf heben, das Becken nach vorn schieben und sich dehnend rückwärts beugen.

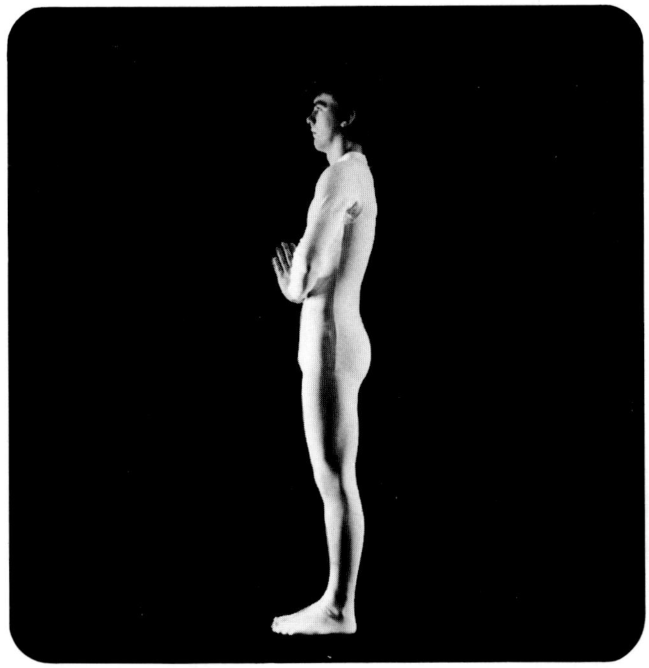

Stellung XII

Die Arme **ausatmend** senken, die Handflächen vor der Brust aneinanderlegen und den Zyklus von Anfang an wiederholen.

Bei Ermüdung kann man in dieser Stellung ausruhen und einige Male tief durchatmen. Es ist auch möglich, aus der Stellung XI gleich wieder in Stellung III zu gehen und den Zyklus zu wiederholen.

Wichtig ist, daß Hände und Füße von der IV. bis zur IX. Stellung in ihrer Auflage auf dem Boden nicht verändert werden, ausgenommen das Vor- und Zurückstellen des jeweils zu bewegenden Beines. Auch ist immer darauf zu achten, daß in den Stellungen IV und IX die Beine jeweils gewechselt werden.

Ein vollständiger Zyklus von 12 Stellungen kann von einem Fortgeschrittenen in 20 Sekunden ausgeführt werden, das bedeutet in 5 Minuten 15 Zyklen.

Die Übungen dürfen nicht in Eile vorgenommen werden. Man sollte mit dem Herzen und dem Denken bei den Übungen sein. Anfänger können die verschiedenen Haltungen auch einzeln üben und sie dann zu einer Einheit zusammenfügen.

Die regelmäßige Durchführung des Sonnengrußes bewirkt ein starkes, gerades und biegsames Rückgrat, verbessert die Tätigkeit der Muskeln des ganzen Körpers, befreit von Rückenschmerzen, fördert die Verdauung, hält alle inneren Organe gesund, säubert den Darm, beseitigt Blutstauungen im Unterleib, lüftet die Lunge, lädt das Blut mit Sauerstoff auf und entgiftet es durch massives Ausstoßen von Kohlensäure und anderen Toxinen, erhöht die Herztätigkeit, regt die Blutzirkulation an, bekämpft hohen Blutdruck, stärkt das Nervensystem durch die abwechselnde Dehnung und Biegung der Wirbelsäule, reguliert die Funktion des Sympathikus und des Parasympathikus, entgiftet den Körper, regt die Funktion der innersekretorischen Drüsen an, verhindert unnötigen Fettansatz, verleiht eine gut arbeitende Haut und einen schönen Teint, erhöht die Beweglichkeit der Gelenke, verleiht dem Körper Ebenmaß und vermittelt jugendliche Geistesfrische.

Nachfolgende Tabelle soll helfen, die verschiedenen Stellungen mit den erforderlichen Atemzügen in Einklang zu bringen:

1. Grundstellung (ausatmen)
2. Halbmond nach hinten (einatmen)
3. Zur Erde beugen (ausatmen)
4. Linkes Bein rückwärts stellen (einatmen)
5. Auf dem Kopf stehendes „V" einnehmen (Atem halten)
6. Flach auf den Boden legen (ausatmen)
7. Rumpf auf den Armen erheben (einatmen)
8. Auf dem Kopf stehendes „V" einnehmen (Atem halten)
9. Linkes Bein vorwärts setzen (ausatmen)
10. Zur Erde beugen (verlängerter Ausatem)
11. Halbmond nach hinten (einatmen)
12. Grundstellung (ausatmen)

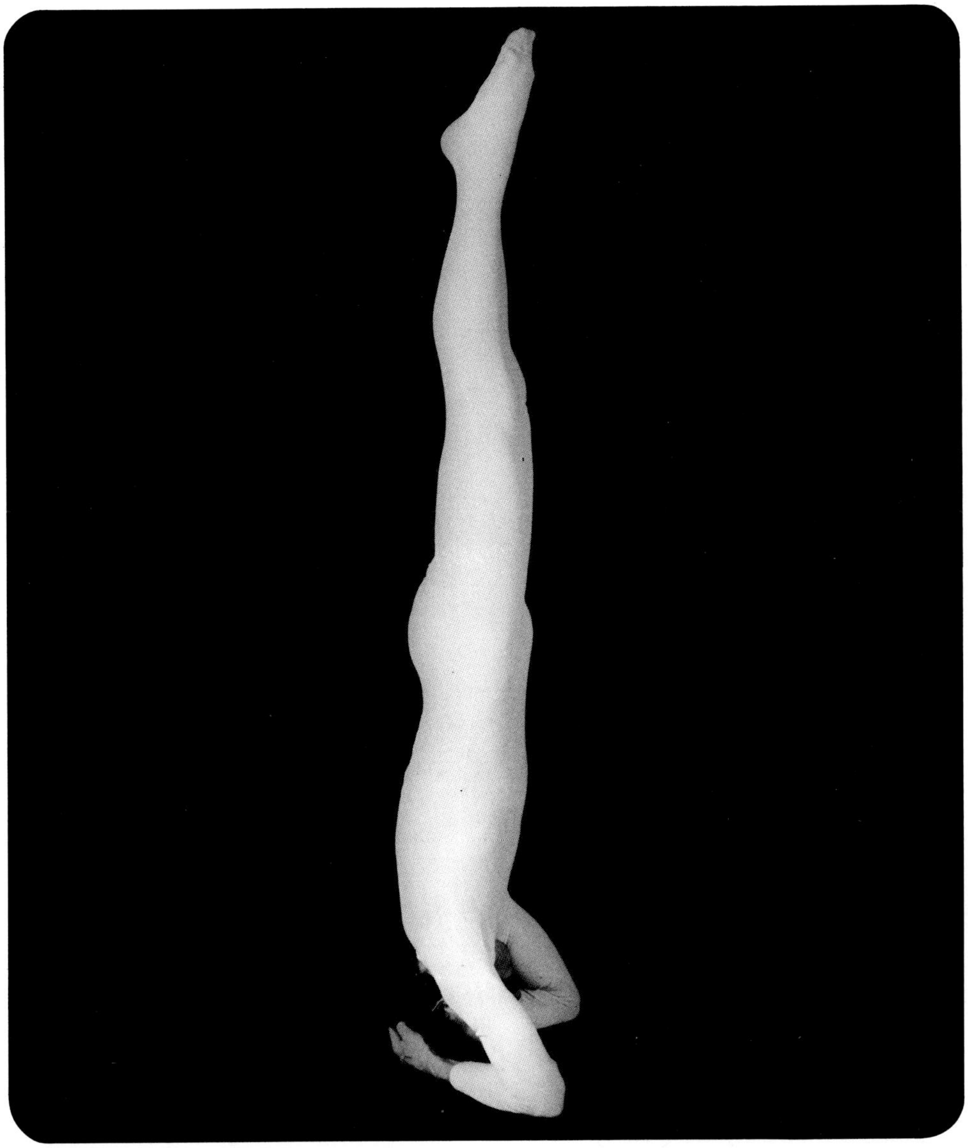

15. Lektion

Sieh nicht was andre tun, der andern sind so viel.
Du kommst nur in ein Spiel, das nimmermehr wird ruhn.
Geh einfach Gottes Pfad, laß nichts sonst Führer sein,
so gehst Du recht und grad und gingst Du ganz allein.

Christian Morgenstern

Kräftigt alle Muskeln des Rumpfes und des Schultergürtels. Bringt die Lendenwirbelsäule in ihre normale Lage. Lindert und heilt Kreuzschmerzen. Führt beschleunigt venöses Blut zum Herzen und regt den Blutkreislauf an. Durchblutet intensiv den Kopf und den Brustbereich. Beseitigt Migräne und Kopfschmerzen. Verbessert das Gedächtnis und die Konzentrationsfähigkeit. Erhöht das Sehvermögen. Verbessert das Gehör. Fördert die Funktionen der Schilddrüse, der Zirbeldrüse und der Hirnanhangdrüse. Kräftigt das Nervensystem. Verjüngt das Aussehen, beugt Ergrauung der Haare vor und fördert ihr Wachstum. Verhindert Runzelbildung. Durchlüftet gründlich die Lunge und erleichtert eine tiefe Aus-

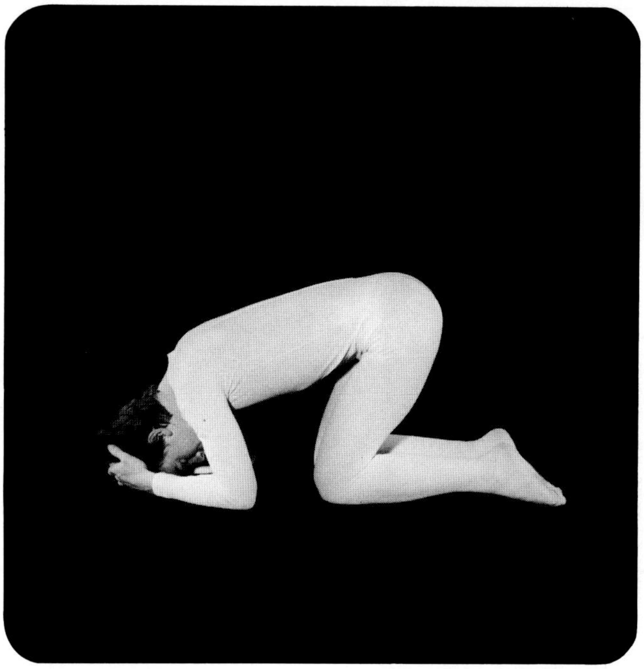

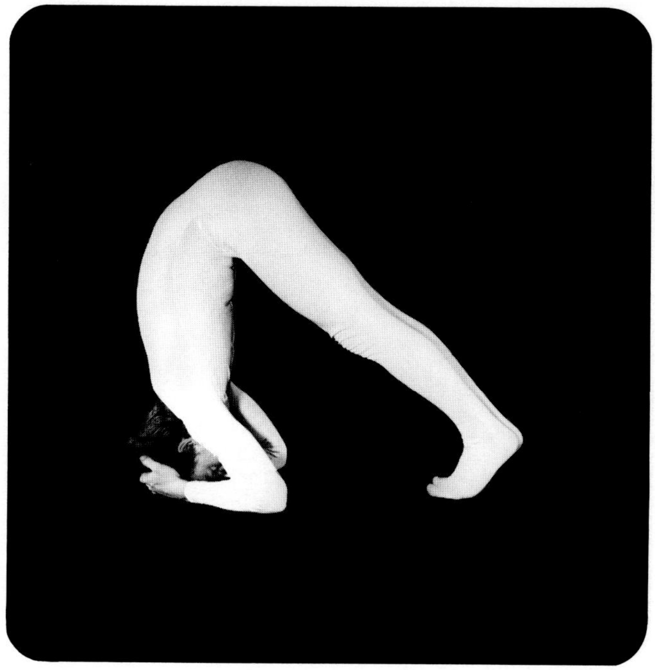

Kopfstand (Sirsasana)

Den Fersensitz einnehmen. Die Finger ineinander verschränken und die Unterarme in Form eines gleichseitigen Dreiecks auf den Boden aufsetzen. Die Hände bilden eine Schale für den Kopf. Den Scheitel auf den Boden legen und den Hinterkopf mit den Händen umfassen.

Langsam das Gesäß heben, das Gewicht auf die Unterarme verlagern und die Beine strecken. Die Ellenbogen fest gegen die Erde stemmen und den Rumpf mit der Schulter- und Nackenmuskulatur von dem Boden wegdrücken, so daß der Kopf sich leicht drehen läßt. Mit kleinen Schritten auf den Fußspitzen in Richtung Kopf gehen, bis der Rücken aufgerichtet ist.

atmung, da die inneren Organe auf das Zwerchfell drücken. Beugt Senkungserscheinungen der Bauchorgane und der Nieren vor. Regt durch Entstauung des Unterleibs die Verdauung an und beeinflußt günstig Verstopfung. Entstaut und massiert Leber und Milz. Schafft Erleichterung bei Prostataleiden. Beeinflußt günstig Krampfadern und Hämorrhoiden.

Vermittelt neue Energie und Vitalität. Entschlackt den Organismus ohne das Herz zu ermüden.
Weitere günstige Wirkungen bei: Schlaflosigkeit, nervösen Spannungen, Erkältungen, Halsschmerzen, Kopfschmerzen und bei Asthma. Bei hohem Blutdruck und bei einer defekten Halswirbelsäule darf der Kopfstand nicht geübt werden.

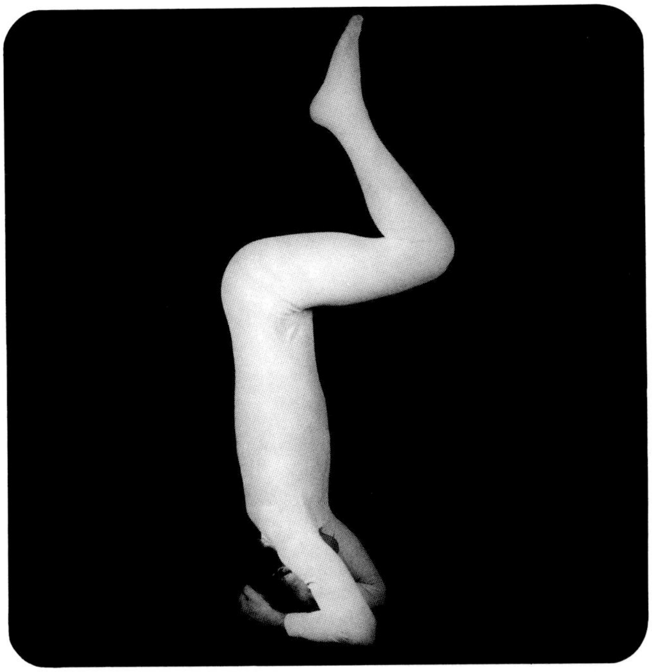

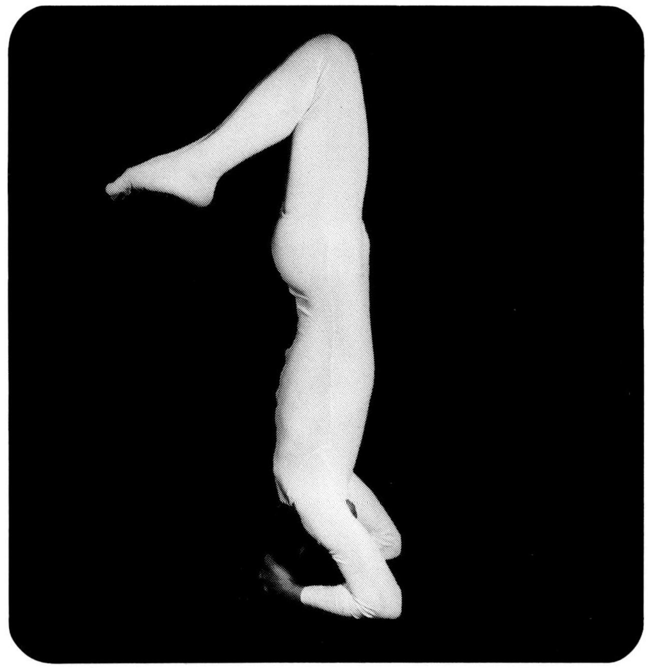

Schließlich das Gewicht von den Füßen ganz auf die Unterarme verlagern, langsam die Füße vom Boden heben, die Beine anwinkeln und zum Gesäß führen. Zunächst die Beine in den Hüftgelenken abgewinkelt lassen (Halbkopfstand).

Nach erreichter Sicherheit im Halbkopfstand langsam die Oberschenkel mit noch abgewinkelten Unterschenkeln senkrecht nach oben strecken.

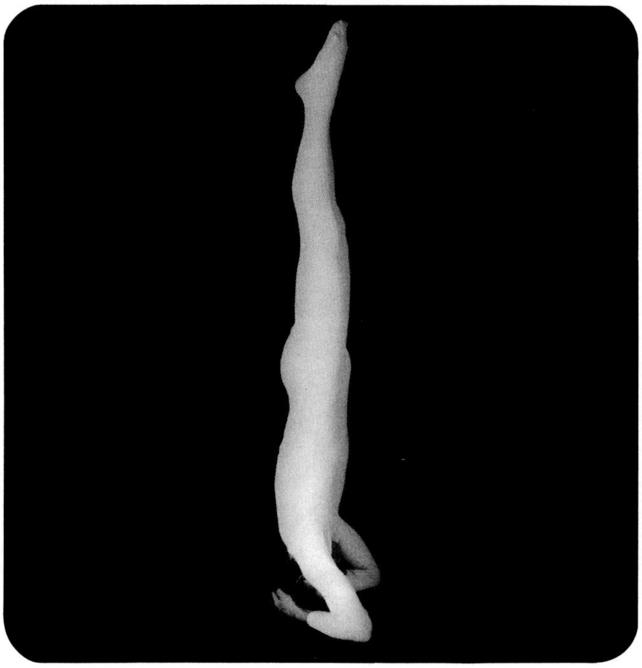

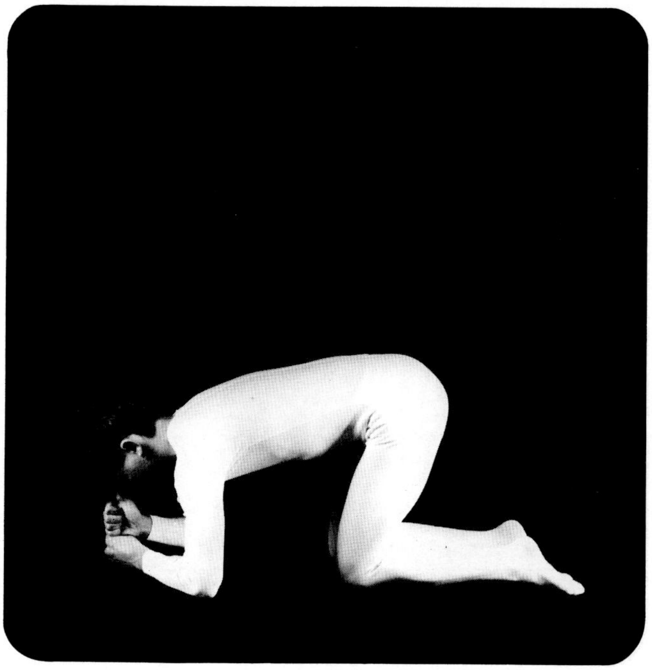

Langsam die Unterschenkel zur Senkrechten heben, bis der ganze Körper gerade aufgerichtet ist. In der Endstellung möglichst alle nicht gebrauchten Muskeln des Körpers entspannen.

Beim Auflösen des Kopfstandes die Beine einbeugen und langsam in umgekehrter Reihenfolge zum Boden zurückkehren.
Den Kopf nicht sofort vom Boden abheben, sondern die Fäuste übereinanderlegen, den Daumen der oberen Faust nach oben strecken und den Daumen zwischen Augenbrauen und Nasenwurzel legen, so daß sich der Nacken entspannen kann. In dieser Ruhehaltung mindestens 30 Sekunden lang verbleiben, bis das gestaute Blut sich wieder im Körper gleichmäßig verteilt hat. Dann auf den Rücken legen und entspannen.
Die Dauer des Kopfstandes langsam steigern.

Die übrige Zeit der 15. Stunde wird für die Wiederholung einiger schwierigerer Übungen benutzt.
Oder man übe die Asana-Reihe von Rishikesh. Sie enthält die wichtigsten klassischen Yoga-Haltungen. Die Reihenfolge ist genau festgelegt. Eine Stellung baut auf die andere auf, vervollständigt und verstärkt die Wirkung der vorhergehenden, bereitet auf die nächste vor oder enthält eine ausgleichende Gegenstellung. Die Übungsreihe beansprucht etwa ½ Stunde.

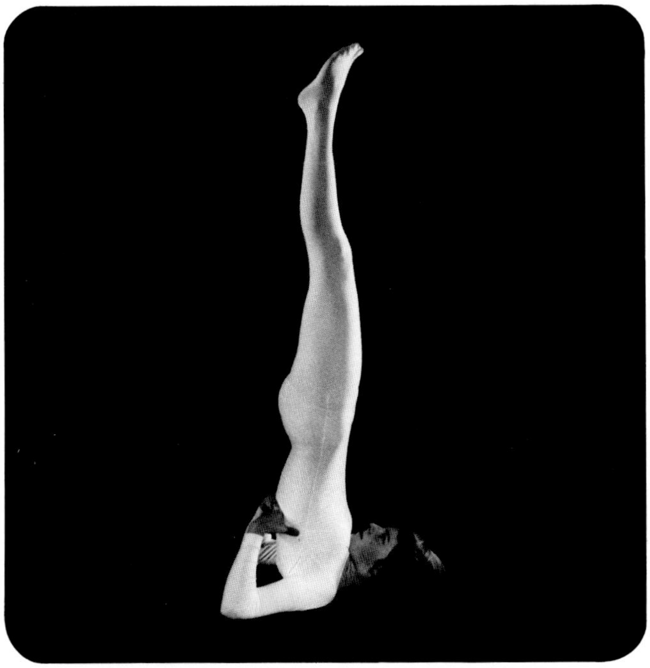

1. Kerze (siehe Seite 71)

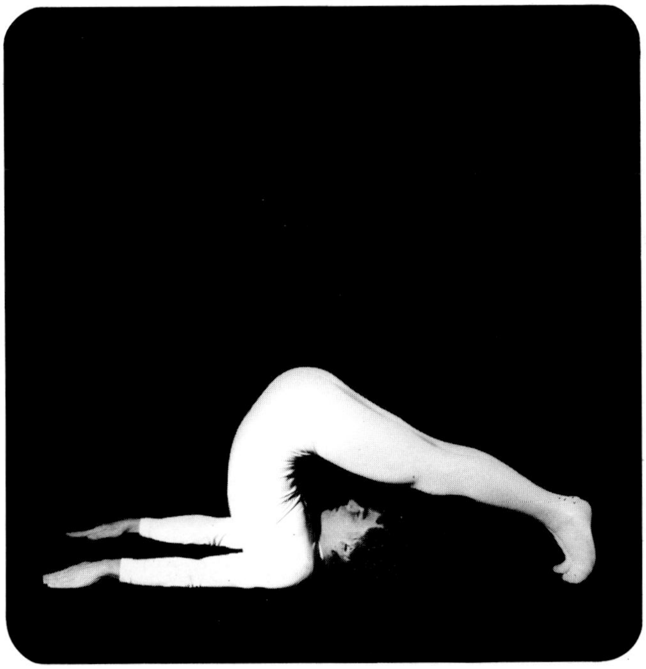

2. Pflug (siehe Seite 97)

Asana-Reihe von Rishikesh

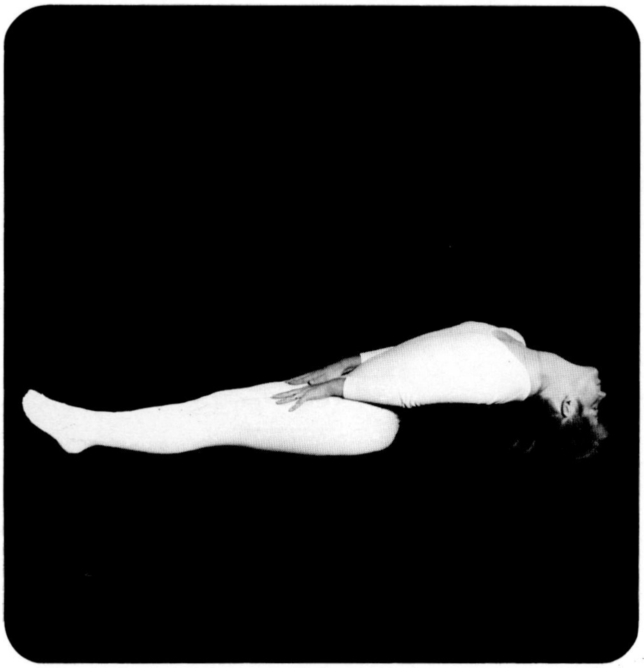

3. Fisch I oder II (siehe Seite 103)

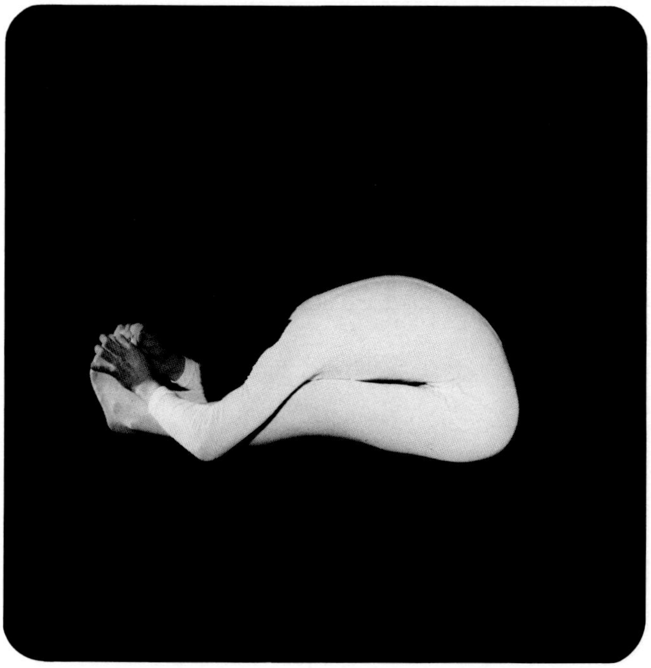

4. Kreuzdehnungshaltung (siehe Seite 78)

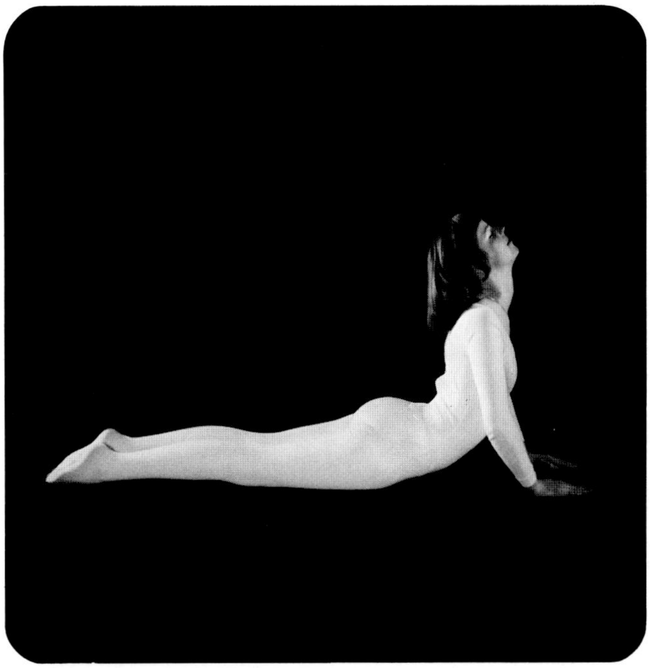

5. Kobra (siehe Seite 63)

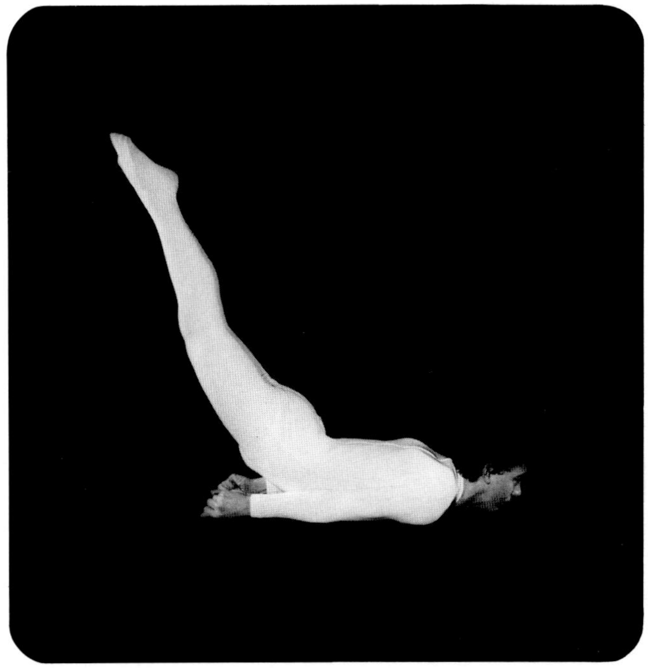

6. Heuschrecke (siehe Seite 77)

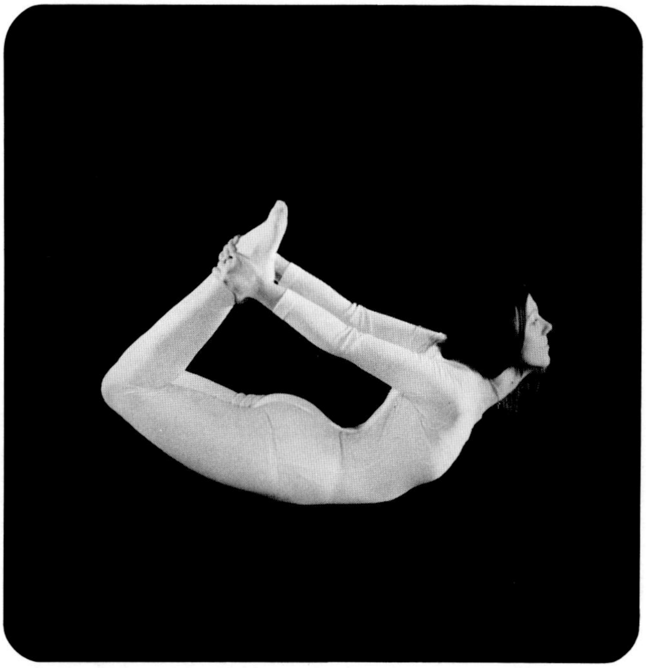

7. Bogen (siehe Seite 120)

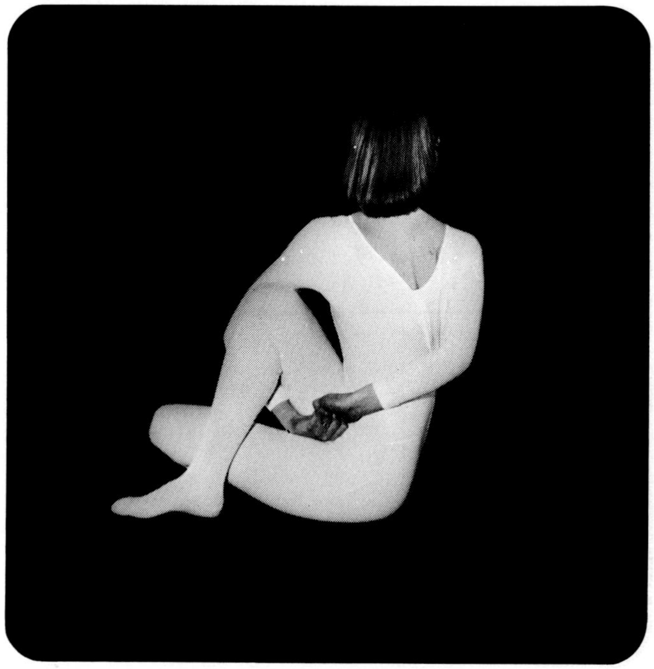

8. Drehsitz (siehe Seite 62 oder 68)

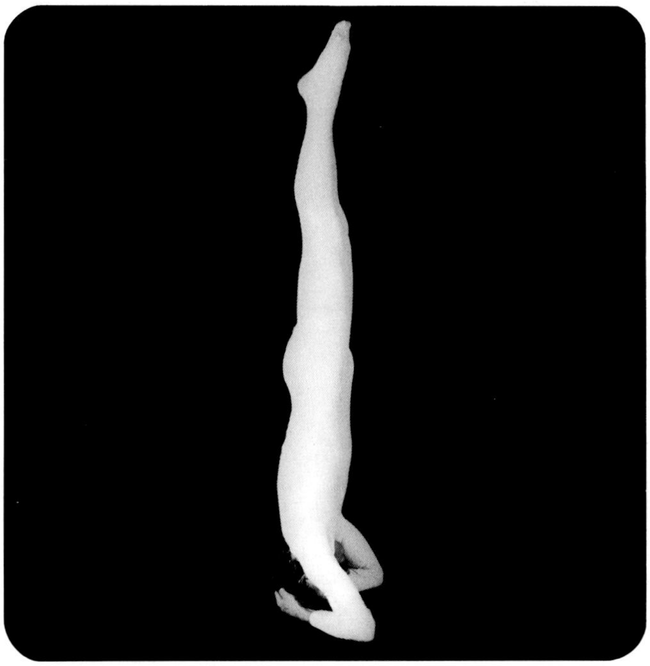

9. Kopfstand (siehe Seite 148ff)

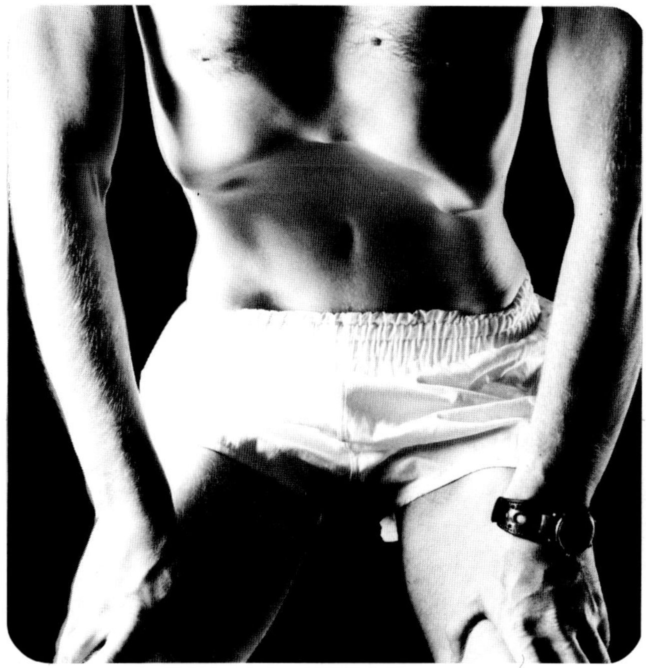

10. Welle oder Baucheinziehen im Stehen (siehe Seite 85)

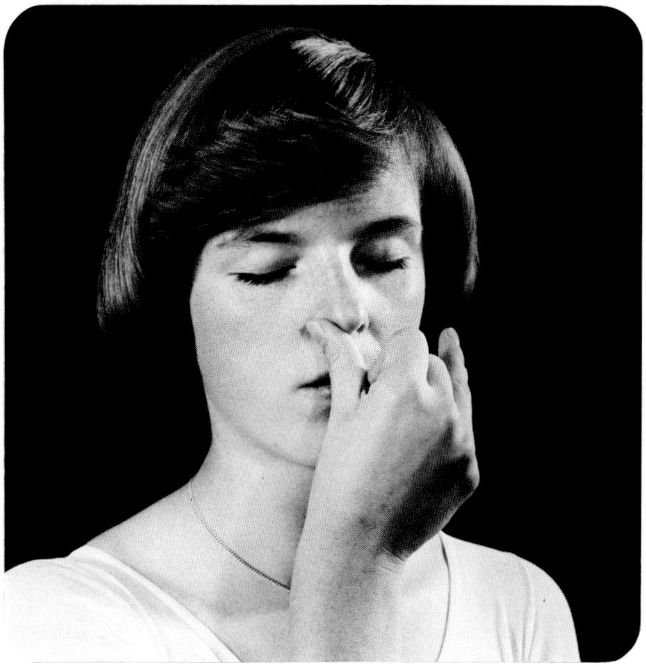

11. Atemübungen (siehe Seite 24 ff)

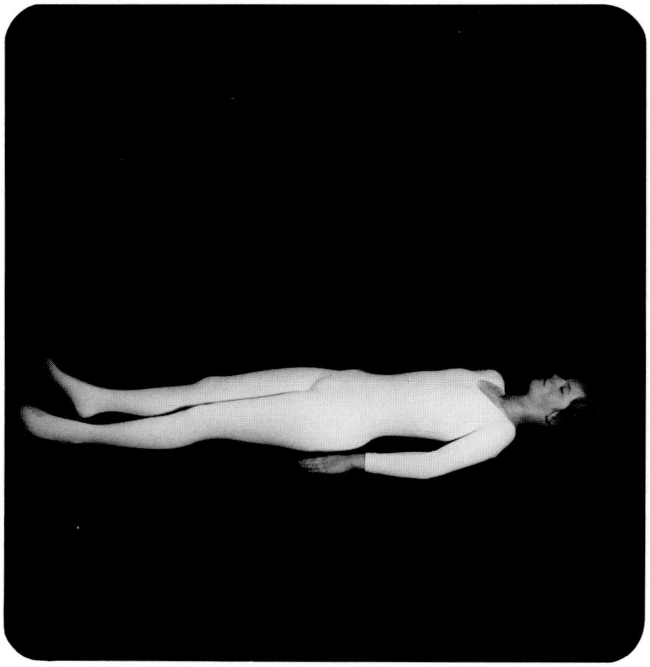

12. Tiefentspannung (siehe Seite 17 ff)

Übungen gegen spezielle Krankheitserscheinungen

Die Übungen entbinden den Kranken nicht, im Ernstfall einen Arzt aufzusuchen.

Arthritis in den Schultern
Beckenhebeübung, Berg, Bogen, Demutshaltung II, Dreieckshaltungen, Drehsitze, Giraffe, Kerze, Kerze mit Übungen, gespreizte Knie-Stirn-Haltung, Kamel, Kamel im Liegen, Katze, Knieumarmung, Kobra, Kopfstand, Krähe, Kreuzdehnungshaltungen, Krokodilübungen, Kuhmaul III, Lockern der Schultern, Lotosblüte, Ohr-Knie-Haltung, Panther, Pflug, Rumpfbeugen, seitlicher Pflug, Schaukelstellung.

Asthma
Atemübungen, Berg, Fisch I und II, Heuschrecke, Kerze, Knie-Stirn-Haltung, Kobra, Kopfstand, Kreuzdehnungshaltungen, Kuhmaul III, Libelle, liegende Festhaltung, Pflug, Radhaltung, Rumpfbeugen, Schwalbe I und II, Sonnengruß, Tiefentspannung.

Atembeschwerden
Atemübungen, Berg, Bogen, Heuschrecke, Kerze, Knie-Stirn-Haltung, Kobra, Kopfstand, Kreuzdehnungshaltungen, liegende Festhaltung, Rumpfbeugen, Schwalbe I und II, Stellung der Ruhe, Tiefentspannung.

Augenleiden
Augenübungen, Heuschrecke, Kaninchen, Kerze, Kerze mit Übungen, Kreuzdehnungshaltungen, Rumpfbeugen, Tiefentspannung.

Bandscheibenschäden
Beinüberschlag, Berg, Bogen, Dehnübungen, Delphin II, Drehung im Fersensitz, Drehsitze, Dreieckshaltungen, Fisch I und II, halbe Heuschrecke, Halbbogen, Halbmond, Kamel, Katze, Kerze, Knieumarmungen, Knie-Stirn-Haltung, Kobra, Kobra-Variationen, Kreuzdehnungshaltungen, Krokodilübungen, Libelle, Panther, Pflug, Rumpfbeugen, Schwalbe, seitlicher Pflug, Spinne, Sternhaltung, Tanzhaltung.

Beinleiden
Baumstellungen, Beinüberschlag, Bogen, Boot, Dachstellung, Dreieck III, erhobene Kreuzdehnungshaltung, Gleichgewichtsübungen, gespreizte Kreuzdehnungshaltung, Heuschrecke, Hockstellungen, Hock-Streck-Haltungen, Kerze, Kobra, Kobra-Variationen, Kopfstand, Kreuzdehnungshaltung, Panther, Pflug, Rumpfbeuge, Sitzhaltungen, Sonnengruß, Stuhlsitzhaltung, Vogelhaltung, Waage.

Blähungen
Antimeteorismushaltung, Aufrichteübung, aufgerichtete Bogenhaltung, Beckendehnung, Beinüberschlag, Blasebalgatmung, Bogen, Boot, Brustdehnung, Dachstellung, Demutshaltungen, Drehsitze, Dreieckshaltungen, Embryohaltung, gespreizte Knie-Stirn-Haltung, Halbmond seitwärts, Halbmond rückwärts, Heuschrecke, Hockstellungen, Hüftdehnungen, Kamel, Kamel im Liegen, Katze, Kerze, Kerze mit Übungen, Kindeshaltung, Knieumarmungen, Königsschlange, Kopfstand, Kreuzdehnungshaltungen, Libelle, liegende Festhaltung, Nauli, Ohr-Knie-Haltung, Radhaltung, Rumpfbeugen, Pfau, Schwalbe, Schwan, Schaukelstellung, Schildkröte, Sonnengruß, Sternhaltung, Storch, Tapferkeitshaltungen, Uddiyana Bandha, Viereckhaltung, Vollatmung.

Bluthochdruck
Alle Sitzhaltungen, Tiefentspannung, Wechselatem.

Blutunterdruck
Bogen, Diamantsitz, Dreifuß, Fersensitz, Giraffe, Kaninchen, Kerze, Kerze mit Übungen, Königsschlange, Kopfstand, Kreuzdehnungshaltungen, Lotossitz, Ohr-Knie-Haltung, Pflug, Rumpfbeugen, Pyramide, Sonnengruß, Sternhaltung.

Blutkreislauf
Atemübungen, Bogen, Dehnübungen, Dreifuß, Heuschrecke, Kerze, Kerze mit Übungen, Kobra, Königsschlange, Kopfstand, Krokodilübungen, Kuhmaul, Ohr-Knie-Haltung, Pfau, Pflug, Querbalken, Rumpfbeugen, Schaukelstellung, Schwan, Seitenschwung, seitlicher Pflug, Sonnengruß.

Diabetes
Bauchschnellende Reinigungsübung, Beinüberschlag, Berg, Bogen, Boot, Delphin, Drehsitze, Dreieckshaltungen, Fischhaltungen, Giraffe, Heuschrecke, Kamel, Kerze, Kerze mit Übungen, Kobra, Kobra-Variationen, Kopfstand, Knie-Stirn-Haltungen, Krokodilübungen, Kreuzdehnungshaltungen, liegende Festhaltung, Pflug, Rumpfbeugen, Sternhaltung, Uddiyana Bandha.

Durchblutungsstörungen
Fast alle Yoga-Übungen fördern die Durchblutung.

Erkältung
Dachstellung, Demutshaltungen, Dreifuß, Fischhaltungen, Kaninchen, Kerze, Kerze mit Übungen, Kopfstand, Kreuzdehnungshaltungen, Löwe, Pyramide, Rumpfbeuge, Schildkröte.

Faltenbildung
Atemübungen, Demutshaltungen, Dreifuß, Giraffe, Hock-Streck-Haltungen, Kaninchen, Kerze, Kerze mit Übungen, Kopfstand, Kreuzdehnungshaltungen, Pflug, Radhaltung, Rumpfbeugen, Sonnengruß, Storch.

Fettleibigkeit
Beinüberschlag, Bogen, Brustdehnung, Dreieckshaltungen, Drehsitze, Fischhaltungen, Halbmond nach hinten, Halbmond seitwärts, Heuschrecke, Hüftdehnungen, Kamel, Katze I und II, Kerze, Knie-Stirn-Haltungen, Kobra, Kobra-Variationen, Kreuzdehnungshaltungen, Krokodilübungen, Kuhmaul, Libelle, Pflug, Querbalken, Rumpfbeugen, Schwan, seitlicher Pflug, Sonnengruß, Spinne, Tapferkeitshaltungen, Fußleiden, Baumhaltungen, Beinhebeübung, Drehung aus dem Zehenstand, Fersensitz, Fußübungen, Hockstellungen, Kamel im Liegen, Kuhmaul, Sitzhaltungen, Vogelhaltung.

Fußleiden
Baumhaltungen, Beinhebeübung, Drehung aus dem Zehenstand, Fersensitz, Fußübungen, Hockstellungen, Kamel im Liegen, Kuhmaul, Sitzhaltungen, Vogelhaltung.

Gallenleiden
Antimeteorismushaltung, Demutshaltungen, Delphin II, Drehsitze, Dreieckshaltungen, Heuschrecke, Kerze, Knie-Stirn-Haltungen, Kobra, Kobra-Variationen, Kreuzdehnungshaltungen, Rumpfbeugen, Schwalbe I und II, Schwan, Sonnengruß.

Gleichgewichtsstörungen
Baumhaltungen, Beinhebeübung, Dreifuß, erhobene Kreuzdehnungshaltung, erhobener Bogen, Embryohaltung, Halbbogen im Vierfüßerstand, Kopfstand, Pfau, Stellung der Ruhe, Storch, Taube, Tanzhaltung, Vogelhaltung, Waage, Winkelhaltung.

Hämmorhoiden
Beinüberschlag, Bogen, Dreifuß, Fischhaltungen, Froschsitz, Heldensitz, Heuschrecke, Hock-Streck-Haltungen, Giraffe, Kerze, Kerze mit Übungen, Knie-Schenkel-Streckung, Kopfstand, Kreuzdehnungshaltungen, Pflug, seitlicher Pflug.

Halsbeschwerden
Brustdehnung, Dreifuß, Giraffe, Kaninchen, Kerze, Kobra, Kopfstand, Löwe, Pflug, Rumpfbeuge I und II, Sonnengruß.

Hüftgelenkserkrankungen
Antimeteorismushaltung, Baumhaltungen, Beckendehnung, Beinüberschlag, Bogenhaltungen, Bogenschütze, Drehsitze, Dreieckshaltungen, Embryohaltung, Halbmond, halbe Heuschrecke, Heldensitz II, Hockstellungen, Hüftdehnungen, Katze I und II, Knie-Schenkel-Streckung, Kobra-Variationen, Kreuzdehnungshaltungen, Krokodilübungen, Kuhmaul, liegende Festhaltung, Panther, Querbalken, Rumpfbeugen, Schildkröte, Seitenschwung, seitliche Beinhebeübungen, Sitzhaltungen, Spinne, Sternhaltung, Tanzhaltung, Taube, Viereckhaltung.

Husten
Bogen, Fisch, Kerze, Kobra, Kopfstand, Radhaltung, Rumpfbeuge.

Ischias
Antimeteorismushaltung, Beinüberschlag, Bogenhaltungen, Heldensitz, Heuschrecke, Kamel, Kerze, Kerze mit Übungen, Knie-Stirn-Haltungen, Knieumarmung I und II, Kobra, Kobra-Variationen, Kopfstand, Kreuzdehnungshaltungen, Krokodilübungen, Panther, Rumpfbeugen, Schildkröte, Spinne, Viereckhaltung.

Kniebeschwerden
Alle Sitzhaltungen, Baumstellungen, Drehsitze, Hockstellungen, Knie-Stirn-Haltung, Knie-Schenkel-Streckung, Kuhmaul, Lebenshaltungen, liegende Festhaltung, Schildkröte, Spinne.

Konzentrationsschwäche
Alle Gleichgewichtshaltungen und Umkehrhaltungen.

Kopfschmerzen
Augenübungen, Dachstellung, Demutshaltungen, Dreifuß, Kaninchen, Kerze, Kerze mit Übungen, Kopfstand, Giraffe, Kreuzdehnungshaltungen, Nackenrolle, Pflug, Pyramide, Radhaltung, Rumpfbeuge, Sonnengruß, Storch, Wechselatem.

Krampfadern
Giraffe, Hockstellungen, Kerze, Kerze mit Übungen, Kopfstand, Pflug, Stellung der Ruhe.

Lebererkrankungen
Antimeteorismushaltung, Blasebalgatmung, Bogen, Demutshaltungen, Drehsitz, Dreieckshaltungen, Dreifuß, Fischhaltungen, Heuschrecke, Hockstellungen, Giraffe, Katze I und II, Kerze, Kerze mit Übungen, Knieumarmung I und II, Knie-Stirn-Haltungen, Kobra, Kobra-Variationen, Kreuzdehnungshaltungen, Krokodilübungen, Lebenshaltung II, Nauli, Pfau, Pflug, Rumpfbeugen, Schaukelstellung, Schwan, Sonnengruß, Uddiyana Bandha, Vollatmung.

Magenerkrankungen
siehe Blähungen.

Menstruationsbeschwerden
Berg, Bogenhaltungen, Bogenschütze, Drehsitze, Dreifuß, Dreieckshaltungen, Fisch, Heuschrecke, Hock-Streck-Haltungen, Katze, Kerze, Kerze mit Übungen, Knie-Schenkel-Streckung, Kobra, Kopfstand, Kuhmaul, Libelle, Rumpfbeugen, Querbalken, Sitzhaltungen, Vogelhaltung, Viereckhaltung.

Müdigkeitserscheinungen
Atemübungen, Bogenhaltungen, Delphin, Drehsitze, Dreifuß, Giraffe, Kerze, Kerze mit Übungen, Kindeshaltung, Kobra, Kobra-Variationen, Kopfstand, Königsschlange, Krokodilübungen, Pflug, Rumpfbeuge, Schwalbe I und II, Sonnengruß, Tiefentspannung, Wechselatem.

Nackenverspannungen
Brustdehnung, Delphin II, Drehsitze, Dreieckshaltungen, Froschsitz II, Katze I und II, Kerze, Kerze mit Übungen, Knieumarmung I und II, Krokodilübungen, Nackenrollen, Pyramide, Rumpfbeuge, Schaukelstellung, Taube.

Nervenschwäche
Alle Gleichgewichtshaltungen, alle Sitzhaltungen, Atemübungen, Bogenhaltungen, Delphin I und II, Demutshaltungen, Drehsitze, Dreieckshaltungen, Kamel, Kerze, Kobra, Königsschlange, Kopfstand, Kreuzdehnungshaltung, Krokodilübungen, Lebenshaltung, Schwalbe I und II, Sonnengruß, Sphinx, Stellung der Ruhe.

Nierenerkrankungen
Beinüberschlag, Beckendehnung, Bogenhaltungen, Drehsitze, Delphin II, Fisch I und II, Giraffe, Heuschrecke, Kamel, Kamel im Liegen, Kerze, Kerze mit Übungen, Knie-Stirn-Haltungen, Knie-Schenkel-Streckung, Kobra, Kobra-Variationen, Königsschlange, Libelle, Panther, Pflug, Rumpfbeugen, Schildkröte, Schwalbe, seitlicher Pflug, Sphinx, Uddiyana Bandha.

Prostata- und Blasenleiden
Alle Sitzhaltungen, Beinüberschlag, Bogenhaltungen, Bogenschütze, Boot, Froschsitz I und II, Giraffe, Heuschrecke, Hüftdehnung, Knie-Stirn-Haltung, Knie-Schenkel-Streckung, Kopfstand, Königsschlange, Kreuzdehnungshaltungen, Lebenshaltungen, Kuhmaul, Libelle, liegende Festhaltung, Pflug, Rumpfbeugen, Schildkröte, seitlicher Pflug, Sonnengruß, Sternhaltung, Viereckhaltung, Vogelhaltung.

Rheumatische Beschwerden
Alle Dehnübungen, Berg, Bogenhaltungen, Bogenschütze, Brustdehnung, Drehsitze, Dreieckshaltungen, Handhaltung, Heuschrecke, Kerze, Kerze mit Übungen, Knie-Stirn-Haltung, Kobra, Kobra-Variationen, Kuhmaul, Lotosblüte, Panther, Pflug, Schaukelstellung, seitlicher Pflug, Sitzhaltungen, Sonnengruß, Vogelhaltung.

Rückenschmerzen
Beinüberschlag, Beckendehnung, Bogenhaltungen, Brustdehnung, Dehnübungen, Delphin II, Giraffe, Heuschrecke, Hock-Streck-Haltungen, Kamel, Kamel im Liegen, Katze I und II, Kerze, Kerze mit Übungen, Knie-Stirn-Haltungen, Knieumarmung I und II, Kobra, Kobra-Variationen, Kopfstand, Kreuzdehnungshaltungen, Krokodilübungen, liegende Festhaltung, Libelle, Pflug, Rumpfbeuge, Schwalbe, seitlicher Pflug, Sonnengruß, Tanzhaltung, Taube.

Schlaflosigkeit
Atemübungen, Gleichgewichtshaltungen, Kerze, Kopfstand, Kuhmaul III, Nackenrollen, Tiefentspannung.

Überanstrengung
Atemübungen, Delphin I, Kerze, Kopfstand, Sitzhaltungen, Tiefentspannung.

Verdauungsstörungen
Antimeteorismushaltung, Aufrichteübungen, Berg, Bogenhaltungen, Boot, Brustdehnung, Drehsitze, Dreieckshaltungen, Embryohaltung, Halbmond, Heuschrecke, Hockstellungen, Hüftdehnungen, Giraffe, Kamel, Kamel im Liegen, Knie-Stirn-Haltungen, Kobra, Kobra-Variationen, Kerze, Kerze mit Übungen, Königsschlange, Kreuzdehnungshaltungen, Krokodilübungen, Lebenshaltungen, Libelle, Nauli, Pfau, Pflug, Schildkröte, Schwalbe, Schwan, seitliche Beinhebeübungen, Sonnengruß, Spinne, Sternhaltung, Taube, Uddiyana Bandha, Viereckhaltung, Wellenlinie.

Verstopfung
Antimeteorismushaltung, Aufrichteübung, Beckendehnung, Berg, Bogenhaltungen, Boot, Drehsitze, Dreieckshaltungen, liegende Festhaltung, Fisch I und II, Heuschrecke, Kamel, Kamel im Liegen, Katze I und II, Kobra, Kobra-Variationen, Kreuzdehnungshaltungen, Kerze, Kerze mit Übungen, Knie-Stirn-Haltungen, Königsschlange, Libelle, Nauli, Ohr-Knie-Haltung, Pflug, Pfau, Radhaltung, Rumpfbeuge, Schildkröte, Schwan, seitlicher Pflug, Sonnengruß, Spinne, Storch, Taube, Uddiyana Bandha, Wellenlinie.

Stichwortverzeichnis

Literaturverzeichnis

Aundh, Rajah von	Das Sonnengebet	H. E. Günther Verlag, Stuttgart
Becker, F. Dr. med.	Der Weg zur vollkommenen Gesundheit	Verlagsgenossenschaft der Waerlandbewegung Mannheim
Dechanet, Jean Marie	Mein Yoga in 10 Lektionen	Räber Verlag Luzern und Stuttgart
Dechanet, Jean Marie	Yoga für Christen	Räber Verlag Luzern und Stuttgart
Devi, Indra	Durch Yoga jugendfrisch	Albert Müller Verlag Stuttgart—Zürich—Wien
Devi, Indra	Yoga — leicht gemacht	Albert Müller Verlag Stuttgart—Zürich—Wien
Fiedler, Gerlinde	Hilfe durch Yoga	J. Fink Verlag, Stuttgart
Germer, Rolf	Yoga für Heute	Heinrich Schwab Verlag, Argenbühl-Eglofstal
Iyengar, B.K.S.	Licht auf Yoga	O. W. Barth Verlag, Weilheim
Krabichler, Franz	Erlebe Dich selbst durch Yoga	Bardtenschlager Verlag, München
Lindenberg, Wladimir	Yoga mit den Augen eines Arztes	Richard Schikowski Verlag Berlin
Lysebeth, André van	Durch Yoga zum eigenen Selbst	O. W. Barth Verlag, Weilheim
Lysebeth, André van	Pranayama	O. W. Barth Verlag, Weilheim
Lysebeth, André van	Yoga für Menschen von Heute	Bertelsmann Ratgeberverlag
Marx, Ina	Trimm Dich durch Yoga	Verlag Herman Bauer KG, Freiburg
Mukerji, Dr. G. S. und Spiegelhoff, Dr. W.	Yoga und unsere Medizin	Hippokrates Verlag, Stuttgart
Riemkasten, Felix	Yoga für Sie	Heinrich Schwab Verlag, Argenbühl-Eglofstal
Ruchpaul, Eva	Hatha Yoga	Erich Hoffmann Verlag, Heidenheim
Sacharow, Yogiraj Boris	Was ist Yoga	Gebr. Weiss Verlag, Berlin-Schöneberg
Volin, Michael Phelan, Nancy	Yoga über 40	H. E. Günther Verlag, Stuttgart
Volin, Michael Phelan, Nancy	Yoga gegen Rückenschmerzen	H. E. Günther Verlag, Stuttgart
Wadulla, Annamaria	Yoga — Quelle der Gesundheit	Bircher-Benner-Verlag, Bad Homburg v.d.H. und Erlenbach-Zürich
Waldemar, Charles	Jung und gesund durch Yoga	Origo Verlag, Zürich
Yesudian, Selvarajan Haich, Elisabeth	Sport und Yoga	Drei-Eichen-Verlag AG, München
Yesudian, Selvarajan	Hatha-Yoga Übungsbuch	Drei-Eichen-Verlag AG, München
Zebroff, Kareen	Yoga für Jeden	Econ Verlag, Düsseldorf

Die Bücher des Schnitzer Verlags

Die Bücher des Schnitzer Verlags vermitteln Ihnen ein fundiertes Wissen über die natürlichen Gesundheitsgrundlagen, die Ursachen der chronischen Zivilisationskrankheiten und die Möglichkeiten zu deren Verhütung und Überwindung sowie über die praktische Anwendung einer urgesunden Ernährung. Es sind u. a. folgende Titel erhältlich:

Dr. J. G. Schnitzer
Das volle Leben
ISBN-Nr. 3-922894-41-0,
100 Seiten

Dr. J. G. Schnitzer
Das Kursbuch der gesunden Ernährung
ISBN-Nr. 3-922894-11-9, 64 Seiten

Dr. J. G. Schnitzer/M. Schnitzer
Schnitzer-Intensivkost/ Schnitzer-Normalkost
ISBN-Nr. 3-922894-28-3
mit 14-Tage-Menüplänen,
Berechnungsangaben und
100 Farbtafeln, 186 Seiten

Dr. J. G. Schnitzer
Backen mit Vollkorn für Hausfrauen und Hobby-Bäcker
ISBN-Nr. 3-922894-29-1
12 Lektionen Wissensgrundlagen,
16 Brot- und Gebäckarten,
96 Seiten

Dr. J. G. Schnitzer
Nie mehr Zahnweh
ISBN-Nr. 3-922894-14-3
446 Seiten, 71 Abbildungen

Dr. J. G. Schnitzer
Biologische Heilbehandlung der Zuckerkrankheit und ihrer Spätfolgen
ISBN-Nr. 3-922894-33-X,
184 Seiten

Dr. J. G. Schnitzer
Gesundheit für unsere Jugend
ISBN-Nr. 3-922894-10-0,
292 Seiten

Prof. Dr. med. Lothar Wendt
Gesund werden durch Abbau von Eiweißüberschüssen
ISBN-Nr. 3-922894-04-6,
312 Seiten, 42 Abbildungen,
13 Tabellen

Dr. med. Karl Stephan
Heilung über Magen und Darm
ISBN-Nr. 3-922894-38-0,
144 Seiten

Gisela Aicher
Keime, Sprossen, Grünkraut
– Bausteine zur Vollwerternährung
ISBN-Nr. 3-922894-58-5
112 Seiten, reichhaltig vierfarbig
bebildert

Marlies Dorschner
Begleitkassette
„Yoga mit Heilwirkungen"
Übungskassette I – Art.-Nr. 3052
Übungskassette II – Art.-Nr. 3053
Je Kassette 9 Übungen
und Tiefenentspannung

Franzis Graf-Sittler
Vollwertige, glutenfreie Ernährung
– Rezepte für die ganze Familie
ISBN-Nr. 3-922894-24-0
167 Seiten

Johanna Dopfer
Nina und der springende Punkt
Kinderbuch
ISBN-Nr. 3-922894-48-8
32 Seiten, durchgehend vierfarbig

Ingeborg Zellmann
Vollwertrezepte aus der Mittelmeerküche
Italien – Griechenland
ISBN-Nr. 3-922894-53-4
160 Seiten, reichhaltig vierfarbig bebildert

Hildegard Hölzle
Glücklicher leben mit Vollwertkost
Über 400 köstliche Rezepte
aus der gesunden Vollwert-Küche –
davon 50 Rezepte für Alleinstehende –
ISBN-Nr. 3-922894-26-7
176 Seiten mit vielen Farbfotos

Ralf Moll/Wolfgang Spiller
Schachmatt den Allergien
Neurodermitis – Allergisches Asthma –
Heuschnupfen – Nahrungsmittelallergie –
Migräne
ISBN-Nr. 3-922894-34-8
164 Seiten